“山西省中医药传统知识保护数据库”项目
“中医名家临证实录”丛书

薛沛洲老中医疑难杂证经验辑

薛沛洲 著

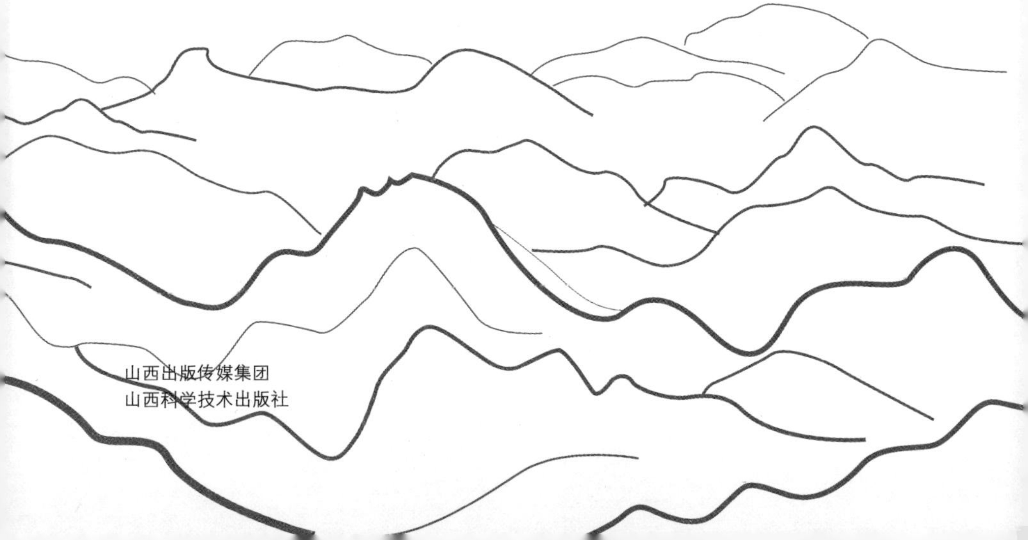

山西出版传媒集团
山西科学技术出版社

序

薛沛洲主治中医师从一名新华书店营业员，凭着对中医的爱好、执着，于 1978 年迈入医学大门。他以虚心好学、刻苦的精神师从太原市中医医院郝玉明教授，30 多年来从理论学习到实践，从中医经典到现代一些疑难杂证，结合具体的临床病例反复观察总结治疗，如旋覆代赭汤化裁治愈颈腰椎病，如血府逐瘀汤化裁治愈女子梦交，用藿朴夏苓汤化裁治愈记忆力减退及成年女子腮腺炎等。

本人虽和作者是师生关系，他虚心好学、刻苦钻研的精神让我感动，以其为荣。他用自己的行为把祖国的中医药事业发扬光大，为人民健康做出贡献。

刘俊鸣　副主任中医师

山西中医药大学兼职副教授

前　言

自鸦片战争以来，西方列强用坚船利炮打开了古老东方的大门。随着列强的入侵，传教士在传教过程中把西方医学带入中国，近百年前我国一批知识分子怀着强国梦在日本及其他西方国家学习回国后，认为中国的落后是传统文化而致，过激地提出：废除汉字，打破传统文化一统华夏的局面，凡是传统的都要统统加以破除，在医学界要废除中医，用西医来取代传统医学。近百年来，中医界的先辈主动提出中西医结合，撰书立著，都要用西医理论解释中医，以证明中医科学化了。殊不知，这种做法反使中医失去家园。中华人民共和国成立后的中西医结合出发点是好的，但是过分地看重了中西医都是治病救人的这个共同点，忽略了中西医是不同国度、不同文化背景下产生的。在西方科学还原论盛行的当代，用实验室检查指标指导用药的观念非常普遍，而传统中医的四诊手段也几乎名存实亡，从而造成中医界原有的唯象思维、道器医学中形而上为“道”的部分遗失严重。王庆其在《王庆其〈内经〉讲稿》中谈道：“其实，在世界上，不仅文化是多元的，科学体系也是多元的。具有不同自然环境和人文传统的国家民族，就会有不同的科学思维、科学方法和认识。哲学的方法有东西之分，科学也可分为东方（中国）科学和西方科学。发源于古希腊的西方科学，形式逻辑加实证主义是其基本的认知方式，它偏重于分析还原的方法，着重形质实体的研究，研究科学的目的在于控制和征服自然；发源于黄河、长江流域的中国科学，经验积累加直觉领悟是其基本的认知方式，它偏重于综合整体、取类比象的方法，着重系统功能的研究，科学研究的目的在于尽物（人）之性，保持人与自然的和谐共存。”目前，能抛开西医手段，以纯中医思维看病的中医师少之又少。笔者目睹这种现状，加之家父多次要求笔者将用传统中医看病的心得领悟写出来，于是我写了点个人实践。我用实践告诉患者：中医能治病，不但能治常见病，还能治疗疑难杂症。

本书介绍了用前人经典方剂，合理组合化裁，解决颈腰椎退行性疾病；用中医经络理论解决了男性前列腺炎；对脑震荡后遗症的治疗病例，治疗效果优于西医。这本书收集的 48 个病案，均属于疑难杂症。通过实例让读者看清传统中医司外揣内、执简驭繁的看病方法。

这本书对普及中医学有积极效应，对中医学生、初入临床者可以起到桥梁作用，对中医临床工作者也有借鉴之效。

目　录

“唯象辨证”求本质是治疗疑难病的重要方法

——应用一贯煎加味治疗久治不愈的扁平疣毁容的实践和思考

郭某，女，32岁，山西省寿阳县人。

初诊：2004年11月10日。

症状：面部有如黑西瓜子大小的丘疹，基本不相互连接，呈片状，分布在两面颊、太阳穴处和前额，遮脸已经6年，十分难看。在省级某医院皮肤科诊断为扁平疣。

郭某消瘦，神情忧郁，少气无力，手掌发红。问诊得知，黑斑遮脸多年，面部被毁，中西医都治疗过，久治不愈。伴有头沉重、心烦、易怒，大便干，4～5天一次。叩诊其两胁下部，隐隐作痛，望舌、切脉可知，舌淡暗红，舌瘦小，苔少而有裂纹；右手腕后脉象沉弦缓，寸部脉象弱，左手腕后脉象沉细。

诊治：扁瘊。肝阴不足，脾虚失运，气郁，糟粕留而不去，滞留面颊变为黑斑，给予滋阴养肝、补气、养血、活血。

方药：一贯煎、四物汤化裁。方药如下：

沙参13g　枸杞子15g　当归10g　生地黄25g　炒川楝子6g　麦冬13g　生白芍15g　赤芍15g　川芎6g　牡丹皮10g　丹参10g

香附 10g　鸡血藤 10g　益母草 10g　白芷 6g　桔梗 6g　黄芪 25g　党参 10g　焦山楂 6g　牛蒡子（捣）6g　生姜 2 片　红枣 4 个

3 剂，水煎服。

解析

疣，在中医医籍中早有论述，但是对面部扁平疣（黑西瓜子斑）少有记载。

从郭某手腕后的脉象看，依《金匮要略·胸痹心痛短气病脉证治篇》的论断："夫脉当取太过不及。"这句话的意思是：诊脉时，要掌握患者脉象的实质，是实证还是虚证。综观郭某身体偏瘦，手掌发红，舌体较小，右手腕后脉象沉弦缓，寸部脉象弱，左手腕后脉象沉细，左手腕后脉象比右手腕后脉象更虚。从脉象知道患者是"不足"，属虚证。其黑脸黑斑是肝的阴血不足，脾虚失运，气郁，糟粕滞留在面颊不去所致。选用《续名医类案》一贯煎加味施治。

依据脉学理论，左手腕后脉象主阴与血，右手腕后脉象主气与阳。而郭某左手腕后脉象细是肝的阴血不足，阴血不足是本，阴阳互根，阴损及阳，气分必然受伤；气为血帅，血为气母。阴血不足，恰似溪流中的水位降到河床，河床底部淤泥浮出水面，小水处于静止，无法带走尘埃，反被积淀在泥土上干燥变硬。只有加水，让干涸的河床涨水后流动起来，将沉淀后的干燥物让水浸泡软化，随着水流慢慢带走。郭某面部顽疾，情同此理。一贯煎由沙参、枸杞子、当归、生地黄、麦冬、炒川楝子组成。沙参、枸杞子、当归、生地黄、麦冬是滋养肝肾阴血之品，加了一味疏肝行气的炒川楝子，使肝体得养，肝气调畅，两胁下部之痛可以消除。

《王绵之方剂学讲稿》说，一贯煎主治“肝肾阴虚，血燥气郁。胸脘胁痛，吞酸吐苦，咽干口燥，舌红少津，脉细弱或虚弦”，是方“通过滋阴来柔肝，使得肝气恢复调达，它的气郁自然解除”。四物汤可加强一贯煎滋阴养血柔肝的功效。此方由生地黄、芍药（包括白芍和赤芍）、当归、川芎组成。生地黄滋阴补血，当归养血补血，芍药和营理血，川芎行气活血，可用于一切营血虚滞的病证。白芷归阳明经，能引经上达面部，并有解表畅通毛窍之功。桔梗开宣肺气，祛痰排脓，同时桔梗有轻浮上升之性。《本草备要》记载桔梗“为诸药舟楫，载之上浮”，可使诸药直达病所，消除面部疾病。此外，《神农本草经》说：“桔梗味辛，微温。主胸胁痛如刀刺……”桔梗还有活血、止胸胁痛的作用。方中选用川芎、赤芍、丹参、牡丹皮、鸡血藤、益母草可活血、散瘀、行滞。朱步先《〈普济本事方〉发微》中有句名言“留而不去，其病则实”，是针对因虚致实病证的。方中在滋阴补虚时，增加祛瘀（实）之品，可以补虚泻实，虚实同治，疗效会更加彰显。中医认为二便不调责任在肝，养血柔肝之品都有通便之效。肺主皮毛，肺与大肠相表里，腑气（大便）一通，皮毛之病自然能够减轻。

党参、黄芪针对久病必虚之症，而右手腕后脉象寸部不足是肺气虚的脉理反映，党参、黄芪可补足受损之肺气。气为血帅，气行血行而不瘀滞。香附理气开郁，在大量滋阴药中，加香附和炒川楝子可以防止滋补药品滋腻，妨碍畅流，与滋阴补血药品相辅相成，更好地发挥滋补作用。焦山楂开胃助消化、消食，尤其偏于消肉食。足阳明胃经上达面部，环绕口唇，贯面颊，经过耳前上行到发际，到额前。因此，面部疾病和阳明经大有关系。焦山楂对面部赘生物的软化，将能起到一定的作用。金元无名氏《药性赋白话解》说，牛蒡子“疏风壅之痰”，这对应了怪病多痰的中医理论，与滋阴药相辅相成，加速病灶退缩。诸药合用起到滋阴、养血、补气、活血、化瘀、止痒之效，从而达到软化面部赘生黑斑的目的。

二诊：2004 年 11 月 19 日。

症状：面部黑斑松动，变软，头沉重减轻。近几个月，每当月经来潮时，满脸都会发痒，经期也提前了三四天，血色发黑。手掌略红，左胁下部疼痛消失，叩诊肝区仍痛，大便 2 天一次。望舌、切脉而知，舌边尖暗红，舌苔薄白，舌体略大了一些，舌体中间有裂纹；右手腕后脉象关部略沉弦硬，寸部脉象略显不足，左手腕后脉象沉细弦。

方药：一贯煎、四物汤化裁。方药如下：

沙参 13g　枸杞子 15g　当归 10g　生地黄 25g　炒川楝子 6g　麦冬 13g　紫苏梗 10g　枳壳 12g　生白芍 15g　赤芍 15g　牡丹皮 10g　丹参 15g　香附 12g　鸡血藤 20g　益母草 20g　白芷 6g　大黄 5g　桔梗 8g　黄芪 30g　党参 10g　焦山楂 6g　川芎 10g　牛蒡子（捣）6g　三棱 5g　莪术 5g　生姜 2 片　红枣 2 个

3 剂，水煎服。

解析

患者经期提前三四天，血色发黑且无血块，经行三四天，月经来潮时面颊发痒，印证了肝血不足、血行不畅而有瘀。一诊方中应用活血化瘀药，疗效显著，而面部黑斑松动。右手腕后脉象关部呈现弦硬，是胃部不适，属于虚中夹实。枳壳、紫苏梗、三棱、莪术可理气宽中行滞、活血化瘀。

三诊：2004 年 12 月 1 日。

症状：面部黑斑变小、变平、变淡。腹部 B 超检查：肝、胆、胰未见异常。叩诊肝区有轻微痛，比二诊减轻。大便日一次。望舌、切脉而知：舌淡暗，苔薄白，苔中有小裂纹。右手腕后脉象关部略弦硬，寸部脉象略显不足，左手腕后脉象沉细略弦。

方药：二诊方，再进 3 剂。

四诊：2004 年 12 月 10 日。

症状：在服三诊药方之际，患者面部黑斑发痒，又逢月经来潮之日，血中带有黑色血块，右侧太阳穴处增添新凸起的黑西瓜子皮疹。叩诊肝区隐隐作痛，手心热，望舌、切脉而知，舌淡暗略嫩，苔薄白，有小裂纹；右手腕后脉象沉缓弦较有力，寸部脉象略显不足，左手腕后脉象沉细微，寸部脉象弱。

诊治：扁瘊。肝阴不足，恰逢月经来潮，瘀血随潮而去，正气更加不足，正邪交争，黑斑反复加重，给予补中益气、滋阴养血、活血。

方药：一贯煎、桃红四物汤、补中益气汤化裁。方药如下：

沙参 13g　枸杞子 15g　当归 12g　生地黄 15g　熟地黄 15g　炒川楝子 6g　麦冬 13g　党参 12g　黄芪 30g　炒白术 10g　炙甘草 6g　柴胡 5g　升麻 5g　陈皮 5g　牛蒡子（捣）8g　赤芍 10g　川芎 8g　红花 5g　桃仁 6g　鸡血藤 10g　益母草 10g　白芷 5g　桔梗 6g　生姜 2 片　红枣 2 个

3 剂，水煎服。

解析

月经是育龄女性特有的生理现象，一个正常的月经周期是在肾气的作用下，女子天癸充盈，开始分泌并且注入冲、任二脉之中。冲脉中的阴血积聚到一定程度，就具备了形成月经的条件。而与月经有关的病症，随着阴血充盈积聚，会出现周期性发作高峰。郭某恰逢月经来潮，面部黑斑发痒、增多。因此治疗可借助月经来临，体内气血充足，排泄月经之际，瘀浊乘势排出。脉诊可知，左手腕后脉象微弱，是肝阴不足。用一贯煎滋养肝肾之阴、四物汤补血。补足阴血，才能更好地排出瘀血。月经中有黑色血块，增加桃仁、红花来增强活血之效。在月经下泻排出瘀块之际，气随血脱，表现在双手腕后脉象寸部不足，补中益气汤可补气升阳。气为血帅，气升犹如茶壶揭盖，瘀浊可更好地排出体外，缩短病程。

五诊：2004 年 12 月 15 日。

症状：黑斑皮疹还在痒，右太阳穴处痒得更加厉害。伴头沉重、气短。叩诊肝区疼痛消失，触诊胃脘、肚脐周围略跳；手心略热，大便偏干，2 天一次。望舌、切脉而知，舌边尖淡暗，苔薄白，舌头中间有裂纹；右手腕后脉象沉细弦，寸部脉象弱，左手腕后脉象沉细。

方药：一贯煎、四物汤化裁。方药如下：

沙参 15g　枸杞子 15g　当归 8g　生地黄 30g　炒川楝子 5g　麦冬 12g　生白芍 15g　赤芍 15g　川芎 5g　太子参 12g　黄芪 40g　炙甘草 6g　桔梗 6g　牛蒡子（捣）6g　白芷 5g　桂枝 10g　牡丹皮 10g　丹参 10g　鸡血藤 10g　益母草 10g　三棱 3g　莪术 3g　枳壳 10g　香附 10g　紫苏梗 10g　生姜 2 片　红枣 2 个

6剂，水煎服。

解析

月水过去，体内营阴、血气随之而亏，无力抗击面部黑斑，继续作祟发痒，阴血不足，手心发热，大便偏干；肝血不足，筋脉失养而胃脘、肚脐触诊筑动。左手腕后脉象沉细，是肝阴、肝血不足，一贯煎、四物汤可滋补肝肾营阴，等待营阴充足，以浸泡干枯滞留在面颊的赘生物，必然松动脱落。舌质偏暗，月经来潮有血块，必有瘀血存在，是留而不去则为实（瘀血），应用活血化瘀之品，标本兼治，必然加速康复。

胃脘筑动，桂枝加芍药汤的芍药、甘草酸甘化阴，营阴血分充足，筋脉得到滋养，胃脘、肚脐筑动就会消失。

气行脉外，血行脉内，气血密切相连，阴血不足，气必然受损，导致右手腕后脉象寸部不足，用太子参、黄芪补气升阳复脉，以助血流加快。肺与大肠相表里，肺气充足，肺的宣发肃降功能恢复正常，而大便畅通。

2005年春节前，郭某面部黑斑退去50%，时有反复。

郭某的顽疾只有补足阴血，才能根治。阴血是每个人生存的必备条件，补足阴血，加之补气活血药物的推动，赘生物才会松动脱离。

2005年5月的某星期六上午，一个面部没有半点瑕疵的年轻郭某走进诊室，告诉笔者，吃了过年前的18剂中药，在春节后，面颊部的黑斑退缩了60%，有反复，到2005年3月15日前后，她的面部烧灼、难受了3天之后褪去了一层黑色皮，从此，蜕变成一位俊俏的丽人。

医治思考、感悟

潘毅《寻回中医失落的元神——象之篇》记载："如果说，中华文化是我们的母体文化，则扪心自问，除了认识中文，我们真的会用母体文化的方式来思考吗？"

成书于商周之际的《易经》，以象为基本观念，观察各类事物的不同形象特征，从而归纳普天之下深邃道理的中华文化"唯象思维"。在西方科学的冲刷下，"唯象思维"离我们越来越远。我们推翻了通过外部现象推测内部本质的中医固有的独特思维模式。在大多数中医师的头脑中没有树立起来"唯象思维"。中医固有的"唯象思维"退化，许多现代中医受"病名"概念的局限，说到扁平疣，头脑中必定会首先闪出：这是病毒所致。其次会认为其病因与外来邪气有关。治疗便是逐邪、利湿、解毒。如此多次运用逐邪清利之法，必使营阴亏欠，阴血受损，正气丢失，越治越重。郭某的扁平疣若以此法诊治，自然就久治不愈了。

"唯象"者实为古代大智大慧，是医家在临床实践中，对疾病的宏观把握。所谓"法无定法，道法自然"，有一部中医书中曾说道："看病不一定非记住西医认定的病名，连中医的病名也不必死记。"这里所传递的信息是：不是让医家真的不知道患者所患病的"病名"，而是让医家在知道"病名"的情势下，不要被"病名"的苛刻界线框死思维，应认清病象的本质。东方文化的"唯象思维"的概念是相对"模糊"的。如背为阳，胸腹为阴；若以胸与腹相比较，则胸又为阳，腹为阴。说明阴阳之中，还有阴阳。事物总是相比较而存在。《素问·阴阳离合论篇》说："阴阳者，数之可十，推之可百，数之可千，推之可万，万之大不可胜数，然其要一也。”笔者在临床实践中，为患者看病，常因病例的特殊，看似某证，但不典型，而处于棘手境地。在处于两难境遇时，笔者不得不跳出中医和西医“病名”的局限，通过体表现象，以“四诊”功夫，判断患者得病后身体失调的本质所在。《素问·阴阳应象大论篇》说：“善诊者，察色按脉，先别阴阳，审清浊而知部分，视喘息，听声音，而知所苦，观权衡规矩，而知病所主，按尺寸，观浮沉滑涩，而知病所生。以治则无过，以诊则不失矣。”正基于此，笔者用宏观“唯象思维”辨证，治疗过一些疑难病症，取得了意外收获。

桂附地黄丸（汤）反其道治疗痤疮的点滴体会

病案 1　王某，女，23 岁，山东省济南市大学二年级学生。

初诊： 2008 年 7 月 28 日。

症状： 面部痤疮 13 年。10 岁后双颊逐渐生出针尖到绿豆大小不等的小圆锥形疹。随着年龄的增长，逐年加重。近四五年来发展成豌豆大小，有点像樱桃，色暗红，时时隐痛、刺痛，月经来潮前加重。望诊她的两面颊，丘疹聚集融合，凸凹不平，颜色发褐，前额圆锥形丘疹独立分布不均，豌豆般大小，色暗。患者十分烦恼。

患者曾先后去过几家中医院皮肤科就诊，服过桃红四物汤、五味消毒饮合四物汤方等，并用中药面膜敷面部，但治疗效果不明显。

笔者给患者脉诊后对患者说："根据手腕后脉象看，你除了痤疮这个突出表面症状外，还应有心烦、多梦、腰困、腿软、夜尿多、双脚怕冷等症状。"患者听了满脸疑惑："大夫，你会相面?"笔者说："不会，只是依脉象而推断，病情应当是这样。"触诊胃脘、肚脐筑动明显，两胁下部叩痛；望舌、切脉而知，舌头大，色淡暗，舌苔薄白；右手腕后脉象细，尺部脉象短，左手腕后脉象弦，尺部脉象弱微。

诊治：痤疮。肾阴不足，无法敛阳，肾阳上扰面颊，久之肝郁脾弱。给予滋阴助阳，引火归元，疏肝健脾。

方药：桂附地黄丸（汤）化裁。方药如下：

生地黄 15g　熟地黄 15g　生山药 15g　山萸肉 15g　牡丹皮 10g　茯苓 10g　泽泻 10g　附子 12g（先煎一小时）　肉桂 6g　怀牛膝 15g　干姜 6g　桂枝 10g　赤芍 15g　生龙骨 25g（先煎半小时）　牡蛎 25g（先煎半小时）　党参 12g　炒白术 10g　柴胡 10g　枳壳 15g　炙甘草 6g　郁金 8g　丝瓜络 10g　生姜 3 片　红枣 2 个

3 剂，水煎服。

解析

患者为“上实下虚”。上实为标，下虚为本，“实”因虚致，本虚是“龙雷之火”不能在下潜藏，而上冲头面，深究其机理，是因肾阴不足，无法敛阳，离位的肾火（阳）不能温煦脾阳，脾失运化，糟粕滞留面部而致痤疮；龙雷之火上扰清窍而多梦；肾阴不足，离位之肾火（阳）不能滋养温煦下焦，导致腰困、腿软、脚冷。应用此法治疗应在补足肾阴的同时，引火归元，上热除，下焦暖，佐以疏肝健脾，达到阴阳平衡的目的，诸病自然消除。

桂附地黄丸由生地黄、熟地黄（《金匮要略》用生地黄，后世医家用熟地黄，笔者临床生地黄、熟地黄并用）、生山药、山萸肉、牡丹皮、泽泻、茯苓、附子、肉桂组成（梁代陶弘景撰《名医别录》说：“桂，二月、七八月、十月采皮，阴干。”《增广伤寒卒病论》书中引用陶弘景在桂条注解说：“以半卷多脂者单名桂，入药最多。”说明张仲景用的桂枝，从形状半卷看，不是桂枝，应该是肉桂）。其中生地黄、熟地黄、生山药、山萸肉、牡丹皮、茯苓、泽泻滋补肾阴而泻浊；附子、肉桂的作用之一活血化瘀，使久瘀面部循环不畅得到改善；作用之二大辛大热之品将浮在上焦颜面的浮火引到肾中，与养阴药共同发挥滋阴温煦的作用，阴生阳长，肾气恢复。本方可医治王某面部痤疮、腰困、脚冷、夜尿较多的多种病理现象。怀牛膝补肝肾，强筋骨，引药下行，加强桂附地黄丸的作用。笔者临床是根据双手腕后脉象尺部弱微而应用是方的。干姜、炒白术、党参、炙甘草是《伤寒论》的理中汤，能医治患者脾胃虚寒，脾胃为后天之本，脾胃强壮，药物才能很好吸收，发挥应有作用。舌头大色淡暗，右手腕后脉象细是脾胃虚寒的客观征象，是应用是方的依据。

爱美之心人皆有之，尤其是 20 多岁的女子，被颜面痤疮困扰十几年，欲拿不去，屡屡挫败，能不烦吗？因而左手腕后脉象呈现“弦”，弦脉主寒、主痛、主怒，而赤芍、枳壳、柴胡、炙甘草是《伤寒论》的四逆散，是方疏肝解郁，肝气一疏百病消。桂枝、肉桂（笔者临床擅长桂枝、肉桂并用）、赤芍、炙甘草、生龙骨、生牡蛎、生姜、红枣是《金匮要略》的桂枝加龙骨牡蛎汤，是方能敛神定志、调和营卫，医治胃脘、脐周筑动、多梦、睡卧不安等失调现象，郁金、丝瓜络解郁通络，治疗两胁下部叩痛。

服药 3 剂后，面部痤疮变淡、变小。下焦症状减轻；原方又服 12 剂，服药 15 剂后，痤疮全部退缩消失。

二诊：2009 年 2 月 1 日。

症状：半年过去，痤疮又有反复，两面颊部有散在米粒大的痤疮，平时肤色正常，在月经来潮前面部痤疮变暗，来潮后恢复正常，腰困，触诊肚脐周围筑动且痛，叩诊肝区痛。望舌、切脉而知，舌体较大，略暗且干；右手腕后脉象缓而弦，尺部脉象弱，左手腕后脉象弦，尺部脉象短。

方药：桂附地黄丸化裁。方药如下：

生地黄 20g　熟地黄 20g　生山药 15g　山萸肉 15g　牡丹皮 10g　茯苓 15g　泽泻 10g　附子 6g（先煎一小时）　肉桂 8g　女贞子 15g　菟丝子 15g　杜仲 15g　怀牛膝 15g　车前子 8g（包煎）　淫羊藿 10g　当归 10g　苍术 12g　赤芍 15g　炙甘草 6g　柴胡 8g　白蒺藜 15g　桂枝 8g　藿香 4g　白芷 10g　鸡血藤 15g　桑枝 30g　炒川楝子 6g　元胡 6g　陈皮 6g　独活 6g　生龙骨 25g（先煎半小时）　生牡蛎 25g（先煎半小时）　生姜 3 片　红枣 2 个

5 剂，水煎服。

解析

笔者仍用桂附地黄丸、桂枝加龙骨牡蛎汤，去掉四逆散改用逍遥散化裁治疗痤疮。脉诊见左手腕后脉象尺部短不及本位，是肾阴匮乏严重，重用生、熟地黄滋补肾中阴液精微物质。而附子比一诊减量，一诊脉诊见右手腕后脉象尺部短不及本位，重用大辛温通的附子，消除久病瘀滞，瘀滞留而不去则成实的面部痤疮；二诊脉诊见右手腕后脉象尺部能到本位，但比其他部位脉象相对不足，故附子用量减小。方中当归、茯苓、苍术、赤芍、炙甘草、柴胡是逍遥散（汤）的主要组成部分，一诊用四逆散，二诊改用逍遥散（汤），方变法不变，逍遥散（汤）由四逆散加减而成，更加符合患者当前情况，赤芍、炙甘草酸甘化阴，滋养肝血兼活血，缓解肝郁之情；苍术、茯苓培补脾土而祛湿；柴胡疏肝解郁，推陈出新；当归养血活血；白蒺藜舒肝明目，活血化瘀，破癥瘕积聚，合并炒川楝子、元胡组成的金铃子散（汤），医治肝郁气滞的两胁叩痛。

服用5剂后面颊前额的痤疮再次退去，原方又服5剂巩固疗效。从此告别了13年的顽疾。

病案2　牛某，男，21岁，在澳大利亚读大学一年级的学生。

初诊：2010年1月5日。

症状：牛某到澳大利亚不久患上了丘疹，患病已经1年。前额、面颊、前胸、后背都有分布不均的丘疹。面部疹子连成一片，凹凸不平，发褐色，左前额突起像“1元硬币”大的脓包，脓包的尖部有白点。问其：“有否脚冷？脾气急躁吗？在澳大利亚饮食情况如何?”患者答：“没有这些现象，就是皮肤上有毛病，其他都还正常。”

望舌、切脉而知，舌淡嫩略暗、苔薄白，右手腕后脉象沉细缓，尺部脉象弱，左手腕后脉象弦，尺部脉象弱。

诊治：痤疮。肾阴不足，无法敛阳，肾阳上扰面颊、前胸、后背，久之肝郁脾弱。给予滋阴助阳，引火归元，疏肝健脾。

方药：桂附地黄丸（汤）化裁。方药如下：

生地黄13g　熟地黄13g　生山药13g　山萸肉13g　牡丹皮8g　泽泻8g　附子4g（先煎一小时）　肉桂6g　狗脊20g　独活6g　怀牛膝13g　白芷10g　干姜6g　当归8g　茯苓20g　苍术10g　赤芍13g　炒白芍13g　炙甘草6g　柴胡8g　桂枝6g　白

蒺藜 10g　鸡血藤 20g　藿香 4g　防风 5g　皂角刺 6g　淫羊藿 10g　生姜 2 片　红枣 2 个

4 剂，水煎服。

解析

牛某的疾病和严重的水土差异、饮食有关，地处南半球的澳大利亚靠近赤道，气候炎热，尽管室内有空调，但最热的一月份，整个大陆平均气温都在 40℃以上，再加之当地蔬菜价格昂贵，饮食以肉食为主。而牛某到澳大利亚后以鸡肉为主食，外加可口可乐。在生活中，以吃肉食为主的人，得食后，相比吃素食的人，在体内消化、吸收、排泄都慢，日久必然影响脾的运化功能，久而久之，必然会伤肾；据报道可口可乐杀伤精子力很强，也是伤肾之品。依据手腕后脉象尺部弱是下焦不足，右手腕后脉象细缓（脾虚），左手腕后脉象弦（肝郁）。综合分析牛某的面颊、前胸、后背的丘疹也是下虚而致上实，肝郁脾虚。投桂附地黄丸（汤）、逍遥散（汤）、理中汤化裁而调治，改变身体的虚实状态，恢复平衡，疾病可愈。

二诊：2010 年 1 月 9 日。

症状：服用上药，面部痤疮没有变化，也没有不良反应，望舌、切脉而知，舌淡嫩略暗，舌苔薄白而干，右手腕后脉象细，寸部脉象略弱，尺部脉象弱微，左手腕后脉象细弦，尺部脉象短。

方药：桂附地黄丸（汤）化裁。方药如下：

生地黄 20g　熟地黄 20g　生山药 15g　山萸肉 15g　牡丹皮 10g　茯苓 10g　泽泻 10g　附子 10g（先煎一小时）　肉桂 12g　怀牛膝 7g　川牛膝 7g　淫羊藿 10g　菟丝子 15g　女贞子 15g　泽

兰6g 陈皮6g 当归8g 炒白术10g 赤芍10g 炒白芍10g 炙甘草6g 柴胡6g 白蒺藜10g 鸡血藤15g 党参10g 黄芪25g 白芷10g 皂角刺8g 桑枝30g 防风3g 生姜2片 红枣2个

4剂，水煎服。

解析

右手腕后脉象寸部不足是肺气虚，给予党参、黄芪健脾补气而益肺气、脱疮生肌，治疗左前额突起的脓包。

三诊：2010年1月18日。

症状：面颊部痤疮变浅变淡，左前额突起的脓包消失了，望舌、切脉而知，舌较大，舌苔薄白，右手腕后脉象沉细，尺部脉象弱，左手腕后脉象细弦，尺部脉象弱。

方药：二诊原方调整剂量，附子改为8g、皂角刺改为6g，去掉黄芪，增加丝瓜络10g，再进8剂。

解析

经过三次诊断，调整药物，特别对附子、肉桂剂量做了调整，以便更好地发挥引火归元，改善下虚而致上实的情况，平衡阴阳。二诊右手腕后脉象寸部弱，三诊右手腕后脉象寸部弱消失，去掉黄芪。患者在连服16剂汤药后，面部痤疮褪去80%。不久，牛某要返回澳大利亚上学，不能继续服用汤药了。笔者嘱咐牛某：到了澳洲，少用空调，用空调时空调温度不要调得太低，避免本应随汗外散的浊邪停留体内，再次变为实（痤疮）。要吃蔬菜，不要吃辛辣，切断辛辣伤阴、助阳升腾，避免下虚而致上实的痤疮死灰复燃。每晚用热水泡脚半小时，并按摩小腿和脚部，特别是要按摩到使脚底发热为止。可巩固下实，改善体质，消灭痤疮。1年后，再次见到他痤疮已消失。

医治思考、感悟

痤疮是一种毛囊皮脂腺结构慢性炎症性疾患，目前病因不清。中医认为：“饮食不节，过食肥甘厚味，肺胃湿热，复感毒邪而发。”笔者认为，肾虚、虚火上升，也是致病因素。当代社会，生活节奏过快，人们贪用冷饮，在风扇、空调中度日，违反四季养生规律。祖国传统医学强调：“春夏养阳，秋冬养阴。”违反养生之理，一而再，再而三地损害人体内的一点阳气，阳消阴霾升，浊邪必然侵犯上焦。治疗方法需以滋阴助阳，引火归元，因虚致“火”的上实下虚恢复平衡后，焉能再生痤疮？

自从治愈患者王某的痤疮后，只要面颊、胸背有久治不愈的痤疮、丘疹、小脓包，伴有冬天脚部怕冷，双手腕后脉象尺部不足，不论病程长短，率先用桂附地黄丸（汤）化裁，常有意外之功。

若合用四逆散（汤）或者逍遥散（汤）疗效更彰。

走出误区，不被炎症迷惑，应用中医科学观，辨清本质而施治，疾病消

——应用补中益气汤化裁治疗慢性鼻炎的实践与思考

张某，男，31 **岁，湖北人**。

初诊：2000 年 12 月 4 日。

症状：鼻塞，流黄脓涕，分泌物多、黏稠，伴经常张口出气，前额头痛，已经 5 年。近期加重，在省级某医院耳鼻喉科诊断为：慢性鼻炎，鼻中隔变形，有息肉，建议手术治疗。

患者容易感冒，鼻塞随着气温变冷而加重。面色晄白，鼻孔暗红，鼻腔干，容易鼻出血，吃饭一般，喜欢饮酒。望舌、切脉而知，舌质暗红，舌苔薄白，右手腕后脉象沉细，寸部脉象略浮数，左手腕后脉象沉细。

诊治：鼻渊。久病脾虚，致使上焦诸窍不通，寒邪入侵，久则邪毒瘀积，而流浊涕。给予补中益气、润肺固表、散寒解毒。

方药：补中益气汤加味。方药如下：

党参 10g 黄芪 15g 苍术 10g 炙甘草 6g 柴胡 6g 升麻 8g 当归 8g 陈皮 6g 青皮 6g 知母 8g 羌活 5g 辛夷 3g 白芷 8g 藁本 3g 麻黄 3g 防风 6g 川芎 10g 葛根 20g 沙参 15g 紫

草 10g　生地黄 10g　生姜 2 片　红枣 2 个

3 剂，水煎服。

解析

肺开窍于鼻，鼻塞发干、时而流脓涕、前额头痛，是鼻腔有实邪存在。而面部皖白、经常容易感冒、吃饭一般、右手腕后脉象沉细、左手腕后脉象沉细，是气血不足。右手腕后脉象寸部略浮数，右手腕后寸部代表肺系，浮脉为邪在表，数脉为热，是风寒之邪侵袭肺系，腠理闭，郁久化热，舌质红暗，红亦是郁久化火，暗是循环不好，时间较长，有瘀滞存在，综合判断，该病是本虚标实，邪在上焦，留而不去则为“实”；从全身看是脾胃虚寒，升降失常，饮食之物不能化为精微物质濡养四肢百骸，清阳之窍被浊邪占据，风寒之邪乘虚而入，侵袭巅峰之地，正气奋起抗争，呈现正虚邪实，正不胜邪，久而久之浊邪、寒热虚实胶结，滞留在鼻腔形成息肉，造成鼻中隔变形。

中医认为：“脾为生痰之源，肺为贮痰之器。”岳美中在《岳美中医学文集·李东垣学说思想的探讨与运用》说：“注重‘后天之本’的作用，‘内伤脾胃，百病由生’，是东垣脾胃学说的基本思想。开辟了一条治病由脾胃入手的路子。实践证明，这在理论和临床上确实是难能可贵的。东垣认为，脾胃内伤不仅影响五脏六腑发生病变，亦可使四肢九窍不通……”本病例治疗应用了李东垣《内外伤辨惑论》中的补中益气汤，补足中气，清阳升起、回位，浊邪无法在上焦滞留，不再产生痰湿，贮痰之器的肺断了来源。党参、黄芪、苍术、炙甘草补中益气；当归补血养血；陈皮调气；柴胡、升麻引导清气上行，8味药合用具有补益中气之功；葛根配合补益之品，可鼓舞胃肠清阳上升而生津液、解肌透疹、缓解头痛，解除沉积酒毒对患者的伤害；紫草性寒，具有凉血活血、清热解毒、透疹、通鼻窍、利大便的作用，能够缓解肺系郁久化火引起的流黄脓涕，鼻腔干出血等症状。沙参具有养阴润肺、清热的作用，可缓解鼻腔干燥；知母苦寒，清热滋阴；沙参、知母尤其适合患者日久化热，煎熬而干的病情。生地黄凉血活血清热，滋阴补肾，《神农本草经》说：生地黄（干地黄），主折跌绝筋、伤中、逐血痹”，对久病多虚、多瘀、多滞的鼻腔干痛有缓解作用。当归养血活血；川芎为血中气药，能活血化瘀，行血中气滞；陈皮、青皮行气通滞，对补中益气有反佐之功；羌活、白芷、藁本、辛夷、防风辛温散寒通窍，祛除风寒湿邪；麻黄解表宣肺化瘀，《神农本草经》说：“麻黄味苦，温。主中风，伤寒头痛……破癥坚积聚。”《日华子本草》说：“麻黄，通九窍，调血脉，开毛孔皮肤，逐风，破癥瘕积聚。”麻黄消癥瘕、通窍，和诸药共同作用可破除、消散鼻腔寒凝气滞瘀阻息肉，让它冰释而化。

二诊：2000年12月19日。

症状：鼻腔分泌物少了，前额头痛基本消失，饭量增加，鼻腔仍干，大便干。望舌、切脉而知，舌质边尖红，舌苔薄白，右手腕后脉象沉细，寸部脉象短，左手腕后脉象沉细，寸部脉象短。

诊治：鼻渊。中气不足，寒瘀痰热胶结上扰鼻腔。给予补中益气、润肺、散寒解毒而通鼻窍。

方药：补中益气汤加味。方药如下：

党参 10g　黄芪 25g　苍术 10g　炙甘草 8g　柴胡 6g　升麻 6g　桔梗 6g　当归 8g　陈皮 6g　青皮 6g　知母 8g　羌活 5g　白芷 8g　防风 6g　川芎 8g　葛根 30g　沙参 15g　生地黄 12g　赤芍 12g　牡丹皮 8g　山萸肉 15g　生姜 2 片　红枣 2 个

3 剂，水煎服。

解析

吃完一诊药后，诸症减轻，右手腕后脉象寸部略浮数消失，而双手腕后脉象呈现沉细，双手腕后脉象寸部见短，是上焦腠理之邪表解后，占据上焦的浊阴归位，体内阳气不能立即补足，上焦空虚所致。用上法，继续补中益气润肺，消瘀散寒解毒。增加桔梗疏风解表、祛痰排脓、升举清阳，可助补中益气汤中的柴胡、升麻共同引导清气上行。此外，桔梗还有活血之功。赤芍辛苦偏寒，活血散瘀，消痈肿；牡丹皮辛寒，凉血活血，《神农本草经》说："牡丹……除癥坚瘀血。"上三味药在整体益气润肺，扶正之际，对痰瘀凝滞的鼻腔息肉，能软化消磨。山萸肉味酸涩，补肝肾，固下焦防止补中升阳太过、捉脱之弊。

三诊：2000 年 12 月 30 日。

症状：5 年的鼻腔分泌物不见了，鼻塞通畅，仅仅是鼻腔干，给予补中益气丸服用半月，巩固已有成果；红霉素软膏鼻腔外用润滑治标。

四诊：2005 年 2 月 2 日。

症状：4 年前吃了笔者开的 6 剂中药，治愈了患者多年慢性鼻炎，去年 12 月起饮了几个月酒，旧病复发，北方冬天寒风凛冽，又鼻塞，张口出气，鼻腔红肿，流黄涕多，前额沉重，头痛，吃饭可以，精神一般，大便1天一次。望舌、切脉而知，舌质边尖暗红，舌苔薄白，右手腕后脉象沉细，寸部脉象弱，左手腕后脉象沉细，寸部脉象弱。

方药：补中益气汤加味。方药如下：

党参10g　黄芪30g　苍术10g　炙甘草6g　柴胡6g　升麻6g　当归10g　陈皮6g　防风3g　白芷10g　紫草10g　辛夷3g　羌活4g　藁本3g　炒苍耳子8g　荆芥3g　细辛2g　葛根30g　葱白1寸　生姜3片　红枣4个

3剂，水煎服。

解析

是方原理上面已经阐述，这次增加少量荆芥、防风共同解表散寒；防风、苍术、黄芪组成玉屏风散，可治疗虚人感冒。根据病人的体质，应用黄芪补气扶正固表，仅用10%的防风微微解除体内残留余邪。细辛、炒苍耳子、葱白皆有解表、散寒、通窍之效。

五诊：2005年2月5日。

症状：鼻子通畅，分泌物减少，望舌、切脉而知，鼻腔不肿，但发红，舌质边尖略红，舌苔薄白，右手腕后脉象沉细，左手腕后脉象沉细弱略数。

方药：四诊方加味。

根据症状、左手腕后脉象沉细弱略数，在四诊方中加清退虚热的地骨皮8g，柔肝养血活血的赤芍8g、生白芍8g，来制约缓解补中益气、温燥药品带来的弊端。诸药合用，丝丝入扣针对病机。

3剂，水煎服。

六诊：2005年2月17日。

症状：鼻腔不肿，但发红，分泌物多为清涕。望舌、切脉而知，舌质边尖红，舌苔薄白，右手腕后脉象沉细，寸部脉象弱，左手腕后脉象沉细略弦，寸部脉象弱。

方药：四诊原方增加桔梗6g、炒白术10g、生麦芽15g。炒白术健脾补气，生麦芽舒肝健胃，是针对右手腕后脉象沉细、左手腕后脉象略弦应用的。

6剂，水煎服。

七诊：2005年3月5日。

症状：鼻子已经通畅，流清涕，左鼻腔中发红，望舌、切脉而知，舌头边尖红，舌苔薄白，右手腕后脉象沉细，寸部脉象短，左手腕后脉象沉细弦，寸部脉象短。

诊治：鼻渊。病久脾运不健，肺气受损，不能固护肌表，抵御外邪。早春风大，寒气极易侵袭体虚之人。给予补中益气，润肺，散寒解毒。

方药：补中益气汤加味。方药如下：

太子参10g　黄芪30g　苍术10g　炙甘草6g　柴胡6g　升麻6g　当归10g　陈皮6g　枳壳10g　防风5g　葛根30g　知母8g　羌活5g　白芷8g　荆芥5g　炒苍耳子8g　桂枝15g　茯苓15g　赤芍15g　沙参12g　生姜3片　红枣4个

3剂，水煎服。

解析

鼻子流清涕，双手腕后脉象寸部不足，由于中气不足，母病及子，肺气失固，肺开窍于鼻的屏障受侵，无法抵御外风所致，给予补中益气汤，补气升阳益肺，脾为肺之母，脾胃强壮，母壮儿强，肺主皮毛得到强化，才能抵御外邪。切脉双手腕后脉象细，寸部脉象不足，表现流清涕是营卫不和。桂枝、赤芍、炙甘草、生姜、红枣组成桂枝汤，它能够滋阴和阳，调和营卫，解肌达表，使张某长期为生活辛劳奔命消耗的营阴得到补充，更有力逐邪外出；而右手腕后脉象细，左手腕后脉象弦细，是肝郁脾虚。当归、茯苓、苍术、赤芍、炙甘草、柴胡是逍遥散（汤）中主要成分，疏肝健脾；中医理论认为，春天属木、主肝，木旺可反乘克制肺金（木侮金），使本已受损的肺金，再次受挫，给予逍遥散（汤）解除强加在肺金头顶的紧箍咒，使疾病利于恢复。诸药合用阴阳平衡，正气存内，邪不可干，病退而愈。

2012 年见到患者，情况良好，没有再患鼻病。

医治思考、感悟

目前慢性鼻炎患者相当多见，主流医学对相当一部分鼻炎没有好的办法。这类患者除前额痛、鼻腔分泌物多、说话声重、夜间张口睡觉外，还经常容易感冒、头沉闷、倦怠，十分痛苦。

为什么会出现上述情况？需要说明一点，炎症的“炎”，按字形讲是“两火燃烧”，症状有溃脓、分泌物增多，那就应该灭火消炎，用寒凉之品，而西医的消炎药相当于中医的寒凉下火之品，为何有一部分病患不效，使疾病潜伏多年？值得深思！其实西医的“炎症”不能等于中医的“火”，“炎症”和“火”是两个概念。中医的火分实火、虚火两类。中医的实火、虚火，西医都认为是炎症。因此西医治疗实火、虚火都是消炎。对实火，西医消炎药效果理想；对虚火，由于它的微观研究方法，只见树木，不见森林，导致了无法认清虚火复杂本质而无法取得效果，甚至起到相反作用。

补中益气汤原是用于战争年代人们饥寒交迫，脾胃受损，自身免疫力低下，无法抵制外邪而致的虚人感冒。遗憾的是今人不敢用补中益气汤治疗与外感有关的疾病，失去了李东垣原创之意，十分可惜。在临床中，无论外感、内伤，只要存在中气不足，清阳无法升起者，皆可应用本方调动人体免疫机制，来提高抗邪能力。阳气一升阴霾散。根据正虚邪盛，配伍祛邪之品，可有意外收获。

熟读经典著作，领会条文实质，是提高临床疗效的重要方法

——践行科学发展观，应用传统中医理论治疗脑外伤的实践与思考

病案1　李某，男，38岁，山西省武乡县人。

初诊：2004年10月3日。

症状：头痛头晕，呈持续性、针扎样痛，痛不欲生，疼痛部位为整个头痛，而且头晕站不住，经常控制不住情绪想大叫，夜卧不安，睡眠极差，即使睡着也经常被噩梦惊醒，已经半个月了，4天未排大便。

这个病起源于半个月前的一个下午，李某和朋友在某市火车站附近做生意，因与人争吵后斗殴，被对方用直径15厘米的极像铅球的圆形重物击伤右耳后头部，创伤面达25毫米，受伤之初，瞬间出现眼黑、神志恍惚，头重脚轻，几乎站立不住的症状。当晚头晕、头痛、嗜睡加重，呕吐不止，等到受伤后第二天，到省级某医院脑外科就诊，经CT诊断：右侧硬膜下出血。医院随即静脉输液15天，症状缓解不明显。

刻下诊：李某焦黄面青，坐下片刻间，便东张西望，坐立不安，如惊弓之鸟。眼睛中充满血丝，呈现出疲倦貌。时时干哕，腰部空空，难以支撑。血压130/90mmHg。触诊李某脐周

筑动明显，望舌、切脉而知，舌淡暗，舌边有瘀斑，舌苔薄白，右手腕后脉象沉细，寸部脉象沉细弦，左手腕后脉象沉细弦。

诊治：惊恐症。头颅硬膜受损，痰瘀秽浊之气，循经上扰清空，清阳离位，心神不安。给予镇惊坠痰、活血化瘀、补气升阳，而安心神。

方药：柴胡加龙骨牡蛎汤化裁。方药如下：

柴胡10g　黄芩9g　半夏6g（捣）　炙甘草6g　党参9g　人参6g　茯苓12g　桂枝10g　大黄5g　生龙骨30g（先煎半小时）　生牡蛎30g（先煎半小时）　代赭石30g（先煎半小时）　川芎20g　鸡血藤30g　三棱6g　莪术6g　赤芍20g　当归8g　葛根30g　白芷10g　蔓荆子10g（后下）　黄芪30g　桑寄生15g　杜仲15g　生地黄20g　生姜3片　红枣3个

3剂，水煎服。

解析

刻下诊时李某东张西望，坐立不安，如惊弓之鸟。在与对方斗殴瞬间，李某头部被打伤的片刻，心中充满过极度惊恐情绪，这个噩梦已经深深地埋藏在他的心底，久久难以忘却，在患者惊恐的瞬间，启发了笔者，坚定了笔者治疗这位脑伤患者应从镇“惊”着手。《伤寒论》第107条说：“伤寒八九日，下之，胸满烦惊、小便不利、谵语、一身尽重、不可转侧者，柴胡加龙骨牡蛎汤主之。”此方针对正气不足，外邪乘虚外扰三阳。笔者抓住条文中的“烦惊”“谵语”画龙点睛之语，治疗脑损伤。柴胡、黄芩主治胸胁苦满，是少阳经主药，柴胡透达少阳半表之邪，并能疏肝解郁；黄芩清少阳半里之热。二药引领诸药直达少阳循行部位，使头颅受伤受损外散内消，《神农本草经》记载，柴胡、大黄具有“推陈致新”之效，合用鸡血藤、川芎、三棱、莪术、赤芍、当归共同清除头颅受伤而致的瘀血，使瘀去生新。龙骨、牡蛎、代赭石、茯苓、桂枝治疗烦躁惊恐可安神，并且龙骨、牡蛎、桂枝对于胃脘、脐周筑动有治疗作用。半夏降逆化痰祛浊，和生姜合用治疗恶心干哕。气为血帅，血为气母。患者本是硬膜下出血，如果单纯应用活血化瘀之品，必定会使头部硬膜下出血更加严重。方中应用补气之品，黄芪、党参、人参、茯苓、炙甘草，能统血固摄，防止血液外流，这是活血先调气，瘀祛正更安。从升降方面说，在化痰祛瘀降浊的同时，使用补气升清之品，使清阳回位。葛根升阳，通诸痹，起阴气，善治项背强痛，用它治疗李某多种痹阻不通而致头痛腿软。白芷辛温芳香，通窍止痛，善治前额头痛；蔓荆子祛风止痛、清肝、善治偏头痛，此外，《神农本草经》说：“蔓荆实（子），主筋骨间寒热痹，拘挛。”蔓荆子还治疗李某惊恐、站立不稳；生地黄活血逐瘀，养血止血，治疗跌打损伤；桑寄生、杜仲补肝肾，舒筋活络，可治疗李某腰痛。诸药合用，以求镇惊坠痰、扶正祛邪、安定神明。

二诊：2004 年 10 月 6 日。

症状：李某睡眠改善，一夜能睡 6 个多小时，精神开始振奋，面色红润了，眼睛中血丝欣然褪净，噩梦减轻，恶心、呕吐消失，大便畅通。头痛由整个痛缩小到右侧痛，局限在右太阳穴处，是持续性痛、针扎样痛；头仍晕，有时不能控制情绪，想叫。望舌、切脉而知，舌淡暗，两边瘀斑变浅，舌苔薄白而干，右手腕后脉象细，左手腕后脉象弦细。

诊治：惊恐症。头颅受伤，痰瘀秽浊之气依然存在，给予镇静化痰逐瘀，以祛邪安正。

方药：柴胡加龙骨牡蛎汤、桃核承气汤、复元活血汤化裁。方药如下：

柴胡 10g　黄芩 8g　炙甘草 6g　党参 8g　人参 5g　茯苓 12g　桂枝 10g　大黄 5g　生龙骨 30g（先煎半小时）　生牡蛎 30（先煎半小时）　代赭石 30g（先煎半小时）　天花粉 10g　当归 12g　红花 8g　桃仁 10g　川芎 20g　赤芍 20g　鸡血藤 20g　炮甲珠 6g　干姜 6g　黄芪 30g　葛根 30g　白芷 10g　生姜 2 片　红枣 3 个

3 剂，水煎服。

解析

桃核承气汤、复元活血汤是针对李某病灶处还有针扎样、持续性痛，时而不能控制情绪想狂叫应用的；舌边尖瘀暗是病有瘀血，左少腹压痛，伴有欲狂叫，是瘀血在少阳，是应用活血方的指征之一。《伤寒论》第 106 条说："太阳病不解，热结膀胱，其人如狂，血自下，下者愈；其外不解者，尚未可攻，当先解其外；外解已，但少腹急结者，乃可攻之，宜桃核承气汤。"刘志杰《〈伤寒论〉师承课堂实录》说："'热结膀胱'，这句要注意，不是结到'膀胱'了，这里的膀胱，是指小肚子这里。""这个小肚子叫元神先天之位。这个地方扰乱了，要影响神明的。"日本医家稻叶克、和久田寅《腹证奇览》说："桃核承气汤证图解中引用了中国隋唐甄立言《古今录验》（注：隋唐时甄立言著，来自刘蔼韵校注《金匮要略校注集解》）云：'往来寒热，胸胁逆满者，桃核承气汤主之。'此往来寒热、胸胁满，似柴胡证，然其满并非由表及里所致满，乃因邪气急结，上冲胸胁而逆满，故以本方主治。小腹急结而上冲，恶血留聚，诸患久病者，多有此证。不拘其病名繁杂，但着眼于此腹证而主以本方，攻其小腹急结之邪。”桃核承气汤是治少阳病中“寒热往来，胸胁苦满”的一张方剂。但病因是瘀血留聚小腹，影响元神先天之位，神明被扰而引起的。李某时有欲叫，舌淡暗，两边瘀斑，是应用桃核承气汤的指征。复元活血汤是应用于跌打损伤，瘀血留滞少阳部（即人体侧部）刺痛不可忍的。右侧太阳穴处持续性、针扎样痛，是应用复元活血汤的指征；复元活血汤可以清除少阳部受损，瘀血滞留而致的痛。《神农本草经》记载：“桃核仁主瘀血、血闭、瘕邪、杀小虫”，桃仁可治疗李某被打后瘀阻小腹、想狂叫，太阳穴处疼痛，能消除血肿。桂枝通行血脉，帮助桃仁破血祛瘀；炮甲珠活血散结、消肿排脓、引药直达病所，对缩短病程、帮助病灶吸收，起到了其他药物无法替代的作用。天花粉具有润燥散结，依据《神农本草经》“栝楼根（天花粉）……续绝伤”，说明天花粉有化瘀疗伤之效，对李某头颅硬膜出血留在脉外必结而干，有不可低估的作用。

三诊： 2004 年 10 月 11 日。

症状： 右侧头痛减轻 60%，病灶部剧痛已经消失，睡眠好，噩梦消失。现右太阳穴处针扎样地疼痛，左太阳穴周围的有被抓紧感且胀痛；头晕、头痛也由持续不断变成时痛时止。触诊肚脐，筑动减轻，望舌、切脉而知，舌边尖淡暗，舌苔薄白，舌面有裂纹，右手腕后脉象沉细，左手腕后脉象弦细。

方药： 二诊方，再进 3 剂，水煎服。

四诊： 2004 年 10 月 14 日。

症状：李某头晕、恶心和针扎样的疼痛、右侧太阳穴处抓紧感、想狂叫都消失了。饭量增加，现右侧太阳穴处胀痛，并且昨晚 9 点多出现左手无力，持续大约 15 分钟，伴有心悸、心中空空感。触诊肚脐略微筑动，望舌、切脉而知，舌边尖淡略暗，瘀斑消失，舌苔薄白，右手腕后脉象略细缓和，寸部脉象较弱，左手腕后脉象略细弦。

方药：柴胡加龙骨牡蛎汤、桃核承气汤、复元活血汤化裁。方药如下：

柴胡 10g　黄芩 8g　党参 9g　人参 6g　炙甘草 6g　茯苓 12g　桂枝 10g　大黄 5g　生龙骨 30g（先煎半小时）　生牡蛎 30g（先煎半小时）　代赭石 30g（先煎半小时）　天花粉 12g　当归 8g　炮甲珠 5g　桃仁 8g　红花 6g　川芎 10g　赤芍 15g　鸡血藤 15g　黄芪 45g　麦冬 12g　五味子 8g　葛根 30g　白芷 10g　蔓荆子 6g（后下）　炒白术 10g　熟地黄 15g　生姜 2 片　红枣 4 个

3 剂，水煎服。

解析

李某头部症状减轻 60%，饮食增加，能安心入睡是好兆头，仅有短暂左手无力、心悸，然而脉象平和，略显不足，有点虚象。这种现象是瘀血消除之时，头部气血两亏，血管产生短暂痉挛所致，《中国汤液经方》引用《尚书》有“药弗瞑眩，厥疾弗瘳”之说。根据四诊资料，再投柴胡加龙骨牡蛎汤化裁方，减轻活血化瘀药量，增加补气药品用量，可扶正进一步祛邪外出。党参、人参、麦冬、五味子组成生脉散，能补气生津，恢复李某右手腕后脉象寸部不足，医治气阴两伤；人参、党参、茯苓、炒白术、炙甘草合成四君子汤益气健脾，赤芍、当归、川芎、熟地黄合成四物汤养血补血，四君子汤加四物汤再加黄芪，是十全大补汤的重要组成部分，黄芪补气升阳，促使阳生阴长、气旺生血之功。对李某祛病康复，缩短疗程，会有意外之功。

四诊后的次日中午李某打来电话说："还没服第四次抓回的中药，今日上午，右侧上臂发麻有半个小时。"笔者听到李某惶恐不安，建议在吃中药的同时，再做 CT 复查。李某照办了。CT 复查诊断：头颅未见异常。李某不敢相信自己的眼睛，又拿出当初被击伤致病时，在同一家医院脑外科 CT 片及诊断报告。让检测专家观看。专家看了两次 CT 片。问患者："前段怎样治疗?"患者如实告知。当听说是服中药治疗时，专家对比两次 CT 片说："不到 1 个月时间能将颅内受伤瘀血全部吸收，这就是中医的神奇之处。咱们西医治疗这种伤痛，要全部吸收你颅内瘀血，最快也得半年。"

五诊：2014 年 10 月 19 日。

症状：李某现在仅在太阳穴处右侧发胀，有点疲倦，没有别的不舒服了，望舌、切脉而知，舌质淡红，舌苔薄白，右手腕后脉象细弦，左手腕后脉象细弦，寸部脉象弱。

诊治：惊恐症。痰瘀秽浊之气已去八九，正气不足更加显露。给予镇静坠痰、活血化瘀、扶正祛邪。

方药：柴胡加龙骨牡蛎汤、生脉散（汤）、十全大补汤化裁。方药如下：

柴胡 10g　黄芩 8g　党参 8g　人参 5g　炙甘草 6g　茯苓 10g　桂枝 10g　大黄 6g　生龙骨 25g（先煎半小时）　生牡蛎 25g（先煎半小时）　代赭石 25g（先煎半小时）　麦冬 10g　五味子 8g　桑

枝30g　赤芍15g　鸡血藤15g　黄芪30g　川芎6g　蔓荆子6g（后下）　炒白术10g　当归10g　熟地黄20g　白芷10g　葛根20g　生姜3片　红枣4个

6剂，水煎服。

解析

疾病迅速退缩，仅仅右太阳穴处发胀，而脉象呈现右手腕后细弦，左手腕后细弦，且略重于右手腕后脉象，病仍在少阳，痰瘀秽浊残留循经上扰所致，继续用柴胡加龙骨牡蛎汤加活血之品消除痰瘀秽浊上扰残留余邪；生脉散（汤）生津复脉，医治左手腕后寸部心脉不足，增强心之动力；十全大补汤医治疲倦乏力，舌体淡，手腕后脉象细不足之证。

服完6剂药后病愈了。

3年后见到患者，没有任何不良后遗现象。

病案2　胡某，女，25岁，山西省代县人。

初诊：2010年11月25日。

症状：经常觉得有人要加害自己，有如鬼魅缠身，夜里噩梦纷纭，有时惊恐得无法入睡，甚至彻夜不眠想往事，记忆力明显减退，办事前做后忘。耳鸣不止，后脑勺持续性针扎样疼痛，时轻时重，伴有右眼睛玻璃体裂缝，眼睛干涩，不能看电视。不能吃海鲜，吃后就会说胡话。到2010年春天，新添两颧骨持续隐痛，左边重于右边，立秋后改为两颧骨时而闷痛，复以针扎样痛，颧骨痛时伴随双手腕痛，已经4年。

胡某的伤痛源自2006年，那时她生子刚过百天，某日，在她家乡山西省忻州市代县，坐着父亲的摩托车去镇里办事。摩托车行驶到一段下坡路上时，不幸撞到公路旁加油站附近停着的一辆拉货车的后轮上，胡某被抛到路边，右耳上方头部着地，脑部正中落到一尺（约等于33.3厘米）的铁矿石上，失惊的胡某当时就休克了。右耳上鼓起血肿，父亲快速把她送往忻州市某医院，CT定位后，进入手术室，手术将头皮拉开，祛除血肿。从此以后，种种怪异情绪缠绕在胡某身上。

手术后胡某大便次数增多，经常不自知地大便出来。胡某从10余岁起，每夜小便必达五至六次。夜间憋尿小腹会痛，按压肚脐下的小腹部如松软棉花状，腰困。望诊、切脉而知，她的脸部如土豆皮样粗糙，舌体较大，舌质淡暗，舌苔薄白，右手腕后脉象弦而缓，尺部脉象弱，左手腕后脉象弦而细，尺部脉象弱。

诊治：惊恐症。脑外伤受损，手术后残留瘀血、痰浊作祟，演化出奇离古怪诸多情形。给予重镇坠痰，活血化瘀，温补肾阳，使清升浊降，神安定志。

方药：柴胡加龙骨牡蛎汤、桂附地黄丸（汤）、生化丸（汤）化裁。方药如下：

柴胡10g　黄芩6g　半夏8g　炙甘草6g　党参12g　茯苓30g　桂枝6g　大黄5g　生龙骨30g（先煎半小时）　生牡蛎30g（先煎半小时）　代赭石30g（先煎半小时）　葛根25g　鸡血藤15g　丝瓜络12g　生熟地黄各13g　生山药13g　山萸肉13g　牡丹皮8g　泽泻8g　附子6g（先煎一小时）　肉桂6g　菟丝子13g　川牛膝8g　怀牛膝7g　没药6g　陈皮6g　皂角刺6g　桑枝30g　桃仁6g　川芎5g　当归8g　炮姜8g　黄芪30g　淫羊藿15g　生姜2片　红枣3个

5剂，水煎服。

解析

患者遭遇飞来横祸而致脑外伤受损、出现血肿，虽经手术治疗，而络脉渗出瘀血与自身痰饮、湿浊相互整合滞留脉外，在受损的瞬间，恐怖心理更易牢牢扎根脑海里，不易释怀，演化出离奇古怪诸多情形。《素问·举痛论》说："恐则气下""惊则气乱"，恐惧使脑中精气下却离位，浊阴乘虚而入，占领清阳之位，故而前做后忘，记不住事情。受惊之后心中动荡不安，神无所归藏，思虑不定，故而胡思乱想，不能入睡。反映在双手腕后脉象是"弦"，弦脉为脉体紧张，欠缓和也。《濒湖脉学白话解》说："弦脉迢迢端直长，肝经木旺土应伤。怒气满胸常欲叫。"由上所知，惊由心肝所主，因而用柴胡加龙骨牡蛎汤和解泄热、坠痰镇惊、扶正祛邪。中医理论认为，胖人多湿。胡某体态丰满，舌体大，右手腕后脉象兼有缓，是脾虚有湿，因而茯苓用量较大，淡渗利湿健脾。

胡某自觉有人要加害自己、善忘、噩梦纷纭、面部皮肤如土豆皮一样粗糙、两颧骨持续性痛、针扎样痛、舌质暗这都是瘀血在她身上的反映；中医认为，久病多瘀、久病入络。疾病恰巧发生在产后百日，邪瘀必将侵害、深藏胞络。生化汤是治疗产后瘀血有关诸多疾病的有效良方。这个经验来自焦树德《方剂心得十讲》。皂角刺、丝瓜络以通络活血散结，引导药力直达病所。

胡某脑挫裂伤后遗症时间之长，与她先天禀赋不足关系极大，清人程国彭《医学心悟》说："恐为肾志，亦多由心虚而得。"肾亏之人，心气也会虚，极易受到外来伤害得惊恐症，过惊、过恐可进一步伤肾，胡某手术后经常大便失禁，是恐则气下在她身体的反映。

胡某在10余岁夜尿频频，下肢怕冷，伴有脐下腹部按压松软，是先天肾气不足，犹如树根缺乏水分、养料，树叶自然发皱枯萎，补足水分、养料，就会根深叶茂。根据手腕后脉象尺部不足，开出桂附地黄丸（汤）滋阴助阳，强壮筋骨，使阳生阴长，达到阴平阳秘，更利于脑部疾病康复。《金匮要略·中风历节病脉证并治篇》附方说："崔氏八味丸方（桂附地黄汤）治脚气上入少腹不仁。"日本汤本求真《皇汉医学》说："不仁者，本系知觉麻痹之义。然少腹不仁，非唯下腹部知觉麻痹之意，遇有该部软弱无力，恰如按棉花然之触觉之意也。"这是应用桂附地黄丸的指征之一。

二诊：2010年12月2日。

症状：眼睛干涩消失，服用到第4剂汤药，右颧骨处疼痛加重，服完第5剂汤药，右颧骨疼痛消失，呈现发闷感。眼睛和颧骨有密切关系，颧骨不痛，眼睛也舒服了。手术后4年以来右眼不会流泪，服完第5剂汤药后，眼睛能流一点泪水了，右眼清利，耳鸣减轻。颧骨和手腕有密切关系，颧骨不痛，手腕痛也减轻了。现在突出症状：左后脑勺针扎样疼痛较重并窜痛，痛重时可影响到背部痛。望舌、切脉而知，舌质淡暗，舌苔薄白，右手腕后脉象沉细弦略缓，关部脉象沉细弦，尺部脉象弱，左手腕后脉象沉细弦，尺部脉象弱。

方药：初诊原方增加羌活5g，党参改为15g，增加苍术10g。5剂，水煎服。

解析

胡某服药疗效甚好，依据右手腕后脉象兼缓，在上方中加入苍术燥湿健脾；羌活除风寒湿，协助葛根及诸多活血药，清除后脑、背部针扎样痛；党参补气健脾，常作为人参的代用品以治疗气虚证。张琼林、张善堂《临证碎金录》说：“党参非参，而是桔梗科长藤子的桔梗，名蔓桔梗。一般同科属的近缘生药，其性味、功效大体相同……而蔓桔梗（党参）与桔梗的功效也应当相似。实际上党参的功效，应确立为健脾补肺、止咳化痰，标本兼顾的双重作用，更为妥帖。”笔者认为，气虚不重而兼痰湿者，党参效果理想。如果气虚重，可与人参一起用。党参增量可更好地扶正祛邪，助患者早日康复。

三诊：2010 年 12 月 23 日。

症状：后脑勺刺痛消失，右颧骨持续性疼痛改变为偶然发作，通宵达旦思念往事基本消失，即使想也不过个把小时就睡着了。一夜能睡六七个小时。不做噩梦了。多年的夜间必须小便五至六次，也减到一次，大便也正常了，3 天大便一次而畅通。近来感冒，眼睛又有一点涩，咳嗽重，少痰不利，流黄涕，背困，双手腕和脚后跟痛。望舌、切脉而知，舌质略暗淡，舌苔薄白，右手腕后脉象缓细，尺部脉象弱，左手腕后脉象沉细弦，尺部脉象弱。

方药：二诊原方增加沙参 10g、麦冬 10g、百部 25g、紫菀 12g、苦杏仁 6g。

5 剂，水煎服。

解析

胡某服药后疗效甚好，效不更方，近来胡某外感咳嗽，二诊方的柴胡剂本身就用于少阳证，让里邪出表，治疗少阳证感冒，陈皮、半夏、茯苓、炙甘草组成二陈汤，是治疗痰湿咳嗽的；适合胡某右手腕后脉象缓、脾虚生湿的咳嗽。而流黄涕，是湿浊之邪有化热趋势，咳嗽重，痰不利，是化热损伤津液，痰是湿邪，可以阻塞呼吸道，致津液不能正常敷布，必然造成这一段干燥，痰湿浊邪紧紧粘在局部变干不易离去，麦冬、沙参养阴润肺，使局部湿润，痰湿才易离去；苦杏仁、紫菀、百部降气润肺化痰止咳，更加适合病情，咳嗽才会药到病除。

四诊： 2011 年 1 月 2 日。

症状： 面部粗糙的皮肤变得细腻，有了光泽。幻想有人要害自己的恐惧感消失。梦幻想事超不过半小时就睡着。近来在她身上发生了奇妙的变化，经常从鼻腔中随涕流出头发丝一样的黑色血丝，时流时止，前后流了七八天。她吃第四诊药的第 3 天晚上 8 点多，自觉鼻腔有如虫窜般的难受，异常发痒，坐立不安，不由自主打喷嚏，几分钟后，竟从鼻孔里喷出一枚有蚕豆大的椭圆形状褐色肉状物，像皮冻，有弹性，很臭，那样一种鼻腔内特别的秽浊之物，在喷出后的瞬间，头清身爽，如释重负。同一晚上的 10 点多钟，鼻腔中再次像虫窜似的发痒，连连打起喷嚏，鼻孔中又喷出一枚如黄豆大的褐色圆形皮冻样肉状物，有弹性，奇臭无比的秽浊物。从此以后头部特别清亮，面颊颧骨不再刺痛、闷痛，随之手腕痛也消失了。望舌、切脉而知，舌体淡红，舌苔薄白，右手腕后脉象略细，左手腕后脉象略细弦。

方药： 开出三诊原方，5 剂，水煎服，以便巩固医疗成果。

解析

手术后渗出到毛细血管之外的离经之血，与痰浊互结在头部颧骨部位，堆积闷憋过久，秽浊积淀产生了褐色皮冻类晶状物，长久不去而致颧骨、脸皮剧痛，秽浊之物作怪，胡某吃了海中之物会说胡话。中医认为海鲜之品为发物。如蒸馒头的发面，面发起后，体积增大，压迫脑神经而引起痰瘀磨撞逐渐增大，病情也在加重，在原有夜寐不安、怪异梦幻等情况下，再添颧骨发热刺痛、闷痛和手腕痛就是必然因果了。经过七八天排泄出头发丝样黑色血丝状瘀浊物，进而鼻腔喷射出压之有弹性极臭秽浊异物体，浊邪离体，全身释然，疾病消。清轻精微上升脑窍，心安神定，恢复了记性。

三诊、四诊的方药增加了养阴润肺的麦冬、沙参；降气润肺化痰的苦杏仁、紫菀、百部，本来是针对咳嗽而增加的，不曾想，这组药在治疗咳嗽之外，还起到了滋润面颊颧骨处，使长久以来的痰瘀互结、交织凝聚、滞留粘贴在血管之外的痰瘀秽浊软化了，这组药品配合柴胡加龙骨牡蛎汤、桂附地黄丸（汤），对秽浊物从鼻腔排除，起到促进作用。

胡某4年之久的顽疾能如此之快消失，是依据胡某双手腕后脉象尺部不足，肚脐下腹部触诊明显弱而无力，应用柴胡加龙骨牡蛎汤，合用桂附地黄丸（汤）化裁后，使肾阴足，离位肾阳归元，含藏在肾阴之中，发挥它的温煦作用，腿变暖，夜尿少，精气藏，达到了补肾健脑作用。桂附地黄丸（汤）还有主治痰饮的作用，故而本方能协助柴胡加龙骨牡蛎汤起到更好的化痰散结之效。两方合用改变了胡某下元不足，使因车祸加剧秽浊之气上聚头颅清窍，而致的头晕头闷、头重脚轻、腿软等症状，得到改善。用组合方治疗从宏观上扶正祛邪，使患者摆脱病状，恢复到正常生理状态。

半年过去，再次看到胡某面部细腻，双眼有神。胡某说道：“我现在除了不能长时间看电视，脑外伤引起的很多后遗症都消失了。10来岁引起的夜间小便多症状也减少成二至三次。”

医治思考、感悟

在《周凤梧方剂学》中，柴胡加龙骨牡蛎汤按语中说："柴胡加龙骨牡蛎汤是由大柴胡汤、小柴胡汤、柴胡桂枝汤、桂枝甘草龙骨牡蛎汤等方综合加减而成的复方。上述诸方药的作用，关系到少阳、阳明、太阳三经，而以少阳病为主。"从而知道本方是以治疗身体侧面疾病为主，还可兼顾人体前后部位的疾病。现代医学在研究颅脑损伤疾病时，不论伤在任何部位都可波及脑干。脑干位于后脑中部，正是督脉在头部循行部位，而足太阳膀胱经头部循行也通过头的后部。因此督脉、足太阳膀胱经与脑干有密切关系。借它山之石可以攻玉。笔者在治疗颅脑损伤时，不论伤在任何部位，都要加入葛根和鸡血藤。这样考虑，自然可以解决脑伤患者的病症，即使是陈旧性脑伤患者也会受益了。在《伤寒论》葛根为治"项背强几几"的主药（脖子后的项背部紧张、酸痛、拘急牵强，俯仰不能自如）。《神农本草经》记载："葛根……诸痹，起阴气"（"痹"即闭阻不通之意，泛指邪气闭阻躯体，"起阴气"是从极深地下起阴气，输布整体，到达头顶）。葛根能解表散寒，鼓舞胃肠升腾津液，缓解项背拘急。现代药理研究表明，葛根含有黄酮，能增加脑及冠状血管血流量作用。鸡血藤入肝经，舒筋活络，去旧血生新血，能加强葛根治疗脖子后部强硬不舒的作用。以上所述以柴胡加龙骨牡蛎汤适当加味，可以说是全方位治疗头颅损伤的重要方剂。

头颅损伤的瞬间，全身肌肉紧缩，胸胁不舒服，那悲剧的一幕快速完整、栩栩如生、历历在目地封藏在潜意识的心底，不会因沧桑岁月而遗忘消失，会像万花筒一样拼凑出多种图案展现给世人，这种后遗症是十分缠绵的。用柴胡加龙骨牡蛎汤治疗病患的心灵创伤是无比正确的。

对脑损伤的疾病，笔者常加用代赭石，此品为铁矿石，主要成分含三氧化二铁。对于代赭石，《皇汉医学》对解释说："本药不外于酸化铁，故有收敛、补血、止血作用也，明矣。"代赭石色赤，近似血液的颜色。《周易·乾》说："同声相应，同气相求。"就是说，声调相同，产生共鸣；气息相同，相互吸引。对颅脑损伤，络脉受损，代赭石既能收敛止血，使头部毛细血管不再出血，即使渗出脉外的残留瘀血，因其有重坠之性，也能使瘀血迅速离开头部。

笔者认为，使用代赭石医治头部损伤、出血性疾病，以及打开尘封已久的脑损伤后遗症密室，清除潜意识中伤害信息，其他药物与代赭石是无法比拟的。

辨证准确，用药得当，才可药到病除

——从九岁儿童目眩症精准治疗说起

小张，女，9岁，山西省太原市某小学四年级学生。

初诊：2010年10月7日。

症状：上下眼睑眩动1年多，加重3个月。孩子脸色偏黑，略黄带青。上眼皮不停顿地眩动，在左眼睛上眼睑边有黄豆大的麦粒肿；瘦弱，个子不高，体重只有30千克。触诊胃脘及肚脐周围，筑筑而动；叩诊两胁下部，有痛感；患者的妈妈还将省级某中医机构的病历让笔者参阅。望舌、切脉而知，舌质淡暗，舌苔白，右手腕后脉象沉缓弦细，左手腕后脉象弦细缓。

诊治：目眩症。肝郁脾虚、虚风妄动所致，给予疏肝健脾、养血息风止惊。

方药：以逍遥散（汤）化裁。方药如下：

当归5g　茯苓12g　苍术5g　赤芍8g　炙甘草4g　柴胡3g　白蒺藜8g　桂枝5g　鸡血藤12g　桑枝25g　白芷4g　藿香5g　蝉蜕6g　钩藤4g（后下）　山萸肉5g　防风3g　党参5g　炒川楝子3g　元胡3g　皂角刺4g　丝瓜络6g　生姜1片　红枣1个

3剂，水煎服。

解析

《素问·至真要大论篇》："诸风掉眩，皆属于肝。"《素问·

脏气法时论篇》："肝病者，两胁下痛引少腹，令人善怒。"《素问·痿论篇》："脾主身之肌肉"，脾主四肢，上下眼睑属脾支配。眼睛眨动，手颤，是肝血不足，肝郁脾虚所致；面青属于肝不藏血、局部瘀滞及惊吓所致；两胁是肝经循行部位。此部叩痛是肝经郁滞；胃脘居中州属脾胃所管辖，胃脘筑筑而动，是肝血不足影响脾胃，《灵枢·九针论篇》："肝主筋"，《素问·痿论篇》说："肝主身之筋膜。"面黄身体偏瘦是脾虚，舌质淡是气血虚，舌暗是虚而不运，循环不良而致，右手腕后脉象细，左手腕后脉象细弦，是肝郁脾虚特有之象；综合分析属于逍遥散（汤）证，投逍遥散（汤）疏肝健脾、养血息风止惊，方中当归、赤芍养血活血柔肝，柴胡疏肝解郁，茯苓、苍术、炙甘草健脾补土；赤芍、炙甘草酸甘化阴滋养肝血，使体内阴血充足，缓解两胁下部疼痛，缓解胃脘筑动；炒川楝子、元胡、丝瓜络疏通经络，缓解两胁下部疼痛；桂枝、炙甘草辛甘化阳，祛邪外出；鸡血藤、桑枝祛风除湿，活血通络；皂角刺具有活血散结搜风之效，在白蒺藜的带领下，可引药入肝经，治疗肝经之病，可消除麦粒肿；少量白蒺藜、蝉蜕、钩藤、防风起到疏肝散风、定惊之效。白芷是阳明胃经的引经药，胃经随行上达面部，白芷可引领诸药上达面部，治疗面部疾病，白芷又是辛温之品，可散头面风邪；党参、茯苓、苍术、炙甘草健脾补气，可以补足正气祛邪外出；山萸肉主要起收敛惊吓引发的气乱气短。张锡纯《医学衷中参西录》说："山萸肉：味酸辛温。大能收敛元气，振作精神，固涩滑脱。因得木气最浓，收敛之中兼具条畅之性，故又通九窍，流通血脉，治肝虚自汗，肝虚胁疼腰疼，肝虚内风萌动，且敛正气而不敛邪气……山茱萸得木气最浓，酸收之中，大具开通之力，以木性喜条达故也。”

二诊：2010 年 10 月 10 日。

症状：患者眼睑麦粒肿散尽。到 3 剂全服完后，气短手冷和手臂抖动都已减轻。触诊肚脐周围，筑筑而动减轻，叩诊两胁下部痛感减轻；望舌、切脉而知，舌淡暗，舌苔薄白，右手腕后脉象细缓弦，左手腕后脉象沉细缓。

方药：初诊方加黄芪 10g、炒扁豆 6g。其目的是加强上方补气去湿的作用，祛邪外出。

4 剂，水煎服。

三诊：2010 年 10 月 17 日。

症状：患者手臂颤抖消失。眼皮眨动减轻 80%。触诊胃脘、肚脐周围筑筑而动减轻，叩诊右胁下部疼痛消失。望舌、切脉而知，舌边尖红暗，舌苔薄白，舌根左侧苔偏黄润，右手腕后脉象沉细缓，左手腕后脉象沉细弦。

方药：以二诊方加肉桂 3g、泽泻 6g。

4 剂，水煎服。

解析

手臂颤动消失，眼皮眨动减轻 80%，是药证对应，根据脉细、左侧苔黄润、手腕后脉象缓，在上方中加入肉桂、泽泻可温阳散寒去湿。

四诊：2010 年 10 月 24 日。

症状：患者上眼皮频繁眨动基本消失。面色偏黑青，气短，手脚冷，触诊肚脐周围筑动，叩诊两胁下部略痛，大便每日一次。望舌、切脉而知，舌体边尖红，舌苔薄白，右手腕后脉象沉细弦缓，左手腕后脉象沉细缓弱，有点像蝌蚪漫游，软软地摇摆不定，似乎有返回之意，寸部脉象短。

诊治：目眩症。心血不足，心失所养；肝脾肾失调。给予疏肝健脾、滋阴养血、益气复脉。

方药：逍遥散（汤）、炙甘草汤化裁。方药如下：

当归 5g　茯苓 12g　苍术 6g　赤芍 5g　炙甘草 9g　柴胡 3g　桂枝 5g　白芷 4g　蝉蜕 6g　钩藤 3g（后下）　山萸肉 8g　防风 3g　党参 5g　麦冬 4g　阿胶 4g（烊化兑服）　五味子 3g　炒川楝子 3g　元胡 3g　黄芪 12g　白蒺藜 6g　鸡血藤 8g　桑枝 10g　丝瓜络 6g　生地黄 15g　黑芝麻 15g（捣）　生姜 1 片　红枣 3 个

4 剂，水煎服。

解析

当笔者切脉诊断完毕，对患者父亲说："孩子心脏不健康。"他说："我母亲心脏不好，我本人有时胸憋、心悸，心电图又说未见异常。我女儿可能是遗传。薛大夫，你脉诊怎能知道全身疾病?"笔者告诉他说："从《朱良春医集》知道：'近年来，从电子显像的全息效应观念，移植引申到中医领域，比较客观地解释了长期以来许多民间诊疗法的科学内涵，于是诸如鼻诊、耳诊、脚诊、脊诊、手诊，以至第2掌骨诊法，都得以用全息论的观点，解释得尽善尽美。说明了取人体任何一部分乃至一点，都可以测知和治疗全身每一组织、脏器的病症。'这一论点无疑是给中医理论，特别是脉诊揭去了神秘的面纱，赋予了科学的定义。"笔者接着告诉他："你女儿的心脏多少有点不健康，也不要紧张。笔者在本方基础上，加了炙甘草汤成分，可以使心脏好起来。"炙甘草汤是治疗脉结代、心动悸的有效良方。

五诊： 2010 年 10 月 31 日。

症状： 上眼皮的眩动明显增加。患者妈妈说："患者在学校少先队受了老师的批评，回到家里情绪低落。心中烦恼，她想放弃已经考过七级的古筝学习。我骂了她。昨天，在电脑前又玩了 1 天，因此孩子 10 月 26 日受气后眼睑眩动加重，气短加重了。"叩诊两胁下部痛，触诊肚脐周围筑动明显。望舌、切脉而知，舌边尖淡红，舌根左侧有腻苔，右手腕后脉象寸部短，关尺部脉象较滑弦，左手腕后脉象寸部弱，关、尺部脉象弦弱。

诊治： 肝阴不足，肝郁脾虚，中焦斡旋失调，阳气不举，给予滋阴养肝、疏肝解郁、补中益气。

方药： 逍遥散（汤）、补中益气汤、一贯煎汤化裁。方药如下：

党参 5g　黄芪 12g　苍术 6g　炙甘草 4g　柴胡 3g　升麻 3g　当归 5g　陈皮 3g　茯苓 5g　炒白芍 8g　桂枝 5g　白蒺藜 8g　桑枝 20g　鸡血藤 10g　蝉蜕 6g　沙参 8g　枸杞子 6g　生地黄 10g　郁金 4g　丝瓜络 6g　山萸肉 6g　钩藤 3g（后下）　白芷 4g　生姜 1 片　红枣 1 个

4 剂，水煎服。

解析

人是灵长类动物中最为灵秀、最为智慧的高等动物，心灵的变动常常影响病情的波动。患者受气后，把已经取得的成果退缩了，根据气短、双手腕后脉象寸部不足，知道是清阳不举，给予补中益气汤斡旋中焦，升举阳气，四肢百骸得到精气濡养，正气存内，邪不可干；继续用逍遥散（汤）疏肝解郁，缓解心中不畅，解除病痛。而左手腕后脉象略弱于右手腕后脉象，用一贯煎滋养肝肾阴血，医治身躯瘦小面青面黑。林珠《清宫御医：佟氏医术承袭录》引用清人李冠仙《知医必辨》说："人之五脏，唯肝易动难静。其他脏有病，不过自病……唯肝一病可延及他脏。"

六诊：2010 年 11 月 7 日。

症状：上眼皮仍然眨动，其他症状消失了。触诊肚脐周围筑动很轻了；望舌、切脉而知，舌边尖红略暗，右手腕后脉象弦缓，左手腕后脉象弦细略重。

方药：初诊方 5 剂，水煎服。这次治疗后患者没有再来。

3 个月后，患者的母亲来到诊所，讲述了她女儿服用中药以后，"病痊愈，面色红润，性格也开朗了。"

医治思考、感悟

目前，在我国中医界某些医者中，不熟悉辨证，不运用四诊，特别是诊脉不在手腕后寸、关、尺部下功夫辨证，只是在患者手腕后随手一晃，听听主诉，凭一些粗线条记忆，即以成方将患者打发走了。这些成方，或是某专家传授，或是其所在单位积多年来众多医家经验，综合积累形成的验方。使用这些方子，本也无可厚非。关键是运用这类成方或验方时，需要对眼前的这位患者进行由表及里的四诊，全面分析后做出精准辨证判断。然后，再按其体质增减药味、调整分量，做出合乎实际的方案，才能使药的剂量恰到好处。否则，对任何患者，都是一律使用统用方，肯定要出问题。

王庆其在《王庆其〈黄帝内经〉讲稿》中谈道："中医将人体放在自然环境和社会环境这些大背景下来考察生命的活动

规律。”如生病的时间、地理、气候，患者的体质、性格特点都要考虑进去，综合分析后再去诊治。因此说，辨证施治是中医的灵魂。运用了这个灵魂就治好了；违背了这个灵魂，不但治不好，还要给患者增加新病证。道理就在这里。

蜡炬将尽动根基，相火上扰难入眠

——应用经方医学，方证对应治疗顽固性失眠的实践与思考

王某，男，57 岁，山西省交城县人。

初诊：2011 年 11 月 20 日。

症状：王某偏瘦，长期从事教育工作，夜间备课写作，渐渐导致失眠，困扰他已有 5 年之久。

他经常夜里没有一点睡意，仅能睡 1 小时，白天昏昏欲睡，头重脚轻，像抽了筋骨，萎靡不振，但又睡不着，那种生不如死的煎熬，苦不堪言。

触诊胃脘部筑筑而动，勃勃向上欲出，叩诊两胁下部痛，触诊双少腹拘挛。望舌、切脉而知，舌边尖红，舌苔薄白，右手腕后脉象沉细有摇摆不定迹象，并略有脉象返还之意，尺部脉象不足，左手腕后脉象沉细弦缓，也有摇摆不定迹象，并略有脉象返还之意，尺部脉象不足。

笔者对王某说："你除失眠之外，还应有心悸、胸憋、急躁、视力减退、打嗝、气从心窝往上顶，腰困乏力，两腿无力，冬天脚冷，夜尿频频等症状。"王某点头称："是。"

诊治：失眠症。虚劳不足，心失所养、肝气横逆，脾虚无力化生水谷精微，不能滋补返还先天（肾），肾阴亏损，无力

亲和肾中一点真阳，肾阳必定上扰妄动而失眠。给予疏肝健脾、滋阴养血、补肾阴、引火归元，缓解虚劳不足。

方药：炙甘草汤、逍遥散（汤）、桂枝加龙骨牡蛎汤、桂附地黄丸（汤）化裁。方药如下：

生地黄 15g　熟地黄 15g　生山药 13g　山萸肉 13g　牡丹皮 8g　茯苓 15g　泽泻 8g　附子 8g（先煎一小时）　肉桂 6g　菟丝子 13g　怀牛膝 13g　泽兰 6g　陈皮 6g　淫羊藿 13g　狗脊 20g　羌活 5g　独活 8g　防风 6g　当归 8g　苍术 10g　炒白芍 15g　炙甘草 10g　柴胡 5g　桂枝 10g　生龙骨 30g（先煎半小时）　生牡蛎 30g（先煎半小时）　太子参 15g　阿胶（烊化兑服）8g　黑芝麻 25g（捣）　酸枣仁 20g（捣）　炒川楝子 6g　麦冬 20g　白芷 10g　生姜 3 片　红枣 5 个

3 剂，水煎服。

解析

王某右手腕后脉象沉细，伴有摇摆不定，并有脉象返还之意，尺部脉象不足，左手腕后脉象沉细弦缓，有摇摆不定、略有返还之意，尺部脉象不足，这个脉象是肝郁脾虚，营血极度不足，不能养心血，久病累及肾，动摇根基，肾阴亏耗，肾阳无所依附，上扰清空，因虚致实，呈现出下虚上实的失眠症状。触诊心下，筑筑而动、勃勃向上欲出，是腹主动脉血亏痉挛。应用桂枝加龙骨牡蛎汤道理何在？《腹证奇览》说：“桂枝加龙骨牡蛎汤证图解所示，脐上中脘处动气强，小腹若弦绷急者，常见冲逆为患，此乃上实下虚，上热下寒之证，若脉虚芤者，为桂枝加龙骨牡蛎汤证。”这段精彩的文字为治疗王某的病症，提供了依据。

日本大塚敬节《汉方诊疗三十年》桂枝加龙骨牡蛎汤备忘录中提道："桂枝加龙骨牡蛎汤为桂枝汤加龙骨、牡蛎而成，用于以精力减退、疲劳为主诉的病证，也用于遗尿、遗精、神经症、失眠症等。""桂枝加龙骨牡蛎汤证，可有足冷、头面烘热感，以及脐部悸动亢进、下腹部腹直肌绷紧凸出等症状，脉浮大而弱，也可见弦小。"应用这张方可改善精气亏损，阴血不足，并且降浊发挥作用。

王某双手腕后脉象尺部明显不足，推导出王某应有：腰困，腿软，冬天脚冷，夜尿较多。晋代王叔和《脉经·卷第二·平三关病候并治宜第三》说："尺脉沉，腰背痛。宜服肾气丸。"王某服用是方，对改变因虚致实，下虚上实发挥重要作用。筑基强肾，引火归元，可使身体恢复正常。

王某的右手腕后脉象沉细，左手腕后脉象沉细弦缓，是肝郁脾虚。以脉象推之，王某必有胸胁苦满、烦躁不安、视力减退、吃饭不佳。王某从事教育工作，常常为学生成绩上不去恼火伤肝，肝郁克脾，带着毕业班不能按时回家吃饭，日久脾胃更加虚寒，投逍遥散（汤）可柔肝养血健脾，改善睡眠。

应用炙甘草汤道理何在？对改变睡眠有何意义？前面已经说过，右手腕后脉象沉细，有摇摆不定、并有返还之意；左手腕后脉象沉细弦，略有摇摆不定，也有返还之意。笔者对脉象摇摆不定，并有返还之意，有一漫长的认识过程，经过用方比较的实践，最终取得良好效果的经历。那是5年前，笔者的一位同事的侄儿媳妇，找到笔者治疗心烦失眠，之前西医心电图及各项检查均未见异常。吃过西药及中药皆无效。她找到笔者，脉诊见右手腕后脉象沉细，左手腕后脉象沉细且摇摆不定，并有返还之意。笔者当时对这种脉象形容为如蝌蚪软软游走，摆动不定，时而发颤，似乎有倒退之感。笔者根据脉诊、舌诊及腹部触诊，开出了十全大补汤、逍遥散（汤）、桂枝加龙骨牡蛎汤化裁方治疗，虽然有效果，但不明显。脉象细有摇摆不定，并有返还之意，复诊时笔者认识到是心阴（血）不足，心阳力不从心地推动，血液向前运行而瞬间出现的返还之象，实则是虚劳病在脉象的反映。日本山田业广《金匮要略集注·血痹虚劳病脉证并治篇》附方引用《千金翼》："炙甘草汤：治虚劳不足，汗出（腠理不密）而闷（心血虚），脉结悸，心动如常，不出百日。危急者，十一日死（作二十日似是）。沈氏曰：心血不足，则脉道涩滞，结而悸也。尤曰：脉结，是荣气不行，悸则血亏而心无所养……"笔者给同事的侄儿媳妇在上方中去掉十全大补汤，加上炙甘草汤服用 10 余剂后，心悸除，失眠彻底消除，恢复健康。3 年前，笔者再次见到同事的侄儿媳妇，面色红润，睡眠佳。之后在临床，只要见到失眠病人，出现这种脉象，应用炙甘草汤，效果满意。清代尤怡《金匮要略心典·血痹虚劳病脉证并治篇》解释炙甘草汤说："人参、桂枝、甘草、生姜行身之阳，胶、麦、麻、地行身之阴，盖欲使阳得复行阴中而脉自复也。"这是补足心血，心神自然安宁的真实写照。

曾经有一段，笔者经常想"蝌蚪游走，摇摆不定这种脉象"该如何形容，当读到清代周学海《读医随笔·摇摆之脉有来去辨》："摇摆之脉，《脉简补义》论之详矣。夫邪痼于外，其脉摇摆，在于脉之起而来，此不过邪气痰血之阻滞；正虚于内，其脉摇摆，在于脉之返而去，是必元气脱根，内吸无力，故气不能深稳也。此乃中气虚怯之极，或下寒，内寒，真阳无主，或下热，内热，真阴无主，其情似不欲内返，而其势衰弱，又似迫欲下息，故为之摇摆而下也。如人之力弱举重者，方其举时，犹可撑持，及其下时，遂战栗不支矣。”这时笔者就更加明白了：其脉象摇摆不定，在于脉行走时而返还，是虚劳病，应用炙甘草汤补足心血治失眠是非常正确的。

方中菟丝子、怀牛膝、陈皮、泽兰（老师用“没药”）是太原市中医研究所已故名中医，笔者的老师郝玉明创制的补肾壮腰汤，即六味地黄汤加上前四味而成。治疗久病腰痛的，六味地黄丸是滋阴补肾方，用于腰膝酸软。加上补肝肾、益精血、强腰膝、固下元的菟丝子，补肝肾、强筋骨、散瘀血、引药下行的怀牛膝，可以加强补肝肾、壮腰之效。陈皮理气行滞，制约滋补之品滋腻，避免影响消化吸收。腰部的脊柱如房子的大梁，极易扭挫受伤，造成局部瘀滞，没药可散瘀血、通结滞、消肿定痛。这四味药合并六味地黄丸具有补肾壮腰之功。笔者继承了老师的用药特色，在临床中笔者去掉了没药，改用泽兰，焦树德《用药心得十讲》讲道：“泽兰配牛膝治疗瘀血腰痛有效。前人有牛膝配泽兰可利腰膝间死血的经验。”在笔者的临床实践中，单纯肾阴不足的少见，笔者极少用六味地黄丸，而阴阳两亏在临床中占到95%以上，笔者在桂附地黄丸（汤）中加这四味药，再加上补肾阳、强筋骨、祛风湿、强心力的淫羊藿（《日华子本草》记载有“强心力”的作用）。笔者在临床中经常将这五味药作为一组药应用，加在桂附地黄丸（汤）中，可以补肝肾、祛风湿、暖下焦，使身体上下平衡。

方中羌活、独活、防风这三味风药“是以动求静”，“在疏泄中寓安神镇静之功（见朱步先《〈普济本事方〉发微》）。”王某的身体既有心血亏损，又有脾虚湿邪滞留。治疗在补心血的同时，加上了补肝肾、强腰膝、祛风湿狗脊及淫羊藿、三味风药羌活、独活、防风共同祛风胜湿。诸药合用补中有散，动静结合，应有佳音。

二诊：2011 年 11 月 25 日。

症状：“吃了 3 剂中药，夜里 2 点能睡到早晨 6 点，过去经常心悸，平时爱发无名火，这两天也消失了。”王某侃侃而谈，汇报了他的情况。笔者问道：“是否有腰困、双腿无力症状?”他说：“这一切都有所改善。”笔者触诊他的胃脘部筑动，但是幅度比初诊明显减轻；叩诊两胁下部痛存在，但明显减轻；双少腹拘急缓解。望舌、切脉而知，舌边尖红，舌苔薄白，右手腕后脉象沉细缓，尺部脉象弱，左手腕后脉象寸部较弱，关部脉象弦缓，略有摇摆不定，并有返还之意，尺部脉象弱。

方药：初诊方加五味子 10g、小麦 50g、夜交藤 30g、黄芪 20g、葛根 20g。

5 剂，水煎服。

解析

五味子、麦冬、太子参组成生脉散（汤），是针对左手腕后脉象寸部较弱应用的，它可益气复脉，配合他药可补足心血，使心脏强壮而安神；小麦养心安神，治躁动，可治王某血亏失眠引起的心中躁动；夜交藤养血安神，治失眠，舒筋通络；葛根通痹，可治疗心脑循环不畅及全身络脉受阻；气为血帅，黄芪补气固表，有利于推动血液循环，循环畅通，则失眠消。

王某拿走处方后，笔者渐渐对他已淡忘。2012 年进入冬季，笔者回家看父母。父亲对笔者说，他回家乡（交城县）见到了王某，服了二诊方 15 剂后，失眠症与他告别，精神好，心悸、腰困、腿软也远离他。

医治思考、感悟

四方［炙甘草汤、桂枝加龙骨牡蛎汤、逍遥散（汤）、桂附地黄丸（汤）］合用，服后明显见效，由吃药前夜间只能睡 1 小时改善到能睡 5 个小时，吃到 18 剂药，告别 5 年之久的失眠顽疾。这是中医辨证施治和经方方证对应相结合之法，宏观把握，脉诊探清虚实，丝丝入扣整体改变了病人上实下虚之状态，筑基强肾，补足肾阴的同时引火归元，使相火回到肾阴中，发挥生理作用。下焦强壮，浊阴下降，离开清窍上空，清阳回位，体内协调，诸症消，因而在较短的时间内，治愈了 5 年之久的失眠，使王某恢复到健康状态。

在整理治愈病案时，笔者感悟最深的是脉诊。

脉诊是中华优秀文化遗产之一，是探测人体阴阳、气血盛衰的一把钥匙；脉诊宏观、整体告诉了我们，王某是心血不足，肝郁脾虚，肾阴亏耗，肾阳上扰而致病。依据脉搏摇摆不定，有返还之意，推测出暗耗心血，血脉空竭，脉搏不能充盈，指导了我们应用炙甘草汤（又名复脉汤）来补养心血，复脉，治疗失眠；依据手腕后脉象两尺部不足、脉细，推测出肾阴不足，无法敛阳，肾阳上扰，指导我们应用桂枝加龙骨牡蛎汤、桂附地黄丸（汤）治疗下焦精气亏损，上扰而致的失眠。

临床遇到疑难重症，必须依靠脉诊，抽丝剥茧，理清头绪，才能揭开迷雾，有的放矢。这也彰显了中医药博大精深之内涵。

分担“支架”压力，固本治标，迂回化梗阻

——应用中医科学观，总揽全局，宏观把握，抢救生命，治疗颈动脉阻塞的实践与思考

李某，男，56 岁，山西省太原市西山某村村民。

初诊：2010 年 10 月 25 日。

症状：剧烈头痛、头晕，眼睛如被烟雾遮住，看不清东西，心中烦躁，通宵不能合眼半个月。到省级某医院超声检查：双侧颈总动脉内壁斑块增厚，左侧颈总动脉阻塞 69%，右侧颈总动脉阻塞 60%。脑 CT 检查：多发性脑梗死伴随脑部右侧耳后有一个 20mm×30mm 囊性异物，脑 CT 看不清，需要进一步由核磁共振定性。建议安支架，缓解双侧颈动脉进一步阻塞，以防危及生命。对于眼睛模糊，省级某眼科医院诊断：患有青光眼。

李某 36 岁时曾患直肠癌，手术切除了部分直肠和肛门括约肌，因为没有了肛门括约肌阀门的开合作用。直肠中的粪便直接排到肛门外，长年靠“尿不湿”生活。

在 10 年前，省级某医院脑 CT 影像检查定性为多发性脑梗死。语言逐渐出现不利而困难，形成结巴。李某有家族脑血管疾病史。望诊和闻诊而知，面色灰暗，没有光泽，目眶发黑，

走路一步三晃，腿软，走路时时向前欲扑倒之势，伴有疲倦貌；结巴较以往加重，不能完整说话，只能断续表达意思。触诊胃脘脐部筑动（跳动）明显，切按肚脐下部如棉花软弱无力。李某平素嗜烟、嗜酒，更爱女色。

望舌、切脉而知，舌边尖红，舌中有一条从舌尖到舌根，长长较深的裂沟，舌苔黄厚腻，右手腕后关部脉象弦而略硬，寸部脉象弦硬重，尺部脉象不足，左手腕后寸部脉象沉细弦，关部脉象撅撅动摇如豆大而有力顶指，尺部脉象不足。

诊治：头痛。肾阴亏损，虚阳上扰，离位之火不能温煦脾阳，脾失运化，湿浊痰瘀滞留上窍聚而成实，加之离位的肾火煎熬、交织、阻滞血管脉络。给予滋阴助阳，振奋肾气，引火归元；和解少阳，坠痰化瘀通络，浊降清升。

方药：柴胡加龙骨牡蛎汤、桂附地黄丸（汤）化裁。方药如下：

柴胡 15g　黄芩 8g　半夏 10g　炙甘草 6g　党参 12g　桂枝 10g　茯苓 20g　大黄 5g　生龙骨 30g（先煎半小时）　生牡蛎 30g（先煎半小时）　黄芪 30g　葛根 60g　桑枝 30g　生地黄 13g　熟地黄 13g　生山药 13g　山萸肉 13g　牡丹皮 8g　泽泻 8g　附子 6g（先煎一小时）　肉桂 6g　淫羊藿 13g　菟丝子 13g　怀牛膝 13g　车前子 8g（包煎）　泽兰 6g　陈皮 8g　白芷 10g　皂角刺 8g　浙贝母 10g（捣）　狗脊 25g　杜仲 13g　丝瓜络 10g　生姜 3 片　红枣 3 个

5 剂，水煎服。

解析

超声检查：双侧颈总动脉内壁斑块阻塞。在超声检查的指导下，可以放支架，解决病人的病痛，但花钱多。

对于颈总动脉内壁斑块阻塞不通，而致头痛的疾病，中医应以疏通通窍之法。为何用和解少阳、通阳泄热、宁心安神的柴胡加龙骨牡蛎汤合并滋阴助阳，振奋肾气，引火归元的桂附地黄汤呢？病源在上，在治上的同时为何还要治下？

《类聚方广义》说："柴胡加龙骨牡蛎汤治小柴胡汤证而胸腹有动，烦躁惊狂……胸腹动甚……昼夜不寐。"这是中医经方的用药法则。只要方证对应，不论什么病，都会产生效果。左季云《伤寒论类方汇参》对柴胡加龙骨牡蛎汤说："此妄下后，正气虚耗入里，而复外扰三阳。为制和解镇固，攻补兼施之杂疗方也"。

李某虽然没有用泻药，然而，36 岁时手术切除部分直肠和肛门括约肌，粪便随下随排，如阀门常常开着，下焦之气随时随粪便而遗失一部分，因而比同龄的正常人身体差一些。李某出生在城中村，家中一夜暴富，李某把大把的钱花在寻花问柳上。

李某 36 岁手术后本已亏损的下元，靠着壮阳春药过度寻求快乐，再度耗伤下元精气，使身体受损，下元真阴亏耗，阴亏阳损，肾阳无所依附，离位而上蹭，离位的生命之火，不再发挥温煦作用。脾阳得不到肾阳温煦而失去运化，水谷精微之气不能濡养头颅清窍，痰湿瘀浊之邪乘虚而入，滞留在人体上部，成为新的致病因素，离位的相火在上焦煎熬着，痰湿瘀浊变稠、变黏、变硬更不易离去，越结越大，黏附在血管壁上，形成斑块，使血管内径变窄，血流受阻，压力加大，发生了多种病变。

在李某身上发生了双侧颈总动脉阻塞，血氧不能供给头部，产生了头晕、头痛，藏于体内的疾病必然在体表发生变化，这就是“象”，司外揣内是中医诊断疾病的一个重要方法。如颈总动脉斑块阻塞达到严重程度时，在体表的舌苔、脉象必然发生明显变化。舌头尖到舌根中间出现了一条深深的裂沟，贯通全舌，表明了头部、心、胃脘、肠道、生殖器都有严重问题（根据来一鸣《望舌识病的奥妙》一书研究所得）。右手腕后寸部脉象弦硬重，关部脉象弦硬，说明病变发生在上、中焦，湿浊顽痰郁久化热，因而舌苔厚黄腻；中医认为，双侧颈动脉在人体的侧部，是病在少阳或者属肝经走行部位。故左手腕后脉象关部弦而撅撅动摇如豆状，左手腕后脉象关部属肝，豆状脉内由积滞阻塞而产生。艾宁《问中医几度秋凉》说：“关脉如豆……是胃癌。”更明确豆脉是实证，代表有占位性的实邪存在。而双手腕后尺部脉象明显不足，反映下焦亏损相当严重。在腹诊方面，表现为按之肚脐下部如棉花，没有抵抗力，叫“脐下不仁”。是脏器下元亏损在表的反映，是油少灯将熄灭的征兆。

李某的病是多年积累，一日暴发。本极虚，标极实，疾病表现在头颅，疾病根源在下焦。而中医只有标本兼顾治疗，以中道精神，才能挽救垂危重病。在治疗过程中，固本强肾，使斑块融化消失。

桂附地黄丸（汤）是添油续焰，挽救弹将尽粮将绝，促老树生新根的一张金丹妙方。方中菟丝子、怀牛膝可以加强补肝肾作用，可引药下行；淫羊藿加强了补肾壮腰之功。葛根具有扩张心脑血管，消除痹阻的作用，还能从极深地下起阴气，输布整体，上达头顶，而布散津液，使交织在颈动脉的痰湿瘀阻浸泡变软；更利于软坚散瘀之品清除。陈皮、半夏、茯苓、炙甘草是《太平惠民和剂局方》中化痰基础方二陈汤，痰由湿生，湿去则痰消，半夏可燥湿化痰，软坚散结；茯苓健脾利湿；气机不畅则痰凝，陈皮可理气化痰，二陈汤可清退李某痰湿偏重，黄腻苔。浙贝母、生牡蛎、半夏三药软坚散结，消除李某颈动脉斑块。黄芪补气升阳固表，防止诸药在治疗因下虚致上实的颈动脉斑块时，出现崩盘塌陷虚脱。白芷是阳明胃经要药，有麝香样作用，能通窍，把阳明胃经中的浊邪化洁净，消除白苔。

二诊：2010 年 12 月 13 日。

症状：脸部土色褪去，由通夜不能眠到能睡 6 个小时，望舌、切脉而知，舌红苔腻减轻，舌边尖红、舌苔白润；脉象发硬消失，撅撅动摇如豆状的左手腕后关中脉象也已消失。这次是右手腕后脉象弦重，寸部脉象弱，尺部脉象不足；左手腕后脉象沉细弦，尺部脉象不足。

方药：初诊方黄芪增加到 50g。

5 剂，水煎服。

解析

面如土色褪去，能睡觉了，藏于内的顽疾、斑块阻塞松动化解。反映到体表的脉象也发生了改变，特别是右手腕后寸部脉象弦硬而坚实有力、关部脉象弦硬中的硬实消失了；左手腕后脉象关部如豆，撅撅动摇、坚实有力、弦硬光滑的一点豆状突起不见了。左手腕后关脉属肝，右手腕后寸脉属肺，右手腕后关脉属脾胃，这三个部位有力异常，加之全舌厚黄腻，病变是由痰、湿、瘀、浊之邪壅塞，病在上焦、中焦、肝经发生了异常。柴胡加龙骨牡蛎汤是治病入少阳半表半里、身体侧面疾病，又能治病入阳明，里邪壅滞，不通之病，还能清肺、安神、消痰化滞，补虚，是方组方奇特，因而对虚实夹杂疾病都有治疗作用。李某的顽疾是痰湿瘀浊阻塞，在颈部两侧，属肝经循行部位，生牡蛎、浙贝母是《医学心悟》中治疗颈部瘰疬——消瘰丸的主要成分，这两味药能软坚散结、消痰化湿。诸药应用后脉象变软。左手腕后关脉如豆，是肝经有阻塞、包块，服用是方后，左手腕后关部脉象（肝）如豆消失了，“肝开窍于目”中的壅阻也消散了，因而眼睛清亮了。中医认为，肝肾同源，服用桂附地黄丸（汤）后，肾中精足，肝目得到滋养，青光眼引起的双目障碍也消退了。皂角刺引药直达病所，活血散结；丝瓜络有通络之效。

桂附地黄丸（汤）使阴生阳化，寒凝而致瘀散，达到了下焦添油续焰，归元的真命之火（肾火）发挥作用，可温煦脾阳，脾得运化，水湿得化，痰湿瘀浊之温床已融化（李某的颈总动脉上的斑块），无法生存而消散；怀牛膝补肝肾引药下行；淫羊藿温肾暖精壮阳而效佳。根据右手腕后寸部脉象初诊弦硬，经过服药，变为不足，印证了下虚致上实，邪去，崩盘塌陷，正气出现亏损，重用黄芪正可补气升阳固表。

三诊：2011 年 1 月 1 日。

症状：吃饭好，不头痛，眼前云雾消散，看东西明亮了。

望舌、切脉见，舌边尖红，苔白，右手腕后脉象沉细弦，寸部脉象弱，尺部脉象不足，左手腕后脉象沉细弦，寸部脉象弱，尺部脉象不足。

方药：二诊方继续服5剂，水煎服。

四诊：2011年1月19日。

症状：说话比初诊时顺利多了，结巴虽在，不像2个月前，说一句，一个字重复七八次才能说下去。现在起头字说两三次就说下去了，表达能力提高了50%以上。望舌、切脉而知，舌边尖暗红，苔薄白，舌尖到舌根中间的一条裂纹变的很浅了，右手腕后脉象沉细弦缓，寸部脉象弱，尺部脉象弱，左手腕后脉象沉细弦，尺部脉象弱。

方药：初诊方增加黄芪到60g，再进8剂，水煎服。

解析

说话结巴虽在，但比初诊时流利多了；舌头到舌根中间的一条裂纹变浅了，弦硬脉、豆脉不再存在，说明颈动脉阻塞大大减轻了，根据脉象调整剂量。

李某服过23剂中药后，到2011年3月15日，再次到省级某医院超声检查："双侧颈总动脉内膜粗糙，内径正常。"也就是说，两侧颈总动脉内壁斑块脱落因素不存在了，阻塞的内径消失了。患者异常高兴。笔者以草药挽救了垂危李某的性命。李某坦白地告诉笔者：病好以后他见到女性，又有冲动，阳物又迅速勃起。说明他下元精足，恢复健康。

医治思考、感悟

脑部疾病及梗死现象是现代临床的常见病、多发病，笔者在总结治疗李某双侧颈动脉斑块阻塞一案及回忆给其他人治疗脑梗死时发现，肾阴肾阳两虚导致虚火上浮、离位之火，不能温煦脾阳，脾失健运，运而不化，痰湿瘀浊之邪滞留头部，相火（即离位真命之火）煎熬，滞留在头部的痰湿瘀浊之邪，变稠变硬黏附在头部的血管壁上，是形成脑梗死的原因之一。留而不去，其病则成实。因此，这个病治疗应当祛邪、补虚相结合。

在治疗中，柴胡加龙骨牡蛎汤合桂附地黄丸（汤）针对下元亏损，因虚致实，导致上焦壅阻出现痰湿瘀浊斑块阻塞双侧颈动脉及脑梗死的语言障碍，以致青光眼征兆出现。固本祛实，发挥了各自优势，对挽救、治疗疾病，都是缺一不可、无法替代的。我们知道，桂附地黄丸（汤）是治下焦病的，可是在救治李某上焦梗阻时，却积极有效，起到了迂回救急的作用。中医界治疗疾病，没有绝对的前线与后方，只要好钢用在刀刃上，后方迂回也能救急火。两方合用增减化裁，总揽全局，宏观把握，泻有余，补不足，在李某身上取得了前所未有的成果。

▶ 回归中医“形上之道”，坚持中道精神，是治疗疑难病及延年益寿大法

——从救治一老年房颤病危病人说起

病案1　张某，77岁，山西省太原市东山某村村民。

初诊：2006年10月29日。

症状：心悸、气短、无力，大量汗出、心煽难安。住进省级某医院心内科检查，诊断为房颤病。西医静脉滴注给药、口服药片、吸氧1个月效果一般，后出院。出院到家卧床不起，不欲睁眼，心悸、气短，动则加重，烧心吐酸，不能吃东西，心中（胃脘）跳动，彻夜难寐。颈部喉结两侧的人迎穴跳动明显，1周不大便。

触诊张某胃脘部，筑动明显如奔豚，血压150/80mmHg。望舌、切脉而知，舌体瘦小，舌边尖红暗，舌苔薄白而干，右手腕后寸部脉象弱，关尺部脉象沉细，伴有结代脉，左手腕后脉象沉弦缓，较有力，伴有结代脉。

诊治：心悸。肝郁脾虚，中气受损，土（脾）不生金（肺），肺气不足。而中气受损又使水谷精微化生不足，血亏心失所养，不能藏神，神不安志不宁。营血亏虚，筋脉失养，腹主动脉痉挛难安。给予疏肝健脾、益气滋阴、养血安神。

方药：炙甘草汤、逍遥散（汤）、生脉散（汤）化裁。方

药如下：

炙甘草 12g　太子参 8g　人参 6g　桂枝 10g　麦冬 20g　生地黄 30g　阿胶 10g（烊化兑服）　黑芝麻 30g（捣）　当归 10g　茯苓 15g　生白术 10g　生白芍 15g　赤芍 15g　柴胡 6g　五味子 10g　黄芪 30g　葛根 25g　川芎 8g　生姜 3 片　红枣 6 个

3 剂，水煎服。

针刺合谷穴（双）、内关穴（双）、中脘穴、天枢穴（双）、足三里穴（双）、太冲穴（双），留针 60 分钟，针灸一次。

解析

为什么要用炙甘草汤呢？《伤寒论》第 177 条说："伤寒脉结代，心动悸，炙甘草汤主之。"《金匮要略·血痹虚劳病脉证并治篇》附方："《千金翼》炙甘草汤：治虚劳不足，汗出而闷，脉结悸，行动如常，不出百日，危急者十一日死。"陆渊雷《伤寒论今释》引用"方舆輗云：然此方（炙甘草汤）之妙用，在于脉结代，故一名复脉汤，不论何病，但脉结代者，当先用此方。"黄煌《经方的魅力·炙甘草汤》说："关于复脉汤（炙甘草汤），我想提出个人的一点新的看法。那就是本方最初很有可能是古代的一张军医用方。是用于那些在战场上受伤后造成大出血的士兵们的。大量的出血，也同样可出现脉结代、心动悸。"方中用大量生地黄和阿胶就是为了止血……可知本方也应主治血证。桂枝、甘草取桂枝甘草汤治悸之意。有形之血不能速生，无形之气急当先固，人参之用义该如此。大出血致使机体极度衰弱，故又配合大剂麦冬、麻仁、红枣。尤其是方中红枣用至 30 枚，量大，糖分足，可以给虚弱的身体补充大量能量。在没有输血补液的古代，这的确也是一首对证之方了。徐灵胎在《兰台轨范》中也说本方“治血脉空竭，诚可谓是独具慧眼”。说明只要出现结代脉，就是血少气衰，就得滋阴养血补气。张某手腕后出现脉结代，伴气短，汗出，动则加重1周，正是应用炙甘草汤的客观依据。

为什么要用逍遥散（汤）呢？张某脉象，除有结代脉，还有右手腕后寸部弱是肺气不足；尺部沉细是脾肾阳虚；左手腕后弦缓有力是肝气郁结。张某胃脘筑动难安，一方面是肝郁乘脾，克制脾土，另一方面是营血不足，筋脉失养，炙甘草汤可补血填充空竭血脉，可以养血柔筋，达到部分缓解胃脘筑动。而肝郁乘脾所致胃脘筑动，必须舒肝解郁健脾。张某伴有不想吃饭、1周没有大便，给予逍遥散（汤）能调节肝脾，缓和胃脘筑动，肝的生理机制是喜条达恶抑郁，肝气畅而大便通，脾健饮食增而能得食。方中当归、生白芍、赤芍养血柔肝活血；柴胡疏肝解郁；茯苓、生白术、炙甘草培补脾土；用本方合并炙甘草汤一起滋补五脏之阴，补气、舒肝解郁通便，大便变稀畅通，可预防因大便干而努伤，导致脑血管破裂的意外。五味子、太子参、麦冬组成生脉散（汤），太子参甘温，益气生津；麦冬甘寒，清热养阴；五味子酸温敛肺止汗；三药共同作用，是针对张某右手腕后脉象寸部不足，给予益气生津复脉、止汗。黄芪补气升阳固表止汗；川芎可上行头目，下行血海，中开郁结，是血中气药，可治疗心脑血管疾病，瘀滞不通。张某出现结代脉、舌体瘦小是虚劳病，心脏动力不足；而舌质发暗，是用川芎的指征。这个瘀（舌质暗）是因虚致实，留而不去所致，故在大量治虚药中，配伍川芎可补中带通。葛根临床多用于解肌发表、透疹。同时葛根又能通诸痹，尤其对胸痹，能改善心脑血流不畅，是治心脑、项背强痛的要药。朱步先、何绍奇等整理的《朱良春用药经验集》说："葛根善治项强，能扩张脑血管及心血管。"

针灸用方：合谷在双手虎口处，是手阳明经的原穴，善治外感病、神志病，因为手阳明经循行"络肺，下膈，属大肠"，可治胃脘病。张鸥等主编《经络腧穴应用图解》说："（合谷治）胃肠道疾病胃痛，腹痛，便秘，泄泻。"内关穴在双手腕内侧上，是手厥阴心包经的要穴，可宁心安神、理气和胃，用治心烦难安、胃脘痛，《经络腧穴应用图解》说："（内关）治疗癔症效果良好。"中脘穴在胃脘部，是任脉上要穴，可理中和胃、降逆化滞，是治疗胃脘筑动的要穴。天枢穴在肚脐两旁，是足阳明胃经的腧穴，可行气健脾，用于呕逆，治疗胃脘筑动。足三里穴在两膝关节外下侧，也是足阳明胃经上的腧穴，可调理脾胃，扶正培元，治疗胃痛，是四总穴之一，口诀说"肚腹三里留"，是治疗肠胃的要穴，可缓解胃脘筑动。太冲穴在足部，是足厥阴肝经的要穴，可平肝息风、解郁、缓解筋脉痉挛、消除胃脘筑动。诸穴合用，针刺后胃脘筑动明显减轻。

留针 60 分钟以上，来自朱琏《新针灸学》，该书有一段论述："救命，针得要快（留针时间短）；治病，针得要慢（留针时间长）。"告诉我们要去掉病根，留针时间要长。

二诊：2006 年 11 月 2 日。

症状：心悸减轻，胃脘部跳动减轻，出汗消失，能睡 5 ~ 6 个小时，大便畅通。现在头晕，耳鸣，吐酸，不想吃。血压

140/70mmHg。望舌、切脉而知，舌边尖红，舌苔薄白而干，右手腕后脉象沉细缓，有结代，左手腕后脉象沉细弦，有结代，寸部脉象不足。

方药：炙甘草汤、逍遥散（汤）、生脉散（汤）化裁。方药如下：

炙甘草12g　太子参8g　人参6g　桂枝10g　麦冬20g　生地黄35g　阿胶10g（烊化兑服）　黑芝麻30g（捣）　五味子10g　当归10g　茯苓15g　生白术10g　赤芍15g　生白芍15g　柴胡8g　黄芪30g　葛根25g　川芎10g　鸡血藤15g　煅瓦楞10g（先煎半小时）　浮小麦30g　淫羊藿15g　生姜3片　红枣6个

3剂，水煎服。

针灸：合谷（双）、内关（双）、中脘、天枢（双）、足三里（双）、太冲（双），留针60分钟。

解析

服了3剂汤药及针灸一次，心悸减轻，出汗停止，胃脘筑动减轻，夜间能睡6小时，大便畅通。因为血汗同源，汗为心液。阴血不足，汗出不止，可进一步亡血，加重心悸；服用大量滋阴养血药，血脉空竭得到缓解，汗止心悸消除；胃脘筑动是阴血不足，筋脉失养所致；而筋脉在中医属肝所主，因此，胃脘筑动和肝有极大的关系。《素问·至真要大论篇》说，“诸风掉眩，皆属于肝”，就是说，只要是动的，属于肝，可从肝入手调理。而逍遥散（汤）是调节肝脾之方，对胃脘筑动有治疗作用。笔者临床应用逍遥散（汤），是去了薄荷，加上桂枝应用的，这样方中就有了桂枝汤的成分。

在初诊方中涵盖了《伤寒论》的桂枝加芍药汤，对张某胃脘筑动有缓解作用。《伤寒论今释》在论述桂枝加芍药汤中讲："《方极》云：桂枝加芍药汤，治桂枝汤证，而腹拘挛剧者。雉间焕云：此方治腹拘挛剧者，诚然，然遍身拘挛皆治之，则腹字恐衍文。又云：治奔豚拘挛剧者。"方中赤白芍合用量大，配合炙甘草酸甘化阴，补血活血柔肝，缓解痉挛，消除胃脘筑动功。煅瓦楞止胃酸过多而治疗烧心；浮小麦有止汗之功。上方中包含了《金匮要略·妇人杂病脉证并治篇》中的甘麦大枣汤的成分，该篇说："妇人脏躁，喜悲伤欲哭，象如神灵所作，数欠伸，甘麦大枣汤主之。"《朱良春用药经验集》关于"小麦"一味药说："历代医家相当重视此方，许叔微《本事方》、陈自明《妇人良方》都载有使用本方之验案。叶天士对本方的应用尤具独到之功夫，屡起大证。仔细分析脏躁之临床表现，皆系精神方面的疾病，'躁'则是烦乱不安的意思。据此，脏躁之'脏'，指心脏也。小麦善养心气，润燥除烦为主药。"笔者应用此药指征是，左手腕后脉象寸部不足，加上心神不安，有情绪的变化。淫羊藿补肾壮阳、强筋骨、祛劳风，还有一个重要作用，《日华子本草》说："仙灵脾（淫羊藿）强心力"，有增强心脏动力的作用。笔者30多年临床实践证明，淫羊藿确有此效，疗效可靠，值得挖掘，发扬光大。

合谷、内关、中脘、天枢、足三里、太冲这组针灸配方，对胃脘筑动（腹主动脉痉挛）疗效确切，有立竿见影之效，是笔者30年经验所得。

三诊：2006年11月5日。

症状：出汗消失，胃脘跳消失，夜间能睡7小时，现在胃脘仍烧心，而出现头晕、耳鸣。血压120/70mmHg。望舌、切脉而知，舌体瘦小，舌边尖红，舌苔薄白，右手腕后脉象沉细，有结代，左手腕后脉象沉弱，有结代，寸部脉象不足。

诊治：心悸。阴血亏损，心脉失养。给予滋阴养血、益气复脉。

方药：炙甘草汤、生脉散（汤）、一贯煎化裁。方药如下：

炙甘草 12g　太子参 8g　人参 6g　桂枝 10g　麦冬 30g　生地黄 30g　阿胶 10（烊化兑服）　黑芝麻 30g（捣）　五味子 10g　煅瓦楞 10g（先煎半小时）　沙参 15g　枸杞子 15g　当归 10g　炒川楝子 6g　黄芪 30g　川芎 10g　乌贼骨 10g　生姜 3 片　红枣 6 个

3 剂，水煎服。

解析

胃脘筑动消失，夜间能睡 7 小时，这是肝郁解除。而头晕、耳鸣，左手腕后脉象出现不足，是病退正气不能立即恢复之象。根据脉象有结代，继续给予炙甘草汤滋阴养血补气；左手腕后脉象寸部短，知道是心气受损严重，营阴极度不足，生脉散（汤）益气复脉，救逆固脱，使心气受损，营阴不足得到修复，从而心脉搏跳恢复正常。经过 30 多年实践证明，对心悸气短造成的左手腕后脉象寸部不足，生脉散（汤）确实有良效，或者给患者切脉有左手腕后寸部不足，病家却说，没有胸部异常，脉象是“形而上者谓之道”的学问，很敏感，往往出现在症状前面，患者会几天后告诉你他出现了气短不够用等症状。因此不论有无症状，只要脉诊出现左手腕后寸部不足，笔者都用生脉散（汤），有症状祛之，无症状消除潜在疾病。左手腕后关部细弱是肝阴不足，一贯煎汤中的枸杞子、沙参、生地黄、麦冬、当归可以滋补肝肾之阴，治疗头晕、耳鸣；乌贼骨、煅瓦楞制约胃酸，消除胃脘烧心之苦。

从2006年10月29日到2007年5月8日，以上方加减进退，服用63剂中药后，病情稳定，脉象平和，生活自理，能读书、看报。

自此后，只要张某有点不舒服，就邀请笔者诊脉，吃几剂中药。

病案2　张某，84岁，山西文水县人。

初诊：2008年4月10日。

症状：胃脘筑筑而动，烧心难安，不思饮食；腰痛、腰困、腿软，大便4天一次。望舌、切脉而知，舌体瘦小暗红，舌苔薄白且干，右手腕后脉象沉细弦，尺部脉象不足，左手腕后脉象弦较紧，尺部脉象不足。

诊治：腰痛病。患者为生性要强而肝气偏盛之人，又遇到春主肝的季节，天人合一，两木相加必然致病克制脾土，而出现胃脘筑动、烧心、不思饮食；久病及肾，再加耄耋老人，肾气必衰而致风邪入侵腰痛；给予舒肝健脾止酸、补肾祛风止痛。

方药：逍遥散（汤）、桂枝加龙骨牡蛎汤、桂附地黄丸（汤）、独活寄生汤化裁。方药如下：

当归8g　茯苓12g　生白术10g　生白芍15g　炙甘草6g　柴胡10g　桂枝8g　防风6g　生龙骨25g（先煎半小时）　生牡蛎25g（先煎半小时）　葛根25g　白芷10g　独活8g　桑寄生15g　川芎6g　党参10g　秦艽10g　杜仲15g　威灵仙8g　熟地黄30g　生山药15g　山萸肉15g　牡丹皮10g　附子6g（先煎一小时）　肉桂8g　怀牛膝15g　煅瓦楞子（先煎半小时）10g　生姜3片　红枣3个

3剂，水煎服。

解析

张某胃脘筑动难安，不思饮食，腰困、腿疼发软。胃脘筑动是旧疾，腰腿疼痛发软是新病，综合分析，她是愤怒之情不能释怀，必然克制脾土，影响消化，病久年高及肾。

右手腕后脉象弱是脾胃虚寒，左手腕后脉象弦较重是肝气郁结，开出逍遥散（汤）来调节肝脾；胃脘筑动明显，开出桂枝加龙骨牡蛎汤缓和胃脘筑动；双手腕后脉象尺部不足及腰腿疼痛，开出桂附地黄丸（汤）、独活寄生汤补肝肾而祛风湿。

桂枝加龙骨牡蛎汤是桂枝汤加龙骨、牡蛎组成，而桂枝汤是《伤寒论》群方之冠，它的作用广泛，许多疾病都是在调和营卫过程中，不知不觉治愈的。桂枝加龙骨牡蛎汤能治疗虚劳病亡血失精，牡蛎、龙骨针对胸腹脐周动甚，有安神之效，是方可以治疗张某胃脘筑动难安，年事已高，精气亏损，缺钙的罗圈腿。

桂附地黄丸（汤）是治疗虚劳病的。日本汉方医家称该方为抗衰老的妙方，解决年老上实下虚，因虚致实，筑基强肾，能使器官修复年轻化。这张方历经考验，久盛不衰。

独活寄生汤是唐代药王孙思邈《备急千金要方》治疗风湿痹证的一张名方，书中说道："夫腰背痛者，皆由肾气虚弱，卧冷湿地，当风所得也，不时速治，喜流入脚膝，为偏枯冷痹，缓弱疼重，或腰痛挛脚重痹，宜急服此方。"熟地黄、杜仲、怀牛膝、桑寄生补益肝肾、强筋壮骨；当归、生白芍和营养血；党参、茯苓、炙甘草益气扶脾，上述具有扶正祛邪之效，正气旺则邪自除。独活、桂枝、秦艽、防风祛风寒湿，蠲痹止痛，使邪外出，诸药标本兼治，祛邪扶正，使邪去正安。

以上方进退，总共服用9剂，诸症痊愈。

二诊：2013年7月25日。

症状：心悸，气短，吐酸，烧心，不能入睡，难安，伴有胃脘筑动，肝区叩痛，大便偏干，3～4天一次，望舌、切脉而知，舌边尖，淡红暗，瘦小，舌苔少而干，右手腕后脉象细，左手腕后脉象细弦，偶有结代脉，寸部脉象较弱。

方药：炙甘草汤、生脉散（汤）、逍遥散（汤）化裁。方药如下：

炙甘草12g　太子参10g　人参5g　桂枝10g　麦冬30g　生地黄35g　阿胶10g（烊化兑服）　黑芝麻30g（捣）　五味子10g　当归8g　茯苓12g　生白术10g　生白芍15g　赤芍15g　柴胡5g　黄芪40g　煅瓦楞子12g（先煎半小时）　乌贼骨12g　浮小麦40g　生姜2片　红枣6个

3剂，水煎服。

解析

农历六月十八是太原市双塔传统庙会，张某家亲戚来家走动频繁，劳累、叙旧、心情激动，夜间睡不好，旧疾复发。

她服用3剂汤药疗效不明显，住进了省级某医院，全面检查结果：心电图属正常范围，仅有窦性心律；心脏彩超未见异常；肺部X线显示在右肺门有一黄豆大阴影，院方根据年龄、气短，怀疑可能有肺癌，进一步做了肺部CT检查证实该点是早年结核病的钙化点。除此未见异常。彩超检查肝、胆、肾未见异常。医院心血管专家看了7年前另一家省级医院检查结论：房颤。对比新的检查结果，感到不可思议，说："7年前你77岁，今年84岁，根据年龄，按照常规患房颤病的心脏应该变大，但是没有变大，实属罕见。”医院做了其他检查：肺、肝、胆、脾、肾未见异常。

张某解除思想包袱，回到家后，笔者给她针灸几次，病退而愈。

张某是被现代医学检查定性为房颤，治疗无效放弃的病人。服中药煎剂，渐渐病退，康复延年至今（笔者2017年1月30日电话询问张某，她的女儿告诉，生活一切能自理，能看书、做饭、洗衣）。这是在中医辨证论治指导下，坚持四诊为依据，脉诊为准绳，开方施药的结果。

医治思考、感悟

《周易·系辞上》说：“形而上者谓之道，形而下者谓之器。”道、器是两个不同层次概念。简单地说，道，无形，是三维空间以上的，智能状态肉眼无法看到的。器是智能状态可观察到的，属三微空间，有实体存在。

从现代的观点看，“形而上”属于哲学范畴；“形而下”属于自然科学领域。

中医学的形成是哲学思想、简单的解剖知识、长期的临床实践，加之直觉领悟而凝聚成的一门科学。中医是道、器合一的一门生命科学。

中医只有寻找回失落的“形上之道”，宏观把握，用中道精神指导用药，祛有余，补不足，始终围绕着让患者身体回归生理平衡状态、情绪平衡状态，诸多顽症就会根治。

医者，需备父母心

——应用逍遥散（汤）治疗疑难杂证出现奇效的四则病例

病案1　薛某，女，56岁，山西省武乡县人。

初诊：2003年3月9日。

症状：脖颈下生出一条类似雄鸡高唱时的粗筋3年。这条硬筋从下巴一直向下延伸，直至连接到脖子下端和胸骨柄上的天突穴处，此筋是一条扁而宽，从基底到边缘有15毫米粗的硬状物。筋的外缘更硬，而且比其他部位的筋更粗。患者说话时，必须自己用手将硬筋搬向一边压倒，才能发出声来。它是脑梗偏瘫后的第2年颈前逐渐生出的。2002年又增加了左脚大拇趾肿大变硬，更加奇痛难忍。

就诊伴项部强硬、恶心、不想吃饭。3天大便一次，很不通畅。血压150/90mmHg。望舌、切脉而知，舌体大，舌质淡嫩，舌苔薄白，有裂纹，右手腕后寸关部脉象沉细，尺部脉象弱，左手腕后脉象沉细弦，尺部脉象弱。

诊治：筋膜异位症。肝阴不足，阳亢变异致畸，而致异位筋膜；给予养血柔肝、疏肝健脾，佐以温肾，阴阳平衡而退畸（筋膜异位症）。

方药：逍遥散（汤）化裁。方药如下：

当归 12g　茯苓 20g　生白术 10g　赤芍 15g　生白芍 15g　炙甘草 8g　柴胡 10g　伸筋草 20g　桂枝 10g　葛根 30g　黄芪 30g　党参 12g　川芎 20g　鸡血藤 30g　麦冬 12g　香附 12g　生地黄 30g　附子 6g（先煎一小时）　干姜 6g　丝瓜络 12g　生姜 3 片　红枣 4 个

3 剂，水煎服。

另外服用金匮肾气丸，每天服两次，每次 2 丸，口服。

解析

《素问·生气通天论篇》说："阴平阳秘，精神乃治，阴阳离决，精气乃绝。"阴阳平衡是健康的标志，阴阳失去平衡，而疾病产生。薛某脑梗偏瘫，是体内阴阳偏颇而致。颈前筋膜异位现象是肝、脾、肾失调所致。肝木偏盛，疏泄失常，肝木乘脾土，脾虚不能化生精微，充养和培育肾中精气。肾精不足，自然肾中的阴阳两亏，阴亏之后，阳失去制约，易动而上蹭或下窜。肾中离位之火，不能温煦脾阳，致使脾虚运而不化，糟粕滞留头部，形成脑梗。《灵枢·决气篇》说："中焦受气取汁，变化而赤，是谓血。"脾已亏虚，阴血形成不足，血虚肝阴自然不足。肾中本已亏损的肾阴，无法涵养肝木，导致肝阳相对偏盛，产生肝方面的病变。《素问·痿论篇》说："肝主身之筋膜。"薛某在偏瘫 2 年后，脖颈部生出了不平常的粗硬筋，充分说明了营阴不足，阳亢变异致畸的道理。左脚大拇趾肿也是肝郁脾虚而致，肝经起于脚大拇趾外侧，脾经起于脚大拇趾内侧，肝气舒，脾运健，脚大拇趾肿痛自然消。

方中当归、赤芍、生白芍柔肝养血活血；大量芍药与炙甘草配伍，既能酸甘化阴又能活血通络，更能够软化薛某颈部硬筋，柴胡主入肝经，推陈出新，能疏肝解郁而恢复肝的条达之性；生白术、茯苓健脾，脾健血足而防止肝郁；鸡血藤、伸筋草、丝瓜络舒筋活络，协助当归、赤白芍、炙甘草软化筋膜；久病必虚，久病必瘀，方中参、苓、术，草是四君子汤，芍、归、芎、地是四物汤，加黄芪，是十全大补汤的主要成分，有扶正祛邪之效。川芎为血中气药，上行头目，下行血海，用量大，合并鸡血藤、当归可治久病之瘀。桂枝疏肝、祛风、活血、入络通里，温通筋脉，与炙甘草相配伍可辛甘化阳。干姜温中散寒。葛根是治项背强硬、通痹的要药，可治心脑疾病，经络不通之证。生地黄甘寒，滋润，与阿胶有异曲同工之效（见潘华信、王莉编著《唐宋医方钩沉·自序》），生地黄还能逐痹、填骨髓（见《神农本草经》），可治疗薛某病久耗损体内阴液匮乏瘀滞之证；附子温肾阳，更重要的是“附（子）、桂（枝）主在逐血化瘀，主在除病……凡大证而有瘀血者必投以附、桂（见《唐宋医方钩沉》）”，生地黄、附子两药在治疗薛某偏瘫、病久损及营阴精血，瘀血留而不去，致畸方面，发挥了诸药不可替代的作用。

现代市面上的金匮肾气丸是《金匮要略》肾气丸（桂附地黄丸），能够修复受损之肾。中医认为：“久病必及肾。”“诸药不效，从肾调之”是中医治疗疑难病的有效方法。“先天之本”肾得到调补，才是促进硬筋消退的重要手段。

二诊：2003 年 3 月 13 日。

症状：薛某那种公鸡晨起打鸣，昂首挺胸的形体似有松动，自觉脖颈前发硬的筋膜变软了，复诊时，笔者再次触摸这条奇怪的筋也感觉变软了，项部强硬减轻；左脚大拇趾肿消失，疼痛减轻。血压 150/100mmHg，大便 1 ~ 2 天一次。望舌、切脉而知，舌淡略嫩，有小裂纹，右手腕后脉象沉细，左手腕后脉象沉弦。

方药：初诊方去掉干姜、丝瓜络，葛根改为60g，加夏枯草20g。

3剂，水煎服。

金匮肾气丸，每日服2次，每次服2丸。

解析

夏枯草可平肝阳、散郁结，消瘿瘕，缓解薛某心中不畅，促进颈前筋膜早日软化回缩。

三诊：2003年3月23日。

症状：颈前发硬的筋膜进一步变软，左脚大拇趾肿消失，疼痛消失，近来伴有咳嗽，咳则尿出，腰困。望舌、切脉而知，舌大苔薄有细裂纹，苔有少量水，右手腕后脉象沉细弦，寸部脉象短；左手腕后脉象沉细弦。

方药：初诊方去丝瓜络、干姜，葛根改为60g，柴胡改为25g，加升麻、陈皮、百部各25g，加紫菀12g。

6剂，水煎服。

解析

颈前筋膜进一步减轻变软，根据病久瘀滞严重，一诊原方加重葛根用量，可升腾津液，通痹阻，软化颈前筋膜；新增咳嗽，而右手腕后脉象沉细弦，寸部脉象不足，是脾虚，母病及子而致肺气不足，加大柴胡，新增升麻、陈皮合成补中益气汤可以补中益气，升阳逐邪从表而出，虚则补其母，母壮儿自强，脾胃强壮，肺气自然充足；舌面有细裂纹，是久病营阴受损，生白芍、炙甘草酸甘化阴，滋补阴血，麦冬滋补肺胃之阴；百部、紫菀润肺止咳。

四诊：2003 年 4 月 10 日。

症状：颈部这条筋不仅变软，而且变细，比原来缩小 1/3，已经不需要用手扳倒颈前的筋，能自由说话了。左脚大拇趾硬肿痛处也完全消解。咳嗽退缩。近来睡眠不好，项部发困。望舌、切脉而知，舌体大淡，有裂纹，右手腕后脉象沉细弱，左手腕后脉细弦。

方药：初诊方增减化裁：

当归 12g　茯苓 15g　生白术 10g　赤芍 15g　生白芍 15g　炙甘草 10g　柴胡 6g　桂枝 10g　伸筋草 20g　葛根 60g　黄芪 60g　党参 12g　川芎 20g 鸡血藤 30g　酸枣仁 30g（捣）　夜交藤 30g　生地黄 30g　生山药 15g　干姜 6g　附子 6g（先煎一小时）　生姜 3 片　红枣 3 个

3 剂，水煎服。

解析

在辨证正确的前提下，对一个久病患者，守方是重要一环。有方坚守，三尺坚冰才可以消散。患者近来睡眠不佳，而脉象细，是血不养心，在初诊用方中，加酸枣仁、夜交藤可养血安神，舒筋活络；血分充足，既能安神，又能消化筋膜；生山药为健脾、补肺、益肾之要药，针对右手腕后脉象寸、关、尺三部肺、脾、肾不足而用，正气存内，邪不可干。对恢复体质，消除筋膜有治疗作用。

服用 15 剂药，薛某回家乡了。已经取得显著疗效的治疗成果，骤然中断，十分可惜。若能坚持服药，此筋很有可能彻底消失而痊愈。

2015年，笔者见到患者的二儿媳妇，问到颈前那条“不寻常的筋”时她说：“还在，只是不用用手把筋压向一边就能说话了。”对这个病例，笔者请教过不少中西医界的朋友，都说这种奇怪现象无法解释。因而记录在案，以使更多关心人体生命科学的名家探讨。

病案2　张某，男，42岁、山西省代县人。

初诊：2004年2月25日。

症状：夜晚不能平卧入睡2个月。平卧后胃脘嘈杂难受。几乎要窒息，只有熬到子夜，坐在事先叠起的两张被子前，睡意蒙胧或睡着后，才能慢慢靠着被子睡2个多小时，醒来后就不能再睡了；头晕、咽痛、吐大量清稀白色水样痰；背困、吐酸、苦不堪言。查看咽区，咽部暗红，叩诊两胁下部疼痛，触诊脐部、胃脘勃勃有力，筑筑而动。不能喝冷饮，大便1周一次。望舌、切脉而知，舌体胖大而淡有齿印，舌苔白而润，舌头中间有一条竖的较深裂纹，右手腕后脉象弦略紧，寸部脉象略不足，左手腕后脉象沉细弦略紧。

诊治：失眠症。肝气横逆乘脾，脾虚运而不化，饮邪留聚胃脘。给予抑肝扶脾，斡旋中州，升清降浊。

方药：逍遥散（汤）化裁。方药如下：

当归12g　茯苓30g　炒白术10g　苍术10g　生白芍15g　炙甘草8g　柴胡10g　桂枝10g　煅瓦楞12g（先煎半小时）　党参12g　黄芪30g　鸡血藤30g　生薏苡仁30g　藿香8g　炒川楝子6g　元胡6g　干姜6g　大黄5g　玉蝴蝶8g　生姜3片　红枣3个

3剂，水煎服。

解析

张某大专毕业，下岗后从事过多种工作，都以失败告终。其妻在政府部门工作，张某心里不好受，又不甘落伍，屈辱的心理时时燃烧燥火，口燥咽干越发不可收拾，借助药物来缓解燃眉之急，本应吃疏肝清火之品，然而药店只是照着药品包装盒上的说明推荐服金嗓子喉宝、西瓜霜润喉片，治标不治本，吃时缓解，停药又痛。从此，金嗓子喉宝、西瓜霜润喉片随身携带，利咽解毒冲剂当茶饮，几年后，咽痛越发加重。殊不知寒凉药品败伤脾胃，脾失去运化功能，不能升清滋养咽部，以致口干咽痛，聚湿为痰为饮，水停中州，胃气不降，浊物粪便很难排出，只能1周大便一次，且量少。《素问·逆调论篇》引用了《下经》中论断："胃不和则卧不安。"张某肝郁、饮邪留聚胃脘，胃气不能下行而上逆，水气凌心而致头晕。水饮停聚在胃脘，影响背部而背困有冷感。《金匮要略·痰饮咳嗽病脉证并治篇》说："夫心下有留饮，其人背寒冷如掌大。"饮为阴邪，性趋向下，而人体平卧后，上焦、下焦到了同一水平面，水饮自然向胸部、头面进犯，水邪上逆凌心加聚，导致了平卧时几乎要窒息，故而不能平卧。《金匮要略·痰饮咳嗽病脉证并治篇》制订了治疗原则："病痰饮者，当以温药和之。"而本案所用方中涵盖了《伤寒论》的苓桂术甘汤、理中汤的成分。苓桂术甘汤在《伤寒论》第67条是治"心下（胃脘）逆满，气上冲胸，起则头眩"，是清除饮停中焦的一张要方，有利水、定悸、通阳的功效。理中汤在《伤寒论》第396条用来治"大病瘥后，喜唾久不了了，胃上有寒"。《金匮要略·胸痹心痛短气病脉证治篇》说："胸痹心中痞气，气结在胸，胸满，胁下逆抢心，枳实薤白桂枝汤主之；人参汤亦主之。”喜唾为胃虚有饮邪。人参汤即理中汤，理中汤用于中气大虚，饮自下乘引起的胸腹胀满，能温暖脾胃，消除张某胃脘寒饮，有治疗作用。

逍遥散（汤）中的柴胡疏肝解郁，芍药养血活血柔肝，不仅利水，更能通二便。茯苓、苍术、炒白术、生薏苡仁利湿健脾；清除湿邪滞留胃脘；藿香芳香化浊，煅瓦楞子止胃酸；大黄通大便，泻浊气；党参、苍术、炒白术、茯苓、炙甘草组成四君子汤健脾补气；黄芪补气升阳，升清降浊，使胃脘滞留的饮邪无地存在。诸药共同作用，达到邪去正安，疾病消。

二诊：2004 年 3 月 13 日。

症状：夜晚能平卧睡觉了，睡眠达 7 个多小时。头晕减轻，但依然存在，痰量多，咽喉痛，色暗红，叩诊肝区痛，触诊胃脘筑动，大便 3 天一次。望舌、切脉而知，舌胖大，舌边的齿印变浅，舌中间裂纹变浅，右手腕后脉象细，寸部脉象弱；左手腕后脉象略细弦弱。

方药：逍遥散（汤）化裁。方药如下：

当归 12g　茯苓 30g　炒白术 12g　生白芍 15g　炙甘草 6g　柴胡 10g　桂枝 6g　黄芪 40g　党参 12g　煅瓦楞子 10g（先煎半小时）　鸡血藤 30g　干姜 6g　旋覆花 15g（包煎）　代赭石 15g（先煎半小时）　半夏 6g　麦冬 8g　五味子 6g　大黄 5g　干姜 5g　生姜 3 片　红枣 3 个

6 剂，水煎服。

解析

张某服用一诊 3 剂中药，疗效甚好，这源自本案方中涵盖了能够清除中焦饮邪的苓桂术甘汤，为恢复中焦浊降清升创造了条件；而应用柴胡、大黄突破了教材的习惯用法。柴胡局限在“和解退热、疏肝解郁、升举阳气”，大黄局限在“清热泻火、通大便、解毒、活血化瘀”。从我国第一部药学著作《神农本草经》中汲取营养，《神农本草经》记载：“柴胡，主心腹，去肠胃结气，饮食积聚，寒热邪气，推陈致新”“大黄，治留饮宿食，荡涤肠胃，推陈致新，通利水谷，调中化食，安和五脏”。这两味药具有清除肠胃浊邪、推陈出新的功效，经张某服药证明，是正确的，不能忽视的。右手腕后脉象寸部不足是肺气不足，在党参、黄芪补气升阳的同时，合用生脉散（党参、麦冬、五味子）益气复脉。张某头晕是脾胃虚寒，痰浊内停所致，而方中旋覆花、代赭石、半夏、党参、炙甘草、生姜、红枣组成旋覆代赭汤，它出自《伤寒论》，旋覆花下气化痰，散结消痞；代赭石平肝和胃，降逆；半夏化痰、散结、降逆，止眩晕；党参、炙甘草、红枣培土和中；诸药共同斡旋中焦，清升浊降，诸病消。

三诊：2004 年 4 月 7 日。

症状：头晕消失，夜间能睡 8 小时，咳嗽消除，痰量明显减少，变为一天中偶然吐 1 至 2 口痰，现在咽喉略略隐痛，时有气短，大便两天一次，望诊、切脉而知，舌边红，苔薄白，右手腕后脉象细弦，寸部脉象略弱，左手腕后脉象略细弦。

方药：二诊方，再进 6 剂，巩固疗效。

服用 15 剂药后，头晕、痰水消，胃脘筑动基本消除。叩诊两胁下部疼痛消失。大便由 1 周一次变成两天一次。

病案3　张某，女，51 岁，山西省太原市万柏林区东社

乡人。

初诊：2004 年 5 月 25 日。

症状：面瘫半年，右眼流泪不能闭合，吃饭右嘴角漏饭。右侧面肌发紧。该病起源于半年前，右侧耳痛 2 天后，右面部麻痹，右侧前额抬头纹消失，右眼和右嘴角不能闭合，更不能闭嘴吹气鼓腮，病在逐渐加重。自觉右面颊和右唇部发紧，不能完全闭合。经西药维生素 B_1、维生素 B_{12} 加地塞米松治疗无效。服过中药解表祛风之品、针灸埋线，面瘫如哨兵坚守阵地依然不动。张某伴有噩梦纷纭，叩诊两胁下部疼痛，触诊脐部筑筑而动，右少腹压痛，无反跳痛，大便 3 天一次。望舌、切脉而知，舌质红暗，舌苔薄白，右手腕后脉象沉而略细紧，左手腕后脉象沉细弦。

诊治：口眼㖞斜病。印会河《中医内科新论》认为："本病主要由风中于络引起，属中风之轻浅者，由于面络不通，因而引起麻痹不仁、弛张不用，发为口眼㖞斜"。给予"祛风活血。"

方药：《中医内科新论》治疗面瘫验方，牵正散、四物汤合方化裁：

生地黄 20g　当归 15g　川芎 10g　赤芍 15g　白芷 10g　全蝎 6g　僵蚕 9g　白附子 12g　党参 10g　黄芪 25g　葛根 30g　鸡血藤 30g　桑枝 50g　丝瓜络 15g

4 剂，水煎服。

解析

面瘫是临床常见病、多发病，一般经过早期正确治疗，都能痊愈，但有相当一部分人失治、误治，或者治疗不得法，给病患留下嘴㖞眼斜后遗症，终生痛苦。笔者学医早期，治疗面瘫不多，在临床见到面瘫多是借用前人或者当代名医经验，1983年底笔者买到《中医内科新论》，爱不释手，它是一部理论结合临床的著作，笔者治疗面瘫，一般多借用印会河教授的经验。《中医内科新论》说："白附子去头面之风，僵蚕祛经络之风，全蝎息风解痉，生地黄、赤芍、当归、鸡血藤、川芎活血祛风通络。"桑枝祛风通络，丝瓜络祛风通络。

二诊：2004年6月8日。

症状：仅有右耳发胀略为缓解，其他症状同前，病人特别强调，右面颊有嘴唇发紧难受。望舌、切脉而知，舌边尖淡暗，舌苔薄白，右手腕后脉象沉细略紧，左手腕后脉象沉细弦。

诊治：口眼㖞斜病。肝郁，脾虚失运，浊邪滞留，外感风寒，络脉痹阻，而致口眼㖞斜；给予疏肝解郁，健脾化痰，疏散风寒而通络。

方药：逍遥散（汤）、牵正散（汤）化裁。方药如下：

当归12g　茯苓10g　生白术8g　赤芍15g　生白芍15g　炙甘草6g　柴胡10g　葛根30g　白芷10g　桂枝10g　川芎20g　黄芪30g　生地黄20g　白附子12g　全蝎6g　僵蚕9g　丝瓜络10g　桑枝50g　鸡血藤30g　牛子15g（捣）　生姜3片　红枣3个

4剂，水煎服。

分析

服用一诊方没有疗效，于是笔者抛开常规治疗所走弯路，另辟蹊径。以四诊为依据，脉象为准绳，另起炉灶。笔者对患者张某说："你的病与生气有关。"张某潸然泪下，良久泪止住后才说："请过四五位名医，都没说准我的病根，薛大夫，你点中要害了，我的病有望治好了。因为家中之事，我心里有气，没法对人说，家丑不可外扬嘛！没过几天，半夜里听到自家门前的运输汽车有动静，心里不放心，急忙起床出去看了看，不曾想，第二天右脸就不听使唤了，嘴㖞了，眼斜了。医治半年，不见效。我心中十分烦躁，又无奈。"面瘫在人体头面的半边，在身体侧部，属于柴胡证，黄煌《中医十大类方》说："柴胡带中医常用'少阳经的循行之地'，或'肝经之分野'等词句来描述。柴胡带，包括胸胁部、肩颈部、头额部、腰胯及少腹部、腹股沟等，以身体的侧面为主。这区域出现的胀痛、酸痛、感觉异常、肿块等，常可以考虑柴胡证及诸柴胡汤证存在的可能性。"再加给病患叩诊两胁下部疼痛，是肝经有气郁阻滞；胃脘筑动是肝气不舒，肝血不足，筋膜失养；特别右手腕后脉象沉细略紧，左手腕后脉象沉细弦，属肝郁气滞，影响到脾不运化，浊邪风寒滞留在面部，闭阻经络。

三诊：2004 年 6 月 22 日。

症状：望诊见到患者右嘴角恢复正常，右侧眼睛也能闭合了，但右上睑仍抬不起来。叩诊肝区痛，触诊胃脘略微筑动，出汗多，大便 2 天一次。望舌、切脉而知，舌边淡红，舌苔薄白，舌中心略干，右手腕后脉象沉弦，寸部脉象略弱，左手腕后脉象弦。

方药：二诊方加浮小麦 40g、太子参 15g，补气止汗。

4 剂，水煎服。

四诊：2004 年 6 月 29 日。

症状：张某高兴地说："这半年以来，第一次能把右嘴合上了。闭嘴后吹气，右面颊也能鼓起腮帮来了。”望舌、切脉而知，右眼上额出现了两条抬头纹，舌边尖淡红，舌苔薄白，右手腕后寸部脉象弱，关尺部脉象较有力，左手腕后脉象弦。

方药：三诊方加白蒺藜 10g。

8 剂，水煎服。

张氏服用 20 剂中药，基本恢复正常，右额部抬头纹出现，右上眼睑能抬起，嘴唇完全能闭合了。仅有右眼时有流泪现象。

因路程远，张某找笔者不方便，笔者告诉她：“可以服用逍遥丸合十全大补丸，再服半个月；另外，每天自按左手合谷穴 15 分钟，用热毛巾外敷右侧面部额头半个月，每天一次，每次 20 分钟。”次年张某领着出嫁 3 年未孕的女儿，找到笔者，给女儿看不孕症。张某告诉笔者，她按笔者的吩咐，吃了半个月丸药，面瘫很快治愈了。

张某面瘫在半年后能够治愈，说明了辨证的重要性。自给张氏治愈面瘫后，笔者又治疗过近 30 例面瘫病人。辨证结论均属于肝郁脾虚，外受风寒。所以，笔者给这类患者用逍遥散（汤）合牵正散（汤）化裁治疗，效果很好，超出了以往治本病的效果。其中 10 人在服汤药的同时配合针灸，另有七八人，是在省级医疗机构治疗，因畏惧针灸而停治以后来找笔者，愿意服用汤药。笔者仍采用逍遥散（汤）加牵正散（汤）让他们服用，效果也很好。目前，笔者正在治疗的 1 例，是某城中村村民，面瘫后遗症已达 1 年半，女性，58 岁。经过中西药、针灸医治，效果都不好。因为此人偏瘦，不但无唾液，而且鼻腔干。笔者观察她的面部右侧无抬头纹，右面颊、右唇发紧，右侧半个脸不仅疼痛、还怕冷，右面颊有点凹陷。笔者给她同样服用逍遥散（汤）合牵正散（汤）9剂后，患者出现了两条右抬头纹，右侧面颊唇部松动了，不疼痛了，有点唾液了……这个面瘫1年半的病人留下的后遗症，按说是很难治的。但是她服下笔者开的草药后，效果也是理想的。笔者通过临床观察认为，凡得面瘫大多数是因情绪不佳，精神创伤，平素脾胃不好，外加风寒侵袭。因而采用疏肝解郁、健脾补气、活血祛风通络之品，均可取得理想效果。

病案4　杨某，女，57岁，山西省祁县人。

初诊：2011年10月11日。

症状：只能呼气，不能吸气已有10天，吸气后从左肩峰放射到左乳房外侧到胁肋部痛七八天。患者平素喜欢看电视中养生讲座，买了大小不等的火罐、刮痧器具。隔三差五实施保健拔罐、刮痧，拔罐、刮痧后觉得身体轻快。于是把它当作养身延年的重要事情。半个月前杨某偶感风寒，在背部脊柱两侧的足太阳膀胱经循行部位，从颈项部到腰部依次排列了10个火罐。在拔罐过程中，出现气短、心悸。拔罐第二天心悸、气短减轻了，却增加了疼痛。女儿记住了养生讲座中讲的："通则不痛，痛则不通。"她认为，母亲既然是疼痛，一定有不通之处，继而给母亲背部及全身进行刮痧，这一刮，病情加重了。项部发强，两天不敢大便，大便时左肩峰到左胁肋部钻心的痛。只能呼气，不能吸气。每当吸气时，左肩峰就会向左腋至胁肋部放射性疼痛，痛不欲生；到夜间睡眠时，不能左侧睡，一向左侧睡就疼痛难忍。经静脉输消炎药、肌注止痛药，病情有增无减。望舌、切脉而知，舌边尖淡红，舌苔薄白，右手腕后脉象沉细缓，尺部脉象弱，左手腕后寸部脉象弱，关、尺部脉象弦紧重。

诊治：寒滞肝脉。半百体虚之人，多次反复刮痧、拔罐，机体营阴更亏，风寒乘虚袭击。正邪交争，僵持不下，呈现出邪袭少阳，半身疼痛之象。给予复脉强心、疏肝和脾，祛邪外出。

方药：逍遥散（汤）合生脉散（汤）化裁。方药如下：

当归 10g　茯苓 15g　苍术 10g　生白芍 15g　炙甘草 6g　柴胡 10g　白蒺藜 10g　桂枝 10g　太子参 10g　人参 6g　麦冬 15g　五味子 8g　葛根 30g　羌活 3g　黄芪 30g　防风 3g　炒川楝子 6g　元胡 6g　片姜黄 8g　桑枝 30g

4 剂，水煎服。

解析

患者年过半百，体质本已亏损，应用刮痧、拔罐祛邪之法，图得一时痛快，经过多次，损伤了营阴、汗液。中医认为："血汗同源。"阴液受损，必然血液亏损，不能养心，心失所养，导致气短。虚寒之人，风寒之邪更易乘虚入侵。风寒滞留太阳、少阳，寒性收引。人体在吸气时，膈肌下降，牵动整个胸腹腔肌肉活动增强，左肩至左胁肋本已受寒邪侵袭收引的胸腔，吸气越多时，膈肌下降越大，正好与寒邪收引形成相反作用，牵拉了寒邪收引的肌腠，被迫触动压迫了神经，因而吸气时痛不欲生。而左手腕后脉象弦紧，左手关部属于肝，弦紧脉主寒、主痛。病痛在身体的侧面，是寒滞肝脉；左手腕后寸部脉象不足属心，是已虚之人，反复使用祛邪之法，火罐、刮痧损伤营阴血液，心血亏损，故不能充盈血脉，显现出不足之脉。右手腕后脉象细，是素体脾胃虚寒。

从上而论，应用逍遥散（汤）合生脉散（汤）是符合病机的。一诊方中桂枝汤调和营卫，桂枝、炙甘草辛甘化阳，达表祛邪调卫；生白芍、炙甘草酸甘化阴，缓急止痛，补充受损的营阴而调营和阴。人参、茯苓、苍术、炙甘草组成四君子汤补气扶正，更好祛邪。人参、麦冬、五味子组成生脉散（汤），是古代长夏季节的保健药方，具有强心复脉之功，适合于头昏眼花、气短、多汗、脉弱为特征疾病。柴胡入肝经，引药直达病所，具有推陈出新之效。羌活、葛根解表祛除项背部的风寒之邪。诸药合用后，邪去病退正安。

二诊：2011 年 10 月 14 日。

症状：吸气时左肩峰处牵引左胁肋疼痛，力度减轻达 70%。现在仍不能向左侧躺，出汗多。望舌、切脉而知，舌边淡红，苔薄白，右手腕后脉象沉细缓，左手腕后脉象弦，寸部脉象弦略弱。

方药：初诊方去掉白蒺藜，改桂枝为 6g，加浮小麦 50g。

4 剂，水煎服。

解析

浮小麦甘凉养心止汗，和方中黄芪、人参、麦冬、五味子共同益气复脉止汗。

三诊：2011 年 10 月 18 日。

症状：吸气时左肩部不疼痛了，左胁部也不痛了，喜欢叹气，夜间盗汗多。望舌、切脉而知，舌淡红，苔薄白，右手腕后脉象沉细，左手腕后脉象沉细弦，寸部脉象弱，尺部脉象较弱。

方药：二诊方去羌活，加煅龙骨25g、煅牡蛎25g、生地黄20g、生山药15g、山萸肉15g。

4剂，水煎服。

解析

中医说“阴虚盗汗”，左手腕后尺脉属肾阴，尺脉不足反映肾阴亏损，用生地黄、生山药、山萸肉填补肾阴；煅龙骨、煅牡蛎止汗涩精，安神镇静。

服完4剂后病痊愈了。

逍遥散出自《太平惠民和剂局方》，是宋代政府根据当时青年、中年妇人，独守闺中，恪守妇道的心理和生理特征制订的名方，到中华人民共和国成立以后，《婚姻法》保护妇女，男女平等，妇女的角色已经根本改变，除生理属性，女子早已撑起半边天。刘力红所撰《思考中医》说：“坤性含藏，你看过去女性的衣着，就知道何谓含藏。长衣要拖地，三寸金莲是不让你瞧见的。就是笑都不要露齿，笑也要守住这个含藏之性……可现在的女性呢？……还含藏吗？不含藏了。男的反而长袖长裤，女的反而短袖短裙，甚至还穿背心，反而能露的都要露出来，不能露的，也要让你依稀可见。虽然这与时代相关，与潮流相关，但是，人与自然息息相通，坤土之性的改变，植被的改变，未必不是一个大的因素。”逍遥散（汤）的医疗属性早已自然放大、延伸到极致。当代男性相对变得羞涩，衣装包裹，严整面世。两性之间，除了经、带、胎、产有别，两性生殖器官不同外，男女向中性化发展，诸多方面更加趋于一致。因此，笔者把原来固定为医治妇女疾病的逍遥散（汤）扩大到男科及其他病，疗效是显著的。

笔者在临床上对逍遥散（汤）是略加化裁后应用的，去了原方薄荷，增加了桂枝。薄荷、桂枝都有疏肝解郁之性。薄荷性偏凉，不利于气机通畅；桂枝辛温，没有薄荷的弊端。桂枝既可疏肝解郁，又可温通心阳、温通四肢。同时，由于增加了桂枝，在逍遥散方中就有了桂枝汤的成分，使原方疗效明显提高。化裁后的逍遥散（汤）对肝郁、胃脘筑动尤有显著疗效。逍遥散实质是柴胡剂，在《伤寒论》中，柴胡剂属和法。小柴胡汤方后药物加减中，只有两味药不能去，即柴胡、炙甘草，其他药可根据需要增减。因此，具备了柴胡、炙甘草就构成了柴胡剂，逍遥散（汤）是具备这个条件的。它是柴胡剂的核心药物，江长康、江文瑜主编的《经方大师传教录——伤寒临床家江尔逊“杏林六十年”》说：“仲景直接以方名证者，唯桂枝汤与柴胡汤而已。其余110方皆未直称证名，这是发人深思的。回味仲景之初衷，至少可以确信：桂枝汤与柴胡汤在《伤寒论》中占有特殊的重要地位。”逍遥散（汤）属柴胡剂，比其他柴胡剂柔和，对肝郁脾虚之人更为实用。

笔者使用的逍遥散（汤）化裁剂是柴胡剂和桂枝汤的的合方，功效倍增，对多种慢性病、疑难病、免疫性疾病都有意想不到的效果，此化裁方意义深远，值得继续观察研究。

医治思考、感悟

调理肝脾可以说是治疗疑难病的重要方法之一。逍遥散（汤）正是疏肝理脾的有效之方。原理何在？《灵枢·经脉篇》说，“肝足厥阴之脉，起于大趾丛毛之际，上循足跗上廉，去内踝一寸，上踝八寸，交出太阴之后，上腘内廉，循股阴，入毛中，环阴器，抵少腹，挟胃属肝络胆，上贯膈，布胁肋，循喉咙之后，上入颃颡（指颚骨的上窍），连目系，上出额，与督脉会于巅……其支者，复从肝别贯膈，上注肺。”从这段论述中可以说明几个问题：

第一，肝经循行从足大趾到头顶全部包含在内，从而说明，从头到脚都涉及肝，人体有不舒服，从肝经入手治疗都能取得一定效果。

第二，“入毛中，环阴器，抵小腹”是说肝经对生殖系统、泌尿系统有管辖作用。

第三，“挟胃，属肝，络胆”“复从肝，别贯膈，上注肺”明确了肝经与肝、肺、胆、胃有关，对它们都有管理作用。

第四，“循喉咙”指出肝经对咽喉部及甲状腺也有管辖监控作用。

第五，“循喉咙之后，上入颃颡，连目系，上出额，与督脉会于巅”，《素问·灵兰秘典论》指出：“肝者，将军之官，谋虑出焉”。从而说明肝经对眼睛有调节管理作用，并且肝直接参与脑的思维活动。

综上可知，肝经在十四经脉中占有重要地位。头颅、眼睛、甲状腺、内分泌系统、泌尿系统、生殖系统等多个系统都统在肝这个范畴中，从肝入手是治疗多种疾病的有效方法。难怪清代名医魏之琇说：“肝为万病之贼。”

脾的功能是主运化，升清，统血。运即是运输，化就是消化，指脾气主管消化水谷，使之变成精微物质，营养四肢百骸。若脾失健运，精微物质不能运送到头颅、四肢百骸，人体就消瘦。在当代社会，物质丰富了，大鱼大肉、精细米面成为人们的主要食品。足食少动现象非常普遍。中医脾胃学术认为，脾主四肢，那么四肢运动可以健脾。几乎不运动，久而久之，也会出现脾虚。好比面粉厂加工好面粉运送的传送带，有电时，面粉袋成品被正常运送到指定地点。一旦停电，成品面粉袋被滞留在传送带上，这就相当于脾虚失运，运而不化，糟粕滞留在体内产生诸多疾病。因此，调理肝脾是解决临床怪病、难病的有效之法。凡见胸胁苦满，易生闷气，多愁善感，体弱之躯等，都可以用逍遥散（汤）化裁，定会有意外的收获。

血府逐瘀汤治疗梦交症的一点体会

许某，女，20 岁，河南省上蔡县人。

初诊：1995 年 5 月 4 日。

症状：许某，圆脸、较胖，夜卧不安，噩梦纷纭，胃脘烧灼 1 年多，多方求治无效。伴有面颊皮肤较粗，唇色暗紫，手脚心发热，触诊胃脘有隐痛，有时是针扎样痛，阴门奇痒，月经来潮发暗，大便每日一次，不干。望舌、切脉而知，舌红暗发紫，苔薄白，舌尖颤动，右手腕后脉象细缓，尺部脉象略芤动，左手腕后脉象弦涩而有力。

诊治：梦交症。气机不畅，瘀血留滞胃脘作祟而致梦多、胃脘烧灼。给予活血化瘀、解郁泄热、调和肝脾、行气止疼。

方药：血府逐瘀汤化裁。方药如下：

当归 12g 生地黄 20g 桃仁 15g 红花 15g 赤芍 15g 炒白芍 15g 枳壳 15g 柴胡 10g 川牛膝 20g 桔梗 10g 川芎 20g 三棱 15g 莪术 15g 香附 15g 炙甘草 6g 生姜 2 片 红枣 3 个

2 剂，水煎服。

解析

望诊患者面部和舌头，触诊胃脘部，切脉后，推断出患者性急、内向，心扉难以向人敞开，月经应该有血块，夜梦不是一般的梦而是梦中有频繁的性生活现象。此女听笔者诊断后，眼泪潸然落下。许久，才开口道：“我父母给我订婚，我不同意，父母不答应。不久我就患了心口发烧，噩梦缠绕之病，特别在梦中与父兄性交，三五天一次，我难以启口，羞于见人。在河南省驻马店地区医院治疗无效，并做胃镜检查，无异常。”

人们必然感到匪夷所思：“你凭什么诊断她是“梦交”病？为什么不用安神药？而用活血药？”这一切都源自中医的宏观把握，四诊所推断，她有瘀血征象，如面颊皮肤比较粗糙，嘴唇周围暗紫，舌质发暗，是瘀血在体表的反映；舌尖属心，而心尖颤动是血不养心。综上所述，血虚伴有瘀血，其表现就是在月经下泄时经量多，时间长，带出血块，是血虚致瘀的典型表露。左手腕后脉象涩而较有力是血瘀受阻，气机流而不畅，气滞而心烦；右手腕后脉象细缓，表示肺脾之气略略不足，而右手腕后尺部脉象略芤动，这个芤动，值得玩味。记得30多年前，笔者在太原市中医医院（太原市中医研究所）跟郝玉明老师学习时，老师用自己右手食指、中指、无名指搭在病人右手腕后寸、关、尺三部，过一会儿食指、中指轻轻浮起，只体会无名指下的感觉后，对病患说：“你做的不是一般的梦，梦中有性行为吧？”病人会如实说出自己梦中行为，笔者多次捕捉到老师三个指头下的微妙，不易被人发现的变化。在后来的临床实践中，只要病人说多梦，笔者会仔细体会患者脉象，特别是右手腕后尺部脉象，《金匮要略·血痹虚劳病脉证并治篇》说：“夫失精家……脉得芤动微紧，男子失精，女子梦交。”笔者多次学习这段经文领悟到，郝玉明老师右手无名指下，关键是体会“芤动、微紧”，许某右手腕后脉象尺部出现略芤动，笔者认为，动有不安之意，好比阴阳相搏于某处，受到突然打击，身体的某部会缩紧，在右手腕后尺部会出现芤动、微紧脉象，病患出现遗精或梦交概率会极大。许某告诉噩梦纷纭，笔者凭借她的右手腕后尺部脉象芤动，推断出她应该有梦交症状。而她的左手腕后脉象弦而有力，《濒湖脉学白话解》说："弦脉迢迢端直长，肝经木旺土应伤。怒气满胸常欲叫，翳蒙瞳子泪淋浪。"是说肝经旺盛主愤怒，说明许某长期精神受压，不能随己愿，必然引发诸多病症。

血府逐瘀汤是专治血府瘀血症的。清代王清任的"血府"专指膈上胸中。王清任《医林改错》指出，本方能治："头痛……胸疼，胸不任物……胸任重物……天亮出汗……食自胸右下……心里热……瞀闷……急躁……夜睡梦多……晚发一阵热。"其方由桃红四物汤合四逆散加川牛膝、桔梗组成。而桃红四物汤由熟地黄、赤芍、当归、川芎、红花、桃仁组成，是治疗瘀血的代表方，可以养血、活血、逐瘀。

关于瘀血，中医学认为既是病理产物又是致病因素，感染、发热、出血、寒冷，长期的精神刺激，特别是精神抑郁，外伤久病均能导致气血不调而形成瘀血。四逆散由赤芍、枳壳、柴胡、甘草组成，可疏肝理气，最善治胸部疼痛。柴胡有疏肝理气，可以治疗胸腹中无形或有形结气（有形的结气可包括瘀血），寒热邪气，有推陈出新之效。因而在临床上肝郁之人更易出现瘀血症状，许某就是因精神抑郁而导致胃脘烧灼、宫内瘀血，而致睡眠中"梦交"等症状的。在血府逐瘀汤中，既用桔梗，又用枳壳，这两味药治疗胸中胀满，化解瘀积，从而由痛转化为不痛，一升一降，对胸中气机起到升降作用，可行气宽中，行了气就加强了活血作用。是方既用柴胡，又用川牛膝；柴胡升举阳气，而舒肝解郁以行血而活血，川牛膝引血下行，又是一升一降。两组药合用，可以活血祛瘀而下行。前面谈到许某舌尖颤动伴舌质发暗，是血虚有瘀，有动风之势，中医理论认为："治风先治血，血行风自灭。"肝气舒、瘀血除，致病因素消，疾病自然解。莪术、三棱入肝脾经，破血、行气止痛，可消除胃脘烧灼、舌质暗紫。

二诊：1995 年 5 月 8 日。

症状：胃脘烧灼减轻，其他症状如前，舌暗红发紫减轻。望舌、切脉而知，右手腕后脉象细缓，左手腕后脉象涩，尺部脉象略不足。

方药：初诊方加党参 10g、熟地黄 20g、合欢皮 15g。

2 剂，水煎服。

另外，苦参 30g、蛇床子 30g、地肤子 30g。

4 剂，水煎洗外阴。

解析

增加党参补气健脾，气为血帅，气行则能推动血行。熟地滋阴补血，补足肾阴，正气存内，以便更好祛瘀。合欢皮可以解郁安神，兼活血，《本草备要》说："（合欢皮）令人欢乐忘忧。"另外苦参解毒燥湿杀虫止痒，地肤子、蛇床子去湿止痒，三药合用直接给药作用外阴，可以去湿杀虫止痒。

三诊：1995 年 5 月 10 日。

症状：许某，胃脘烧灼减轻 50%，由过去持续性的烧灼，变为间断性烧灼了，做梦也减轻很多，梦交消失，口黏减轻。望舌、切脉而知，舌质暗红，舌苔薄白，右手腕后脉象细缓，左手腕后脉象涩。

方药： 二诊方加黄连 6g、川椒 6g。

2 剂，水煎服。

解析

黄连 6g 可清除中焦肠胃湿浊热邪；川椒可以温暖中焦，又可燥湿杀虫，两药辛开苦降、寒热并用，和主方共用，能祛除中焦胃脘痰瘀湿浊不化之邪。

四诊： 1995 年 5 月 12 日。

症状： 许某胃脘基本不烧灼，手脚心基本不发烧了，现在仅仅是晚上 1 点多烧一会，口黏消除。望舌、切脉而知，舌质暗红，苔薄白，舌尖颤减轻，右手腕后脉象细，左手腕后脉象涩。

方药： 三诊方党参改为 15g。

4 剂，水煎服。

解析

加重党参补气健脾，可以防止瘀祛正脱。

五诊： 1995 年 5 月 18 日。

症状： 许某胃脘烧灼、手脚心发烧消失，噩梦消失，梦交消失，仅做日常琐碎之梦，饮食可。望舌、切脉而知，舌边略暗红，舌苔薄黄，右手腕后脉象略弦，左手腕后脉象涩。

方药： 三诊方去川椒、熟地黄，改生地黄为 40g（滋阴补肾活血）。

5 剂，水煎服。

3 年后，此女领着她的一个老乡来看病。说她过去的“梦交”病，再没有骚扰她；胃脘烧灼不宁一扫而光；月经也正常了；以往唇周发暗、面色不佳的现象也不再存在；面部白净，青春的活力在她身上显现。

“梦交症”临床多见。笔者在临床上主要用柴胡加龙骨牡蛎汤疗效。而用血府逐瘀汤治疗“梦交症”患者，仅此一例。

医治思考、感悟

“梦交”出自《金匮要略·血痹虚劳病脉证并治篇》，本病在临床上常能见到，不论是青春期到来之初，还是成年后，以至年长者，男女皆有。在临床上往往不被认识，病家不会主动告诉医生他的真实梦象，患者往往会避重就轻，说噩梦、怪梦、夜睡不安困扰等；如果医生不读经典医书，没有“梦交”概念，焉能治好“梦交”？医生必须细致地通过四诊合参，脉诊定夺，才能做出准确的判断。

经典是基础，师承是关键。《金匮要略》明确告诉医家，“梦交症”的症状、脉象，并提出用桂枝加龙骨牡蛎汤主之。如何把经典中的死宝应用到临床患者身上，需要一座桥，这就是师承。师承就是点灯引路，送学习者一程，把书本知识变通为临床应用，通过老师看病的言行举止，潜移默化传授给学习者，中医学的许多奥妙，只可意会不可言传，只有在跟师中才能领悟到。当年，笔者在跟郝玉明老师学习时，曾见到老师治疗过“梦交症”四五例，都是用柴胡加龙骨牡蛎汤治疗的。老师给病患切脉，三个指头下的微妙、不易被人发现的变化（在初诊解析中有详细论述），及和病人的交谈的情景，至今历历在目，跟师半年，笔者终生受益。

藿朴夏苓汤加味治疗思想不能集中，记忆力减退的一点体会

病案1　李某，女，23岁，山西省宁武县人。

初诊：2002年10月22日。

症状：李某头沉重嗜睡乏力，思想涣散，注意力不能集中，记忆力减退，困扰她3年了。她在各级医院先后治疗，始终没有见效。

究其原因，该患者20岁上高三，在高考前的3个月，她觉得十分疲劳，头昏脑涨。利用星期天，漫步到村外的田间小溪流边，驻足观赏田园风光。猛不防一条像前胳膊粗细、2尺多长的怪蛇，蜿蜒缓慢地出现在她面前。当蛇从她脚前窜过，吓得她不寒而栗，全身起了鸡皮疙瘩，以致尿湿裤子。蛇过去许久，她还呆站在那里，脑子里一片空白。从此，她就思想不能集中，患了健忘症。什么也记不住，不久又增添了头部沉重、嗜睡、乏力等症状。脑CT检查：结果未见异常。去多家医院治疗，病在加重，出现纳呆、恶心、呕吐、头重如裹。现诊见病人面色淡黄，想睡，不愿睁眼；测量血压90/75mmHg，望舌、切脉而知，舌体胖大，有齿印，舌苔白厚腻，双手腕后脉象沉缓。

诊治：湿蒙清窍。惊恐不良刺激，导致清阳退位，浊邪阴霾乘虚占领清窍重地，使脾胃升降失常。给予斡旋中焦，恢复升清降浊枢纽。

方药：藿朴夏苓汤、四君子汤化裁。方药如下：

藿香 15g　厚朴 12g　半夏 12g　茯苓 30g　猪苓 15g　淡豆豉 12g　白蔻仁 10g　生薏苡仁 30g　泽泻 20g　苦杏仁 12g　党参 15g　炒白术 10g　苍术 10g　黄芪 30g　当归 10g　益母草 20g　生姜 4 片　红枣 2 个

4 剂，水煎服。

解析

惊恐之病，应从心、肝、肾入手，初诊处方与心、肝、肾没沾一点边，能有效吗？“有是证，用是方”是中医治病的方便法门。患者有两组集中症候群，第一组：头重欲睡，乏力，四肢无力，舌体胖大，舌苔白厚腻，脉象缓。第二组：思想不能集中，记忆力减退。《素问·生气通天论篇》说：“因于湿，首如裹。”这一理论概括说明患者的第一组症候群是湿浊困扰所引起的，属于有余之证，应该除之。第二组症候群是精气衰退，邪气乘虚而入，占领了清空之地，这个邪气就是湿浊不化，上蒙清窍。治疗应祛邪而扶正气。

藿朴夏苓汤中苦杏仁、白蔻仁、薏苡仁，作用于人体内的天、人、地三部（人体内两乳头到头部为天，两乳头到肚脐为人，肚脐到脚为地），苦杏仁宣通上焦肺气，肺合皮毛打开毛窍，宣散去一部分停留在体表的湿浊之邪；白蔻仁开发中焦湿滞，舒脾，让沉睡的脾醒来工作；薏苡仁生用利水、排脓，炒用有健脾的功效。藿香芳香化浊、醒脾渗湿；厚朴、半夏行气、除湿、消满；茯苓、猪苓、泽泻健脾通淋祛湿，使湿浊从小便而去；淡豆豉疏散宣透，解表除烦，协助苦杏仁使湿浊从表而散；益母草活血利水通二便，二便一通，肝气疏（益母草归心、肝、膀胱经，凡归肝经的药，都有通二便之功）。上药共同完成宣上畅中渗下、芳香化浊、醒脾利湿之功，可清除湿邪蒙闭清窍而致头沉重嗜睡、思想涣散等。蒙闭清窍的湿邪退却，头窍清阳不能立即恢复而致头晕，加入党参、苍术、炒白术补气燥湿健脾，黄芪、当归补气升阳而养血，共同加强了补气健脾升清的功效，使清阳回位，濡养头窍四肢百骸。

二诊：2002 年 11 月 4 日。

症状：李某的头沉重减轻了，嗜睡不太严重了，思想能够集中一些了，血压 100/70mmHg。望舌、切脉而知，舌胖大，有齿印，苔白润，右手腕后脉象沉细，左手腕后脉象缓。

方药：初诊方加附子 3g、干姜 5g。

4 剂，水煎服。

解析

右手腕后脉象沉细是脾肾阳虚，增加干姜、附子可以温暖脾肾，进一步利水。

三诊：2002 年 11 月 18 日。

症状：李某头重明显减轻，嗜睡明显减轻，涣散的思想能集中一些思考问题了。血压回升，血压 110/75mmHg，近来有污秽口气，叩诊胃脘鼓音，听诊器听诊肠鸣音亢进。望舌、切脉而知，舌胖大，舌苔厚腻明显减轻，现在舌苔略润，右手腕后脉象沉略缓，左手腕后脉象沉，寸部脉象略弱。

方药：初诊用方中淡渗利湿药品剂量减轻，增加麦冬 10g、五味子 8g、沙参 8g、焦槟榔 8g。

4 剂，水煎服。

解析

李某头重明显减轻，嗜睡减少，思想能够集中一些，能思考问题了，说明中焦枢纽得到部分修复，能升清降浊。由于头部秽浊阴霾离去，清阳没有得到全部升起濡养头颅，左手腕后寸部脉象出现不足，加入麦冬、五味子，和方中党参组成生脉散来复脉，使心的动力增强，而脾的升清作用更好；麦冬、沙参养阴之品可以使众多利湿药渗透到湿浊深沉部位，发挥反佐作用，使湿浊更容易离开，就好比大火烤馒头，外边烤焦，里边还是冰冷的，只有用小火才能里外一起烤热；焦槟榔辛温，可降气破滞，祛痰行水，消除中焦湿浊而致的口气，这点经验来自 1986 年夏天笔者在太原市中医医院（太原市中医研究所）聆听已故的太原市儿科圣手张刚老师讲授所得。

四诊：2002 年 11 月 27 日。

症状：李某的思想能明显集中了。能读书，回忆往事，记住近期发生的事情，头重如裹的现象基本解除，秽浊口气消除，叩诊胃脘鼓音消失，依然有气短，精神欠佳的感觉。望舌、切脉而知，仍有舌体胖，有齿印不深，苔略黄暗淡，双手腕后脉象沉细缓，左手腕后脉象寸部略弱。

诊治：清窍失养。心脾两虚，正气不足，湿邪内恋。给予补气健脾，养心复脉，和胃渗湿。

方药：参苓白术散、生脉散（汤）化裁。方药如下：

党参 15g　茯苓 30g　炒白术 12g　炙甘草 8g　桔梗 8g　莲子肉 15g　炒薏苡仁 30g　炒山药 15g　炒扁豆 15g　砂仁 6g（后下）

黄芪 25g　陈皮 6g　枳壳 12g　当归 8g　麦冬 10g　五味子 8g　藿香 6g　生姜 3 片　红枣 3 个

8 剂，水煎服。

解析

服用藿朴夏苓汤化裁 12 剂，能够集中思想，能读书，能记住近期发生的事件，舌体中的白厚苔消失了，缓脉变为细缓，是湿邪去除大半，正气不足成为主要矛盾。给予党参、麦冬、五味子益气复脉，恢复心的动力；党参、茯苓、炒白术、炙甘草四味药治疗脾胃虚弱，炒山药、炒薏苡仁（炒薏苡仁偏于健脾，生薏苡仁偏于利湿、排脓）、莲子肉、炒扁豆加强补脾渗湿之效。

半月后，李某打来电话告诉笔者，她的病痊愈了，记忆力恢复到生病前的水平，能读书动脑子了。她要参加成人大专会计考试，不想再煎药了。因而请教笔者能吃什么中成药。笔者告知患者服用一段时间参苓白术散。

第 2 年的中秋节，李某来向笔者道谢，说疾病痊愈。

病案 2　郄某，男，24 岁，山西某高校大学三年级学生。

初诊：2003 年 5 月 15 日。

症状：目光略显呆滞，脑中如糨糊、头沉重如裹，昏昏欲睡，口中发黏，有时发甜，不想吃油腻食品，记不住任何事情已经 2 年。

据患者自己介绍，上小学四五年级时，喜欢收集方便食品“干吃面”中的《水浒传》《三国演义》里的英雄人物卡。收集了 3 年英雄人物卡，吃了 3 年“干吃面”，从而引起了脾胃疾病，每年发作一至二次，疾病袭来，每次要病半个月，生病期间不能上学，他的家乡有一位老中医给他诊治时说：“你吃了垃圾食品，损害了自己的肚子，造成脾胃升降失调；一个小孩子的舌头大得怕人，吃中药调理吧。”从此，每次生病他就去找老中医开几剂药，服用后症状就可缓解。

自考入山西某大学，来太原学习期间，郄某的胃病明显好转。他在读大学二年级那年的秋天，郄某接到邯郸家中来电，其父病重，郄某当即便乘火车回乡探望。他的家乡在邯郸市25千米外的一个小村庄。当他夜半时分在离村最近的车站下车后，仍有10千米，心急如焚的郄某不顾天黑路远，徒步往家赶。不幸的是，途中有一片坟地，处在树林之中。树影中的墓地，忽隐忽现的磷火，和树上猫头鹰凄厉的鸣叫，使郄某不禁毛骨悚然，胆战心惊走过墓地时，仿佛又看到一个白衣少女在远处漂移，郄某顿时头皮发炸，浑身哆嗦，腿像灌了铅似的，几乎迈不开脚步。郄某跌跌撞撞地跑回家中，坐在床上，眼睛发直，许久说不出话来，头内沉重地嗡嗡往下坠，好像要落到胃里。患者自述：“初期头中发空，不久就觉头中如被糨糊粘着，又像丢了魂似的，如阴霾之气笼罩头部，记不住事情，更不能读书，只得休学1年治病。那时胃病又复发了，肚子胀。而他家乡给少年时期的郄某治病的老中医已去世。郄某只好到邯郸市各级医院求治于中西医，疾病没有起色。望舌、切脉而知，舌体胖大，有很深的齿印，苔白厚腻，双手腕后脉象濡缓。

诊治：湿蒙清窍。平素脾胃虚寒，惊恐不良刺激，进一步导致升清降浊失常，清阳之气退却，浊阴阴霾占据清窍。给予斡旋中焦，恢复升清降浊。

方药：藿朴夏苓汤合四君子汤化裁。方药如下：

藿香 15g　厚朴 12g　姜半夏 12g　茯苓 30g　猪苓 15g　淡豆豉 8g　白蔻仁 12g　生薏苡仁 40g　泽泻 25g　苦杏仁 10g　白芷 12g　佩兰 10g　党参 15g　苍术 20g　黄芪 30g　生姜 3 片　红枣 2 个

8 剂，水煎服。

解析

郄某生病机理和用药分析，在病案 1 已有阐述，这里仅做补充，方中泽泻、苍术组成泽泻汤，出自《金匮要略·痰饮咳嗽病脉证并治篇》："心下有支饮，其人苦冒眩，泽泻汤主之。"泽泻汤是用于饮邪、湿浊停留胃脘，浊阴上冒，清阳被遏，头目昏沉，泽泻汤非常适合患者头重如裹，昏昏欲睡的情形，能消除中焦饮邪、湿浊不化。佩兰芳香化湿，能解暑辟秽，为治疗口黏、口甜的良药。白芷祛湿，善治阳明胃经的前额头痛不适，能够治疗患者胃脘嘈杂及前额疼痛。

二诊：2003 年 6 月 2 日。

症状：郄某目光呆滞减轻，头部沉重如糨糊状也有松动，能记住一些事情了；口中发黏减轻，现气短。望舌、切脉而知，舌苔腻厚变薄了一些，舌苔胖大，略有齿印，苔白润，右手腕后脉象濡缓，寸部脉象略弱，左手腕后脉象缓。

方药：初诊方泽泻改为 20g、黄芪改为 60g。

10 剂，水煎服。

解析

患者气短，右手腕后寸部脉象不足，给予大量黄芪，可以补气升阳，治疗气短不足症。

三诊：2003 年 6 月 17 日。

症状：郄某头部沉重进一步减轻，气短消失，记性增强，但口中发黏，纳呆不想吃，笔者问患者：“近期吃过肥甘黏腻之品否?”患者回答：“参加友人婚礼，多年不能吃油腻食品的胃口大开，吃了红烧肉、油糕等，回家后胃脘难受。”望舌、切脉而知，舌体大，舌苔白润，右手腕后脉象缓细，左手腕后脉象缓。

方药：初诊方部分药剂量调整，泽泻改为20g、黄芪改为40g，增加干姜6g、沙参8g、炙甘草5g。

10剂，水煎服。

解析

中焦湿浊得到清除，受损的脾胃渐渐痊愈，患者见到美餐，忘记了医生嘱咐不能吃“生冷油腻肥甘”，进食肥甘食品，使初愈的脾胃，再度受伤，胃脘难受，右手腕后脉象缓细，是中焦虚寒，给予干姜、炙甘草、党参、苍术组成理中汤，《金匮要略·胸痹心痛短气病脉证并治篇》说：“胸痹心中痞气……人参汤（即理中汤）亦主之。”心中痞是指胃脘不舒服，干姜温中祛寒，苍术燥湿健脾，党参补气益脾，炙甘草和中补土，合用成为温补脾胃，治疗中焦虚寒。中焦强壮，升清降浊枢纽正常，疾病焉能存在？沙参可补五脏之阴，在大队祛湿之品中，加一味滋润反佐之品可以更好地去湿。

四诊：2003年7月3日。

症状：郄某目光呆滞消失，脑中如糨糊，头沉重如裹基本消失，口中黏腻消失，记性明显增强，食欲增强。望舌、切脉而知，舌大苔白，略润，右手腕后脉象略缓，尺部脉象弱，左手腕后脉象略缓。

方药：藿朴夏苓汤、四君子汤、附子理中丸（汤）化裁。方药如下：

藿香 12g 厚朴 8g 半夏 8g 茯苓 20g 猪苓 12g 淡豆豉 6g 白蔻仁 8g 生薏苡仁 20g 泽泻 8g 苦杏仁 8g 党参 13g 干姜 6g 炒白术 12g 炙甘草 6g 黄芪 30g 附子 6g（先煎一小时） 白芷 10g 炒扁豆 15g 生姜 3 片 红枣 3 个

15 剂，水煎服。

解析

患者右手腕后尺部脉象不足，加附子组成附子理中汤，既能温中散寒，又可温肾阳，白扁豆健脾养胃除湿，患者服用上药后，困扰 2 年的顽症根治了。为巩固疗效，笔者又嘱咐郄某：在身体恢复期间，不能吃猪肉、江米油糕等油腻食品，也要少吃寒凉食物。

3 年后郄某专程来诊所向笔者道谢，他说自己的病治好以后，以优异的成绩取得大学文凭，并受聘于一家设计院。

医治思考、感悟

对惊恐症的治疗，前贤各有论述。《医学心悟》有“治惊悸恐惧之症，有用大补数十剂，或百余剂而后愈者”的论述，是临床家实战经验的总结，不可轻视。因为补足正气，散乱之气可收回。而笔者在临床上见到的，不是纯一色的虚证，而是脾胃素虚，运而不化，湿邪弥漫三焦，留而不去则成实的虚实相兼证。因此，治疗此证应在前贤经验的基础上补充和变通，方可收效。《周易·系辞下》说：“《易》穷则变，变则通，通则久。”这一哲学思变思想告诉人们，前贤所创造的成果，均是后人前进的基石和台阶。一条路走不通，就要变通找出新的出路。《素问·举痛论》说："恐则气下……惊则气乱……恐则精却，却则上焦闭，闭则气还，还则下焦胀，故气下行矣。"气下就是精气衰退，可引起上焦闭塞，气陷于下焦，出现腹部胀满，甚则泄泻。卒惊，心神无归宿而疑虑不定。惊恐这种不良精神刺激，破坏了脾胃的正常升降功能。"恐则气下"，从本质上讲，导致了脾胃不能升清，精微不能上升到头部，脑细胞失去营养，故而记忆力减退，不能集中思想，加之平素留而不去的湿浊阴霾实邪必然快速占领清空之窍的头脑之处，而出现头重如裹、欲睡、如糨糊粘着头脑等诸多症状。治疗应从中焦入手，清代黄元御《黄元御医学全书·四圣心源卷一·天人解篇》说："清浊之间，是谓中气，中气者，阴阳升降之枢轴，所谓土也""清阳上升，则七窍空灵，浊阴上逆，则五官窒塞。"脾升清的功能正常，清轻精微之气上升到头部，主（心）明神志清；脾不能升清，浊阴上逆到头部，主（心）自然不明，出现神昏、涣散，头闷欲睡等。

藿朴夏苓汤合四君子汤能够治疗留而不去为实的脾胃虚实夹杂证，能斡旋中州，恢复升清降浊功能。

通过临床实践，总结得出，调理脾胃，恢复升清降浊功能，是治疗脑病的有效方法之一。

芳香化浊、温补脾土治疗成人痄腮病的体会

王某，女，38 岁，河北省宁晋县人。

初诊：2003 年 8 月 3 日。

症状：久病初愈，又得痄腮，十分沮丧。右耳垂下腮腺肿大，鼓起一个直径约 20 毫米的包；口内腮腺管开放红肿已经 2 天。憔悴、面色淡黄、全身无力 1 个月，不想吃饭，胃脘满闷，伴有恶心，四肢沉重，难受程度如在澡堂里洗澡时的那种沉闷感。望舌、切脉而知，舌质淡，苔略厚腻，右手腕后脉象沉细缓，左手腕后脉象沉缓。

诊治：痄腮。脾虚湿困，湿邪久恋三焦，在局部郁久郁结化热而成痄腮。此时既不能外泄，更不能清热，只能清宣化湿，上下分消，给邪出路，佐以软化散结之品。

方药：藿朴夏苓汤化裁。方药如下：

藿香 12g　厚朴 10g　姜半夏 10g　茯苓 30g　猪苓 15g　淡豆豉 8g　白蔻仁 10g　生薏苡仁 30g　泽泻 12g　苦杏仁 8g　连翘 20g　栀子 8g（捣）　浙贝母 10g（捣）　茵陈 6g　沙参 6g　生姜 3 片

2 剂，水煎服。

解析

半个多月前，患者右肋骨下痛，不能工作。去省级某医院求治，B 超诊断为胆囊炎，静脉点滴头孢类抗生素 15 天后，右胁下部不痛了，但精神反而不如以前。近一两年来经常感冒，每个月都得输一次液。

痄腮病，做常规治疗，应该清热解毒，可是对一位久病初愈，虚中夹实的患者，用这种方法显然是不行的。王某舌苔厚腻，脉象缓，辨证为脾虚湿困，湿邪久恋三焦，在局部郁久郁结化热而成痄腮，给予藿朴夏苓汤医治，藿香、厚朴、姜半夏、白蔻仁、苦杏仁是偏温的，茯苓、猪苓药性平淡，淡豆豉、生薏苡仁、泽泻药性偏寒，从方中药物分析对比，偏温药占了多数，对湿温初起，热象不明显，甚至有寒象的患者皆可应用。是方从整体上起到上宣下通，芳香醒脾化浊，理气渗湿。表解湿去，浊气化，诸症自然减轻。茵陈清热利湿，姜半夏、浙贝母能够软坚散结化痰，消除痰核包块，针对局部肿痛而用连翘，起到清热散结的作用。沙参是养阴、润肺、清热药，能补五脏之阴。在众多芳香化湿药中，加用一味养阴药，能更快、更彻底地清除湿邪。

二诊：2003 年 8 月 5 日。

症状：右侧痄腮迅速变软，口内腮腺管红肿消失，管口闭合。左侧腮腺肿大 10 毫米，肿块略硬。患者仍觉乏力，不思饮食，头晕，血压 90/60mmHg，月经有血块。望舌、切脉而知，舌边淡暗红，舌苔变薄一些，仍湿润，右手腕后脉象细，寸部脉象弦略数，左手腕后脉象沉细。

诊治：痄腮。气血两亏，局部郁久郁结化热而致包块，给予气血双补，佐以局部清热解毒散结。

方药：十全大补汤化裁。方药如下：

黄芪 20g　党参 10g　苍术 10g　甘草 6g　茯苓 20g　赤芍 8g　炒白芍 8g　当归 8g　川芎 6g　熟地黄 12g　藿香 8g　地骨皮 8g　连翘 20g　栀子 6g（捣）　浙贝母 5g（捣）　鸡血藤 20g　生姜 2 片　红枣 3 个

2 剂，水煎服。

解析

湿浊弥漫三焦退缩，而呈现出一派本虚标实之象。在双手腕后脉象出现了细，细是气血不足之象。唯有右手腕后寸部脉象弦略数，是上焦左侧腮腺肿大热邪作祟，舌苔白润，三焦有湿邪残留存在，党参、炒白术、茯苓、甘草甘温补气，健脾养胃；熟地黄、当归、川芎、炒白芍养血滋阴；黄芪补气升阳治疗头晕；藿香芳香化浊，茯苓淡渗利湿，二药消除体内残留湿浊之邪；地骨皮泻肺火，清虚热，栀子泻火除烦去湿，可入肺、肝经，二药是针对局部郁久化火伴湿邪应用的。连翘清热解毒散结，浙贝母软坚散结化痰，诸药共同作用可以消散颈部痄腮。

三诊：2003 年 8 月 7 日。

症状：痄腮变软，基本消失了，恶心减轻，仍然头晕，乏力，血压 90/70mmHg。望舌、切脉而知，她的眼睑发淡，舌边尖淡红，舌苔白润，右手腕后脉象沉细，左手腕后脉象沉细。

诊治：痄腮。中气不足，脾虚失健，湿浊残留。给予补中益气，佐以祛湿消肿。

方药：补中益气汤加味。方药如下：

党参15g　黄芪40g　炒白术12g　炙甘草8g　柴胡6g　升麻6g　当归12g　陈皮6g　枳壳20g　连翘10g　藿香8g　佩兰8g　葛根20g　山萸肉15g　生姜3片　红枣6g

2剂，水煎服。

解析

痄腮变软，基本消退，是邪气退去，而正气不足、体虚成为主要矛盾，给予大量黄芪，补气升阳，为君药；党参、炒白术、炙甘草共同健脾补气，陈皮理气，当归补血，均为佐药；只有柴胡、升麻是发散、升举之品，八味共同起到补中益气、升阳举陷的作用。葛根升清降浊而生津液。《神农本草经》说："葛根主……诸痹……解诸毒。"痄腮在人体的侧部属肝经，而葛根主要入心、肝经，通诸痹，解肝经之毒，因而葛根能治疗痄腮。藿香、佩兰芳香之品，清除残留湿浊；连翘清除上焦残留余热，枳壳行气理气，二药能协助补中益气汤更好地发挥升阳举陷之效；山萸肉补肝肾，强筋骨，具有酸敛之性，防止补中益气提脱之弊。

四诊：2003年8月9日。

症状：颈部肿消了（痄腮痊愈了），头晕减轻，饮食增加了，就是有点软，血压升到105/75mmHg。望舌、切脉而知，舌边尖淡红，舌苔薄白，右手腕后脉象沉略细，左手腕后脉象沉略细较有力。

病退体虚，王某不想再服汤药，给予补中益气丸和附子理中丸，每天两次，早晚各吃1丸，服用1个月时间。

2个月后，再次见到王某，面色红润，说话有力。

医治思考、感悟

痄腮是临床常见病。多见于5～15岁的儿童，偶见于成年人。前贤文献多用清热解毒之法。笔者在临床见到极其罕见一型——脾胃虚寒，不能运化水湿精微，致使湿邪弥漫三焦，难受程度如在澡堂里洗澡时的那种沉闷乏力感；又因寒湿凝聚在颈部，郁久局部化热，出现痄腮，给予芳香化湿、气血双补、补气升阳之品，稍有中医医学常识之人，看到这组药，感到匪夷所思，痄腮火毒用补气升阳化湿之品，岂不火上浇油？开方之人，非常清醒，请君听笔者慢慢道来。

藿朴夏苓汤、十全大补汤、补中益气汤和痄腮病原本风马牛不相及，这3张处方更不是治“痄腮”的专用药方。它是笔者运用中医辨证理论，结合四诊宏观考察，紧扣病机，同病异治的思维综合考虑后所采用的方法。《素问·至真要大论篇》云，“土湿受邪，脾病生焉”“诸湿肿满，皆属于脾”。《素问·太阴阳明论篇》又云：“脾病不能为胃行其津液。”从上面的经典论述中，我们可知外界湿邪可以困脾，导致脾土失去正常运化功能，湿邪弥漫三焦，也可运而不化，停留凝聚在某部发生病变，须用宣上畅中渗下、芳香化浊、温补脾土之法，方可获效。藿朴夏苓汤正是这一功效的具体体现。

服前方2剂后，改用十全大补汤，它会不会使包块增大？不会。湿邪已去部分，正气虚成为主要矛盾。这正是久旱逢甘雨，在继续应用芳香化浊、淡渗利湿时，加入大量气血双补之品，补足正气，正气胜，邪气退缩。

后来改用了《内外伤辨惑论》的补中益气汤继续扶正而祛邪。李东垣所处的金元时期，连年战争，人民饥寒交迫，忧思所伤者甚多，内伤而复感风寒，是时代的特点，李东垣创造虚人感冒的外感方，补中益气汤可以补足中气，发散虚人外邪入侵之患。而王某之病旷日持久，反复误治，导致体虚。依西医输液治疗，药性偏寒，使湿邪弥漫，复感外邪。针对这位病人康复情况，分阶段用了前几张方子，使疾病迅速消退，解除了疾病对她的困扰，是“法无定法，道法自然”，在继承中创新的具体体现。

中医绝非慢郎中

——从颈部淋巴结肿大治疗说起

病案1　陈某，女，37岁，山西省岚县人。

初诊：2012年11月26日。

症状：左耳垂下的颈部肿大如半个乒乓球，肤色正常，达15天，加重3天，颈部左右转动、低头伸脖子受限，十分痛苦。

陈某自诉：2010年11月10日左耳垂下有一黄豆大肿物，触之活动发硬，在某诊所医生诊断为颈淋巴结炎，给予头孢哌酮纳、左氧氟沙星，分两步静脉滴注治疗，5天过去，疾病有进无退，诊所医生根据病情对静滴药物做了调整，头孢哌酮纳继续滴注，第二步改用阿米卡星，增加了中药制剂双黄连注射液为第三步，加强抗炎作用，又经过3天，左耳垂下下部脖颈肿块继续增长。

陈某应用抗生素，无法控制病情，经人介绍找笔者吃中药。陈某脖颈左耳垂下，肿大约3.5厘米×3.5厘米圆形突起，肤色正常，可微动，光滑，较硬，触按时患者感觉疼痛加重，饮食尚可，胸部胀满口干，叩诊右侧肋下部疼痛，触诊胃脘跳动明显，大便干，每天一次。望舌、切脉而知，舌质边尖红略暗，舌苔薄白，右手腕后脉象沉细缓滑，左手腕后脉象沉细缓滑，比右脉滑重一些。

诊治：瘰疬。少阳枢机不利，痰湿瘀浊之邪在颈部，郁久凝结成核。给予和解少阳、消痰化瘀、软坚散结。

方药：小柴胡汤、消瘰丸（汤）化裁。药物如下：

柴胡 20g　黄芩 8g　半夏 8g　炙甘草 6g　党参 10g　玄参 10g　生牡蛎 30g（先煎半小时）　浙贝母 8g（捣）　赤芍 7g　生白芍 8g　白芷 10g　大黄 5g　鸡血藤 12g　丝瓜络 10g　橘核 10g　藿香 5g　葛根 20g　王不留行 30g　苍术 10g　防风 3g　黄芪 15g　生姜 3 片　红枣 3 个

4 剂，水煎服。

解析

《医学心悟》说："瘰疬者，肝病也。肝主筋，肝经血燥有火，则筋急而生瘰。瘰多生于耳前后者，肝之部位也。其初起即宜消瘰丸消散之。若病久……内服消瘰丸，并逍遥散。"笔者给陈某治疗左耳下肿块，投消瘰丸（汤）合小柴胡汤化裁剂，道理何在?《医学心悟》已经阐述清楚瘰疬病的病位在肝经，自制了消瘰丸，效果不容置疑！但它杯水车薪，必须加重量级的药品。

《中医十大类方·柴胡类方》说："柴胡证由两部分组成：'胸胁苦满；寒热往来或休作有时，'笔者认为，在胸胁苦满与寒热往来之间，前者是重要的。临床上柴胡证可以没有寒热往来或休作有时，但不可能没有胸胁苦满。"书中提出了"柴胡带"一词，"这是指柴胡证在体表反映出的部位。柴胡带，包括胸胁部、肩颈部、头额部、腰胯及少腹部、腹股沟等，以身体的侧面为主，这区域出现的胀痛、酸痛、感觉异常、肿块等，常可以考虑柴胡证及诸柴胡汤证存在的可能性。”

陈某左耳下肿块较硬、微痛，病是在柴胡带上。伴有胸胁胀满，并且叩诊右胁下部疼痛，是胸胁苦满的一个标志，是应用柴胡剂的指征。触按胃脘部跳动明显，是肝经郁滞、腹主动脉痉挛，柴胡剂对平息胃脘筑动是有良效的。舌边尖红略暗是体内热循环不畅在舌上的反映，切脉而知，右手腕后脉象沉细缓滑，是脾胃虚寒运而不化，湿痰滞留；左手腕后脉象缓滑有力较重是痰湿留而不去，聚结少阳经化热为实，具体反映在耳下为肿块。小柴胡汤中柴胡微寒，用量较大，能清豁少阳在半表壅郁之邪。《神农本草经》说：“柴胡味苦，平。主心腹，去肠胃结气，饮食积聚，寒热邪气。推陈致新。”黄芩清少阳半里湿热之邪。半夏化痰散结，消包块，降逆下行；手腕后脉象细是正气不足，党参、炙甘草、红枣可以辅助正气祛邪外出；苍术燥湿健脾，辅助正气有利邪出；藿香芳香化浊，能清除弥漫三焦湿浊氤氲之气；葛根滋润、解毒、透疹、通痹，是欲散结先滋润，痰核结肿更能完全彻底清除掉。消瘰丸中的浙贝母化痰湿，消肿散结消包块；牡蛎软坚散结消包块，治疗胸腹筑动，刘希彦《大医至简》说：“就是用其收涩之性来化痰结瘀滞的；又因其是坚硬的壳类，同气相求的原则，更能化坚结。牡蛎在肿瘤、结节增生类疾病上运用很多，尤其是治身体上半部的疾病效果更好。”橘核消肿散结；白芷解表引邪外出、散寒、止痛、消囊肿；鸡血藤、丝瓜络、王不留行活血通络；大黄活血通便，使邪有出路；《神农本草经》说到大黄有“推陈致新”之作用；柴胡、大黄都能推陈致新，对消除疾病有不可估量的作用。黄芪针对脉细，可补气升阳，扶正托邪外出。

二诊：2010 年 12 月 4 日。

症状：陈某说，11 月 26 日开方抓好药，当晚水煎服了第 1 剂第 1 煎，第 2 天早晨左耳下肿块就不痛了，服完第 3 剂后，左耳下肿块就消失得无影无踪了。现在颈部活动正常，恢复到生病前正常水平。目前，大便略干，每天一次。陈某说："我再次请你开药，是巩固疗效的。"望舌、切脉而知，舌边尖红略暗，舌苔薄白，右手腕后脉象缓滑，尺部脉象弱，左手腕后脉象缓滑，尺部脉象弱。

方药：柴胡 12g　黄芩 8g　姜半夏 6g　炙甘草 6g　党参 10g　玄参 8g　生牡蛎 20g（先煎半小时）　浙贝母 6g（捣）　赤芍 7g　生白芍 8g　白芷 10g　大黄 5g　鸡血藤 15g　藿香 5g　葛根 20g　苍术 10g　防风 5g　肉桂 6g　熟地黄 12g　生姜 3 片　红枣 3 个

4 剂，水煎服。

两年后笔者去高医生诊所，恰巧陈某在做客，陈某激动地、语速很快地说："薛大夫，我吃了你开的药病痊愈后，再没有病过。"

病案 2　韩某，女，30 岁，山西省代县人。

初诊：2012 年 1 月 27 日。

症状：左耳下脖颈处有一长条形肿块，触按时疼痛，已经 4 天，脖颈活动受限制 2 天。得病初期，左耳下仅有一粒花生米大的肿块，吃了罗红霉素消炎药、蒲公英胶囊没有得到控制。

患者面部淡红，触诊脖颈肿物大约 2 厘米 ×3 厘米，按压发硬、疼痛，推之不动，肤色正常，手冷，触诊胃脘、脐部搏动明显，筑筑而有力，叩诊肝区疼痛，伴有不思饮食，大便 2

天一次且不畅，望舌、切脉而知，舌边尖红，舌苔薄白，右手腕后寸部脉象略弦较有力，关部脉象沉细，尺部脉象略弱，左手腕后脉象沉细弦，尺部脉象弱。

诊治：瘰疬。肝郁脾虚，血燥有火，则筋急而生瘰。给予疏肝软坚散结。

方药：逍遥散（汤）、消瘰丸（汤）化裁。方药如下：

当归8g　茯苓15g　苍术10g　生白芍15g　生甘草6g　柴胡5g　白蒺藜10g　桂枝10g　生牡蛎25g（先煎半小时）　浙贝母8g（捣）　玄参8g　葛根25g　羌活5g　桑枝30g　小茴香15g　鸡血藤15g　白芷10g　石菖蒲8g　党参10g　淡豆豉5g　炒栀子5g（捣）　熟地黄15g　肉桂6g　干姜6g　丝瓜络8g　郁金6g　生姜3片　红枣2个

3剂，水煎服。

解析

韩某左耳下生出一条形肿块，病在柴胡带，右手腕后寸部脉象弦较有力，关、尺部脉象沉细，左手腕后脉象沉细弦。根据《医学心悟》治疗瘰疬经验，又根据脉象细，此患者面色淡白且瘦，开出了消瘰丸（汤）合逍遥散（汤）的化裁剂。当归、生白芍养血柔肝，柴胡、白蒺藜疏肝解郁、消肿散结，桂枝疏肝、活血化瘀、温经通阳，党参、茯苓、苍术、生甘草培补脾土而补气，干姜、小茴香温暖脾肾；丝瓜络、郁金疏肝通络治两胁下部疼痛；炒栀子、淡豆豉解表除烦；羌活除上焦风寒湿痹，与淡豆豉共同消散风寒闭阻肺系而致的右手腕后寸部脉象弦而有力。诸药合用共肝软坚散结。

二诊：2012年1月30日。

症状：左耳下肿物缩小1/3，触诊仍然发硬，新增加了肿物放射到后脑勺处疼痛，韩某坚决不吃中药，要求输液，每天给予青霉素800万单位，静脉给药6天。

三诊：2012年2月4日。

症状：输了6天青霉素，脖颈活动虽然不受限制了，但肿物不见减小，她反而要求再吃中药。望诊见她左耳下有前后两个并列的2厘米×2.5厘米发硬肿块，也就是说由初诊时的一个肿块又增加了一个肿块，肤色正常，发硬推之不动，手冷严重，触诊胃脘、脐部筑动明显，叩诊两胁下部疼痛，大便每日一次。望舌、切脉而知，舌质边尖红，舌苔薄白而干，右手腕后脉象沉细弦兼缓，尺部脉象弱，左手腕后脉象沉细弦，尺部脉象沉弱。

方药：小柴胡汤、消瘰丸（汤）化裁。方药如下：

柴胡20g　黄芩10g　半夏6g　炙甘草6g　党参10g　川楝子6g　元胡6g　石菖蒲8g　皂角刺10g　生牡蛎30g（先煎半小时）　浙贝母8g（捣）　玄参10g　生白芍15g　桂枝15g　桑枝30g　附子6g（先煎一小时）　熟地黄10g　黄芪15g　生姜3片　红枣2个

4剂，水煎服。

服完4剂药后半个月，韩某领儿子来笔者医院打预防针，韩某脖颈肿物消失了。8个月后生产一健康女婴。

解析

初诊服药4剂，包块缩小1/3。二诊病家不愿继续吃中药，而改用抗生素静脉点滴6天，脖颈活动不受限制了，但肿块不见减小。三诊要求再吃中药，依据四诊情况，及各家伤寒学者经验，改用小柴胡汤合消瘰丸（汤）；叩诊两胁下部疼痛，加川楝子、元胡理气活血止痛；而桂枝、生白芍和方中炙甘草、生姜、红枣组成桂枝汤，可调和气血、营卫，达到表里平衡，更有利于快速恢复正常；皂角刺引药直达病处，活血化瘀、消肿散结。双手腕后尺部脉象弱，加熟地黄、附子补肾中阴阳，为引火归元之意。4剂服完，病愈而安。在病愈后1个月，韩某问笔者："在吃药期间，意外怀孕了，吃了消包块的浙贝母、半夏、生牡蛎、皂角刺及大毒之品附子等药，对胎儿有影响吗？如果有，就人流了。"笔者说："不会有影响的，《素问·六元正纪大论篇》说：'黄帝问曰：妇人重身，毒之何如？岐伯曰：有故无殒，亦无殒也。'用白话说，黄帝问：妇人怀孕，如果患了病，怎样用药治疗？岐伯回答：只要有应攻伐的疾病存在，虽然使用毒药，是不会伤害母体，也不会伤害胎儿的。"8个月后生出一健康的女婴。

病案3　小曹，男，5岁，家住山西省太原市朝阳街。

初诊：2004年12月5日。

症状：左颈部颌下肿大如大拇指大，经省级某医院诊断为：颌下淋巴结增生，投头孢类抗生素静脉给药10天，无效。

小曹左颈部颌下有2厘米×2厘米球形肿块，推之不动，疼痛，肿块周围肤色正常，面色苍白，山根（鼻子根部）发青，叩诊胃脘鼓音，吃饭一般，手心热。望舌、切脉而知，舌质边尖红，舌苔薄白，双手腕后脉象细弦。

诊治：瘰疬。少阳枢机不利，痰湿瘀邪郁久，凝结成核。给予和解少阳、消痰化瘀、软坚散结。

方药：小柴胡汤、消瘰丸（汤）化裁。方药如下：

柴胡8g　黄芩6g　姜半夏3g　炙甘草4g　太子参5g　玄参5g

麦冬4g　生牡蛎15g（先煎半小时）　浙贝母4g（捣）　皂角刺3g　夏枯草6g　蝉蜕5g　生姜1片　红枣1个

3剂，水煎服。

解析

生病原因和方药在病案1中已有解释，这里只对部分药做简述，患者仅有5岁，根据儿科特点，小儿为纯阳之体，脏器清灵，用药应轻（因而剂量偏小），小曹面部山根（鼻子根部）发青，蝉蜕祛惊；夏枯草性凉，消肿散结，消除包块；麦冬、玄参防止燥药伤阴，已护纯阳之体。诸药合用，共同消痰散瘀、软坚散结。

二诊：2004年12月12日。

症状：左侧颌下淋巴结肿块缩小了1/2，不疼痛了，吃饭改善，想吃，叩诊胃脘鼓音减轻，手心发热减轻，面部仍发白，山根发青。望舌、切脉而知，舌质边尖红，舌苔薄白，双手腕后脉象细略弦。

方药：初诊方3剂，水煎服。

2012年12月21日小曹的妈妈来看病，传递了孩子颌下淋巴结肿消退的消息。

医治思考、感悟

在1840年鸦片战争之前，我国就是世界上人口众多的国家之一。历次暴发重大疫病或者外感热病及内伤杂病，都是本民族固有医学（中医）奋起治疗。《伤寒杂病论》是论述外感热病、流行病、内伤杂病的综合性著作，内容丰富，疗效确切，是辨证施治的奠基之作，是继往开来的一座丰碑。西方医学传入我国之后，我国固有的医学被称为国医或中医，以示区别，特别是近百年来，中医作为祖国百花园中的一朵奇葩，也遭受到重创，情景令人担忧。在日常生活中，常能听到，西医救急；中医治病去根；西医来得快，中医取效慢，俗称中医为慢郎中。临床果然如此？事实告诉我们：不是这样的。

通过多年治疗几十例病人，实践证明，小柴胡汤合并消瘰丸（汤）随证加味治疗颈部淋巴结肿大（瘰疬），速度之快，出神入化，效果很好。

由本及标根治颈腰椎病，眩晕自消

——运用中医科学发展观，摸索循序，集中优势药力，组成复合汤头，攻克颈腰椎病的实践与思考

病案1　白某，男，52岁，家住山西省太原市西山。

初诊：2006年6月22日。

症状：眩晕17年，近10天加重，心烦伴恶心干哕，后脑左侧憋胀晕，晕时全身发软，经省级某医院CT诊断为颈椎椎管狭窄，伴有增生。

1989年，35岁的白某得眩晕病，三天两头眩晕。在某区级医院神经科诊断梅尼埃病。服过中、西药品，效果一般。

到1994年，5年过去了，眩晕更加严重了，白某感觉自己的脖子后部发僵发皱，转动不灵。如遇转动，晕得更重，到省级某医院全面检查，CT诊断为颈椎椎管狭窄伴有增生。西医给予药品，并对症处理——牵引、红外线灯理疗，当时能缓解，治疗过后症状又出现。

白某在地里做农活时，常常晕得不能动，过去是晕得天旋地转。这次的晕是后脖子左侧憋胀的晕，伴恶心欲吐，到了晚上双手发麻，而白天稍微缓解。精神欠佳，不思饮食，血压120/80mmHg，大便2天一次，不畅通。望舌、切脉而知，舌

体略大，舌质淡暗，舌苔薄白，右手腕后脉象沉细较软弱，寸部脉象弱，尺部脉象较有力，左手腕后脉象沉细弦，寸部脉象较弱。

诊治：眩晕证。中焦虚寒，升清降浊失常，而致眩晕。给予斡旋中州，升清降浊，以达补虚、祛风、化痰、止眩晕。

方药：旋覆代赭汤、桂枝加葛根汤、逍遥散（汤）、补中益气汤化裁。方药如下：

旋覆花20g（包煎）　代赭石20g（先煎半小时）　半夏6g　炙甘草6g　党参12g　葛根25g　黄芪30g　炒白术10g　升麻6g　柴胡6g　当归10g　陈皮6g　羌活4g　茯苓15g　赤芍15g　鸡血藤20g　藿香6g　川芎8g　白芷10g　桂枝15g　生姜3片　红枣5个

4剂，水煎服。

解析

恶心、干哕是胃不和，胃气上逆；不想吃，右手腕后脉象沉细较弱，是脾胃虚寒；心烦，左手腕后脉象沉细弦，是血虚而肝郁；寸部脉象弱，揭示上焦气虚是不足之证。尺部脉象有力，揭示下焦为有余之证。脉证分析而知，是阳气不能上浮而下陷阴中。

《伤寒论》第161条说："伤寒发汗、若吐、若下，解后，心下痞硬，噫气不除者，旋覆代赭汤主之。"而旋覆代赭汤发病机理是，中焦虚寒，浊邪内停，升降失司。旋覆代赭汤由旋覆花、代赭石、半夏、炙甘草、人参、生姜、红枣组成。

《神农本草经》说："旋覆花味咸，温。主结气、胁下满、惊悸。除水，去五脏间寒热，补中下气。"从而知道旋覆花入心、肝经，有消痰导饮、散结气的作用，"诸花皆升，唯旋覆花独降”。代赭石入心、肝二经，重镇收摄，有降逆降浊之效，为镇惊补血止血佳品。半夏、生姜为小半夏汤。《金匮要略·呕吐哕下利病脉证治篇》说：“诸呕吐，谷不得下者，小半夏汤主之。”藿香芳香化浊，协助小半夏汤化痰止呕止眩晕。党参、炙甘草、红枣有补益气血之功。生姜和胃解表，与红枣相配有调和营卫之功。纵观全方妙在和解表里，斡旋中焦，升清降浊，具有（镇肝）息风、化痰、散结、补虚之效。从宏观上讲改善白某下实上虚，有不可估量的作用。

白某除头晕、恶心、干哕之外，还有后项左侧憋胀。选用了桂枝加葛根汤，《伤寒论》第 14 条说：“太阳病，项背强几几，反汗出恶风者，桂枝加葛根汤主之。”桂枝加葛根汤可治疗项背脖子不舒服。白某年过半百，生病已久，是一个虚实夹杂之人。《经方的魅力》说：“桂枝汤是古代的补益剂，凡是经过寒冷、饥饿、极度疲劳、精神紧张以后，患者出现自汗、心悸、腹痛、脉弱等情况，均可使用。张仲景处在兵荒马乱的年代，从战场上下来的士兵，疲于奔命的难民，就是桂枝汤的最佳适应者……桂枝汤不是发汗剂，病人服药以后的汗出，是机体各种调节功能恢复的标志。”桂枝温经散寒、解肌发表；赤芍能和血脉兼活血，收阴气；桂枝与赤芍相配，则一收一散，调和营卫能使表邪得解，里气以和。葛根具有解肌生津及缓解筋脉拘急的作用，尤其有解项背强急的作用。鸡血藤补血活血、祛旧血、生新血、舒筋通络。川芎为血中气药，上行头目，下行血海，祛瘀通络。鸡血藤和川芎共同协助葛根治疗左侧脖子后的憋胀引起眩晕。

治疗眩晕配用补中益气汤道理何在？《灵枢·卫气篇》

说："上虚则眩。"这里已一语道破眩晕的"密码"。明代医家张景岳在《景岳全书·眩运篇》说："眩运一证，虚者居其八九，而兼火、兼痰者，不过十中一二耳。"强调了"无虚不作眩"。白某双手腕后脉象寸部不足，是上焦亏损的标志，也是指导应用补中益气汤的依据，用是方使清阳清气迅速回归到清窍之地。我从实践中摸索到，久病之人必然情绪低落。这种情绪常常反映在左手腕后脉象中，关部脉象细带弦（左手腕后关部脉象属肝），可加疏肝养血健脾的逍遥散（汤）。

二诊：2006 年 6 月 29 日。

症状：早晨起来，脑部麻木憋胀开始减轻，饮食增加，头晕略觉减轻，但仍眩晕。具体说："后脖子左侧晕，全身仍没精神，有早泄现象。"血压 120/80mmHg，望舌、切脉而知，舌质淡暗，舌苔薄白润，右手腕后脉象沉细弦略紧，左手腕后脉象弦细。

诊治：眩晕证。中焦脾运失常，不能升清降浊，风寒之邪乘虚而袭。给予斡旋中州，升清降浊，补虚，祛风寒，化痰止眩晕。

方药：旋覆代赭汤、桂枝加葛根汤、逍遥散（汤）、十全大补汤化裁。方药如下：

旋覆花 20g（包煎）　代赭石 20g（先煎半小时）　半夏 6g　炙甘草 6g　党参 12g　葛根 25g　黄芪 40g　炒白术 10g　当归 10g　茯苓 20g　柴胡 8g　桂枝 15g　羌活 5g　防风 5g　独活 6g　白芷 10g　鸡血藤 25g　伸筋草 10g　川芎 10g　淫羊藿 15g　狗脊 20g　赤芍 15g　生姜 3 片　红枣 3 个

4 剂，水煎服。

解析

头部麻木憋胀减轻，以上方进退，旋覆代赭汤斡旋中焦，升清降浊，从本质上改变了清阳不能升举，浊阴在上的状态。初诊双手腕后寸部脉象弱，而右手腕后尺部脉象搏动有力，是气虚下陷严重，初诊用药，已下陷的阳气得已复原，故双手腕后双寸弱的脉象恢复到正常情势，去掉升举清阳的升麻。双手腕后脉象仍细，是气血还不足，继续投十全大补汤的主要成分补气升阳，促使血液生长；右手腕后脉象弦紧，是受损的脾胃经过治疗、修复，饮食大增，得食过多，肠胃乃伤兼外客风寒，方中白芷、羌活、独活、防风具有流通之性，可以引脾胃中清气上行而使补益药无呆滞之憋，增强补益之力，又能祛散卫分之风寒。淫羊藿、狗脊补肝肾，祛风湿兼寒，可扶正祛邪，治疗风寒外客而致的脉紧。左手腕后见弦脉，是肝郁仍未消退，心情不佳继续给予逍遥散（汤）舒肝解郁健脾，此病人是本虚标实，风邪散后，自然会显现出虚人本质，投增量的黄芪补气固表。

三诊：2006 年 7 月 8 日。

症状：头晕减轻 80%，后脑勺麻木减轻 80%，但在后脖子左侧，仍时有麻感，早泄无改善，新增左侧小腿疼痛。望舌、切脉而知，舌质淡嫩偏暗，舌苔薄白略润，右手腕后脉象沉细弦，左手腕后脉象弦略细，但比右手腕后脉象弦重。

方药：旋覆代赭汤、桂枝加葛根汤、逍遥散（汤）、十全大补汤化裁。方药如下：

旋覆花 20g（包煎）　代赭石 20g（先煎半小时）　半夏 6g　炙甘草 6g　党参 12g　葛根 25g　黄芪 35g　炒白术 10g　当归 10g

茯苓 25g　赤芍 15g　柴胡 8g　桂枝 15g　羌活 4g　防风 4g　白芷 10g　鸡血藤 25g　伸筋草 10g　川芎 10g　狗脊 30g　淫羊藿 15g　山萸肉 20g　泽泻 30g　独活 6g　生姜 3 片　红枣 6 个

4 剂，水煎服。

解析

各种症状明显减轻，说明脉证相符。紧脉不复存在，是风寒客表而消散。其他脉象同二诊，仅是左手腕后脉象弦重于右手腕后脉象，是肝郁脾虚所致。方中山萸肉“大能收敛元气，振作精神，固涩滑脱，治早泄”（引自张锡纯《医学衷中参西录》），左侧小腿疼痛，狗脊、淫羊藿、独活可补肝肾，祛风寒湿。但病情已久，气血两亏，治疗是需要时间的，沿着这个方向治疗下去，就会达到质变，进而使疾病消失，使脉象充足而和平。

第三次开方，以二诊方为基础，又增加了《金匮要略》中的泽泻汤。

四诊：2006 年 7 月 16 日。

症状：早泄消失，左侧小腿疼痛除，但头晕加重了，后脑勺麻，尤其后脑左半侧为重。血压 110/85mmHg。望舌、切脉而知，舌质淡暗略嫩，舌苔薄白。右手腕后脉象沉细略紧，寸部脉象弱；左手腕后脉象弦细略紧，寸部脉象略弱。

方药：二诊方加升麻 6g、陈皮 6g，柴胡改为 6g，茯苓改为 15g。

4 剂，水煎服。

解析

服用三诊方觉不尽人意，反思失误之处，是犯了“虚虚之戒”。即虚人再用攻法。病人本已亏虚的精气，经过一、二诊的治疗，清升浊降，呈现出了否极泰来之象，除临床症状头晕、后脑勺麻木减轻外，医家切脉，本已不足的双手腕后寸部脉象得以添平。说明上焦受损得以修复。这时就应巩固来之不易的成果，反而却在上方中增添了《金匮要略》的泽泻汤，这就多余了。泽泻汤是治“心下有支饮，其人苦冒眩”，就是说病人有支饮留于心膈部位，上焦之气浊而不清，清阳不能走于头目的冒眩。方中大量泽泻入肾造成饮邪不得停滞而从小便外出。特别是三诊的用方，从总体上来说，使升清的作用减弱，降浊的效应扩大，而患者本已受损的上焦清气在一、二诊中得到纠正，反思起来三诊用方，弄巧成拙，是给二诊方子画蛇添足了，致使本已恢复了的正气，再受创伤，造成医效倒退，再次出现头晕加重，后脑勺麻木，后脑左侧为重，检查血压110/85mmHg，再次出现双手腕后脉象寸部不足。

于是当机立断，知错必改，投二诊方加减4剂，斡旋中州，升清降浊，以达补虚，祛风寒，化痰，止眩晕。

服完4剂诸症退缩。

五诊：2007年5月4日。

症状：头晕病复发了，每当左后项憋胀时就头晕，全身发麻，伴有心烦，恶心，欲吐，全身软，没精神。望舌、切脉而知，舌质边尖红，舌苔薄白，右手腕后脉象沉而细弱，左手腕后脉象弦而细，尺部脉象略数而搏指有力。

诊治：眩晕证。中焦虚寒，升降失常。给予斡旋中焦，疏肝健脾，调和营卫。

方药：柴胡加龙骨牡蛎汤、桂枝加葛根汤化裁。方药如下：

柴胡 10g　黄芩 8g　半夏 8g　炙甘草 6g　党参 12g　茯苓 15g　桂枝 15g　大黄 5g　生龙骨 25g（先煎半小时）　生牡蛎 25g（先煎半小时）　代赭石 20g（先煎半小时）　鸡血藤 30g　葛根 30g　炒苍耳子 10g　赤芍 15g　黄芪 30g　羌活 5g　黄柏 6g　生姜 3 片　红枣 5 个

4 剂，水煎服。

解析

去年服中药后，10 个月有精神，不头晕，去热力公司烧了 5 个月锅炉。春耕农忙苦重，旧疾复发，头晕、恶心、欲吐、心烦，而他的右手腕后脉象沉细弱，是脾胃虚寒；左手腕后脉象弦而细，是血亏肝郁，左手腕后尺部脉象搏指有力，是中气下陷乘肾，留而不去则实。《脾胃论·脾胃胜衰论》说："大抵脾胃虚弱，阳气不能生长，是春夏之令不行，五脏之气不生。脾病则下流乘肾……是阴气重迭，此阴盛阳虚之症。"治疗应当斡旋中州，升清降浊，佐以清除留而不去之实。可是在治疗中减少了斡旋中州，升清除浊之法，开出柴胡加龙骨牡蛎汤加活血药，解决他肝郁脾虚、痰瘀阻络而致的头晕，用桂枝加葛根汤解决项背憋胀之苦。用黄柏苦寒，善清下焦湿热实火之品，清除下焦留而不去则为实的阴火妄动。患者服了 2 剂，如同饮了 2 瓶矿泉水，没有任何效应。白某再次投奔省级某医院，CT 诊断：颈椎病，椎管狭窄，有增生。白某打电话告诉笔者诊断结果，服药情况，笔者分析上次开的药方有缺陷，告诉白某在未服的 2 剂药中可以加入旋覆花 20g、川芎 10g，再服，以观后效。

六诊：2007 年 5 月 11 日。

症状：服完调整处方后的药，描述服用加药方前后对比情形：先喝的 2 剂未加旋覆花、川芎的药味是发甜的，服后无效；增加旋覆花、川芎后的汤药，药味由甜变成苦味，吃完后 2 剂加味药，全身发麻、恶心减轻，精神好转，左后项憋胀明显减轻，但仍头晕。望舌、切脉而知，舌质淡，苔薄白，有齿印，右手腕后脉象沉细，寸部脉象弱，左手腕后脉象沉细，寸部脉象较弱。

方药：旋覆代赭汤、桂枝加葛根汤、补中益气汤化裁。方药如下：

旋覆花 20g（包煎） 代赭石 20g（先煎半小时） 半夏 6g 党参 12g 葛根 30g 黄芪 30g 炒白术 5g 苍术 5g 升麻 6g 柴胡 6g 陈皮 6g 羌活 5g 茯苓 20g 赤芍 15g 鸡血藤 20g 藿香 6g 白芷 8g 桂枝 15g 炒苍耳子 10g 炙甘草 6g 当归 8g 生姜 3 片 红枣 5 个

4 剂，水煎服。

解析

给予柴胡加龙骨牡蛎汤、桂枝加葛根汤加代赭石的化裁剂，服了 2 剂基本无效，而后 2 剂中加了旋覆花、川芎后，煎煮的汤药由甜味变成苦味，由无效而变成效佳。其实加了旋覆花后就变成了柴胡加龙骨牡蛎汤、桂枝加葛根汤、旋覆代赭汤了，可见这两味药在方中和诸药协同作用中是何等重要！不言而喻，这就说明经方是经过千百万次在中国人体反复实践后而形成的，是不容置疑的。它是千锤百炼的一种特殊组合的经验结晶。因而，可以说经方著作《神农本草经》《伤寒杂病论》

是中国古代医学的结晶，是当代能够应用的活化石，是现代医学和药理研究至今望尘莫及的。

病人双手腕后脉象寸部不足，是气血不足，清阳不能升举。它的病机是中焦虚寒，不能斡旋、升清降浊所致。复诊后，给患者开了旋覆代赭汤、桂枝加葛根汤、补中益气汤化裁方，目的是协调体内平衡，治疗颈椎管狭窄。

七诊： 2007 年 6 月 14 日。

症状： 项部难受和全身发麻、恶心、想吐等症状都消失了。近 3 天来头晕，后脑勺发麻发木。左手也发麻。望舌、切脉而知，舌淡苔薄白略润，右手腕后脉象沉细，寸部脉象弱，左手腕后脉象沉细略弦缓，寸部脉象弱。

方药： 六诊方，改炒苍耳子为 15g，加桑枝 30g。

4 剂，水煎服。

解析

服完六诊 4 剂药后，全身发麻、恶心想吐消失，但后脑勺发麻，左手发麻，根据脉证，开出了六诊原方，并加大了炒苍耳子用量，《中药学》第五版教材说："苍耳子，辛、苦、温。有小毒。归肺经。通鼻窍、祛风湿、止痛。"苍耳子主要用于治鼻炎等症。这是临床常规用法。朱良春在学习前人经验的基础上提出："苍耳子有通督升阳之功。"《朱良春用药经验集》说："（苍耳子）通督升阳，以解项背挛急。此症多系素禀不足，风寒湿之邪袭于背俞，筋脉痹阻而致。"而白某患有颈椎狭窄，腰椎生理弯曲改变，用它通督通脊来取效。

当吃完这 4 剂药，阴霾散尽，诸症消失。白某康复后，在美特好超市找到一份保安工作。长期值夜班，负责全店的安全。

八诊：2007 年 10 月 7 日。

症状：头晕、恶心加重，睡眠差，不想吃，脖子后的两筋抽得更紧，全身发软，脚后跟痛了 1 个半月，血压 120/90mmHg，腿也抽筋。2～3 天大便一次，望舌、切脉而知，舌质淡暗，舌边尖颤，舌苔白，右手腕后脉象沉细缓，尺部脉象弱，左手腕后脉象沉细缓弦。

方药：旋覆代赭汤、桂枝加葛根汤、逍遥散（汤）、十全大补丸（汤）化裁方。方药如下：

旋覆花20g（包煎） 代赭石20g（先煎半小时） 半夏6g 炙甘草6g 葛根40g 党参12g 黄芪30g 当归8g 茯苓20g 炒白术10g 赤芍15g 柴胡8g 桂枝15g 伸筋草12g 鸡血藤10g 熟地黄15g 川芎6g 羌活6g 生龙骨30g（先煎半小时） 生牡蛎30g（先煎半小时） 炒苍耳子10g 藿香6g 木瓜10g 狗脊20g 独活8g 附子6g（先煎一小时） 淫羊藿15g 生姜3片 红枣4个

4 剂，水煎服。

解析

白某经过吃药，几十年的顽疾基本痊愈后，长期在超市上着夜班，近来又给儿子操办婚事，白天无法补充睡眠，不能按点吃饭、过劳，迫使旧疾眩晕病复发。根据眩晕、恶心、不想吃，病机仍是中焦虚寒，不能升清降浊，给予旋覆代赭汤斡旋中焦，恢复升清降浊功能，脖子后项的两筋抽得紧张，给予桂枝加葛根汤，散邪敛正，调和营卫，解肌生津，以缓解项背不舒之痛。睡眠差，右手腕后脉象细，左手腕后脉象弦，给予逍遥散（汤）、桂枝加龙骨牡蛎汤的化裁剂疏肝解郁，健脾和胃，而安神定志。全身软，双手腕后脉象细，给予十全大补汤的化裁剂，补气升阳益精血，扶正祛邪。双手腕后脉象缓，是体内有湿邪存在，表现为全身发软（气血亏可以发软；湿邪滞留也可致软），藿香芳香化浊，以散弥漫三焦之湿。狗脊补肝肾，强筋骨，祛风湿。独活祛风寒湿，善治腰腿脚部疼痛。脚后跟痛，腿也抽筋，右手腕后尺部脉象不足，给予附子、淫羊藿活血化瘀、温补肾阳，鸡血藤、伸筋草活血通络，缓解痉挛，既能治项背处两筋抽搐，又能缓解腿部抽筋疼痛。木瓜是疏肝健脾去湿、缓解腿部抽筋的要药。

九诊：2007 年 10 月 14 日。

症状：头晕、恶心减轻 50%，项背两筋仍然发紧，全身发软，脚后跟痛，左腿困，血压 120/90mmHg。望舌、切脉而知，舌边尖红，舌苔薄白，右手腕后脉象沉细缓，寸部脉象弱，左手腕后脉象沉细缓。

方药：旋覆代赭汤、桂枝加葛根汤、逍遥散（汤）、补中益气汤化裁。方药如下：

旋覆花 20g（包煎）　代赭石 20g（先煎半小时）　半夏 6g　炙甘草 6g　党参 13g　葛根 30g　黄芪 30g　炒白术 10g　柴胡 6g　升麻 6g　当归 8g　陈皮 5g　羌活 5g　茯苓 20g　赤芍 15g　鸡血藤 20g　桂枝 15g　川芎 6g　白芷 10g　炒苍耳子 10g　独活 6g　木瓜 8g　五味子 8g　炒扁豆 10g　藿香 5g　狗脊 20g　麦冬 8g　生姜 3 片　红枣 5 个

4 剂，水煎服。

白某吃完九诊药后，主要症状消失了，仅留脚后跟痛了。

十诊：2009 年 10 月 4 日。

症状：白某面带苦楚，右手护着腰部，左脚用力地向前迈步，右脚随着左腿向前挪动着小步，艰难地进入诊室。他主诉："从右臀高起的部位向脚跟处，如触电般地放射性地痛了几下。在某省级医院 CT 诊断：腰部 4、5 椎，骶 1 椎生理弯曲变直，有增生。"这次发病临床主要表现是：腰痛、腰困如房屋缺了立柱一样悬空没了支撑，久坐一会，站起后不能走，膝关节痛，腿疼、腿软，无力 10 余天，伴有气短，吃饭一般，二便正常。望舌、切脉而知，舌淡苔薄白，右手腕后脉象沉细缓弱，左手腕后脉象沉细缓，尺部脉象弱。

诊治：腰痛。气血两亏，病久损及肝肾，风寒湿邪乘虚侵袭督脉。给予补益气血、补益肝肾、祛风寒、除湿痹，而通督脉。

方药：独活寄生汤、十全大补丸（汤）化裁。方药如下：

独活 10g　桑寄生 15g　茯苓 30g　桂枝 10g　川芎 10g　当归 10g　赤芍 15g　熟地黄 25g　党参 12g　炙甘草 6g　秦艽 12g　防风 6g　细辛 6g　怀牛膝 15g　杜仲 13g　苍术 10g　黄芪 35g　肉桂 6g　葛根 25g　木瓜 10g 狗脊 30g　炒扁豆 15g　藿香 6g　淫羊藿 15g　透骨草 10g　炒苍耳子 10g　生姜 2 片　红枣 3 个

4 剂，水煎服。

解析

患者白天种地，夜间在超市做保安工作。他干着超负荷的工作，必然气血两亏，波及肝肾，经过几年给白某治疗颈腰骨骼疾病，笔者认识到从脾入手的重要性。《素问 · 刺法论篇》说："正气存内，邪不可干。"脾气强健，脾运功能正常，犹如泉水涓涓细流，永不停歇，滞留在小溪两旁的尘埃糟粕终究会被冲刷掉的。健脾使脾主运化功能恢复正常为第一要务。《素问·评热病论篇》说："邪之所凑，其气必虚。"久病之人，痰湿瘀滞，久久客居四肢百骸，反客为主，使脾气丧失了运化功能。犹如拉磨的小毛驴，精疲力尽，无力使磨盘转动起来，糟粕尘埃滞留在磨盘上。必须借助药物动力，或者其他医疗方法（如针灸等），将磨盘上的糟粕清扫干净，减少磨盘运转的阻力。《岳美中医学文集》说："补药能振奋脏腑功能，改善机体羸状，利于延寿祛病。"白某这次来诊，气短，双手腕后脉象沉细，给予十全大补汤补气升阳，促使血液生长。白某腰部生理弯曲变直有增生，属于腰痛范畴。《灵枢·五癃津液别篇》说："虚故腰背痛而胫酸。"《素问·脉要精微论篇》："腰者肾之府，转摇不能，肾将惫矣。"《素问·六元正纪大论篇》："感于寒则病人关节禁固，腰脽痛，寒湿持于气交而为疾也。"从上论述，说明白某得腰痛病是本虚标实证，给予独活寄生汤祛风湿，止痹痛，益肝肾，补气血。方中熟地黄、杜仲、怀牛膝、桑寄生补益肝肾，强壮筋骨；当归、赤芍、川芎养血和营，党参、茯苓、炙甘草补气扶脾；独活为君药，善祛下焦与筋骨间风寒湿邪，细辛散风寒，搜筋骨间风湿而止痛，桂枝、肉桂通阳祛寒止痛，秦艽、透骨草、防风祛风湿、活血止痛；藿香、炒扁豆化浊补气去湿；狗脊补肝肾，祛风湿。

十一诊：2009 年 10 月 12 日。

症状：白某腰腿痛消失了，气短减轻，胸部气顺了，现在左半侧头胀，腰腿困无力。望舌、切脉而知，舌淡苔薄白，右手腕后脉象沉细弦缓，寸部脉象略弱。左手腕后脉象沉弦缓。

方药：独活寄生汤、十全大补汤、补中益气汤、逍遥散（汤）化裁。方药如下：

党参12g　黄芪30g　苍术12g　炙甘草6g　柴胡6g　升麻6g　当归8g　陈皮6g　茯苓25g　炒白芍15g　桂枝10g　桑寄生15g　独活8g　川芎6g　熟地黄20g　秦艽12g　防风5g　怀牛膝15g　杜仲10g　木瓜8g　葛根25g　炒苍耳子10g　藿香6g　狗脊20g　淫羊藿15g　羌活5g　肉桂6g　半夏6g　生姜3片　红枣3个

8剂，水煎服。

服完（十诊、十一诊）12剂汤药后，临床症状得到缓解。

2010年早春二月，白某头晕病又有复发，近来特别不愿意睁眼，自觉发困，头晕乏力，时有恶心，但晕的程度大大轻于服汤药之前，吃中药最大的好处是将疾病在不知不觉中减轻、消失。这一段时间里，不思饮食，时有气短，心悸，心烦，失眠，舌质淡，舌苔薄白，右手腕后脉象沉细，尺部脉象微弱，左手腕后脉象沉细弦，寸部脉象弱。

依据脉证开出旋覆代赭汤、桂枝加葛根汤、柴胡加龙骨牡蛎汤、十全大补汤、生脉散（汤）组合成的方。嘱咐白某连服8剂汤药，在事后的回访中，得知他服用了30剂这个组合药方，患者白某身上原来的发困、头晕乏力、时有恶心、不愿意睁眼的诸多症状，全部消失了。困扰白某多年的顽症彻底治愈！自从2010年3月在笔者这里看过病后，他再没有来过。但他的本家弟弟多次找笔者就医，谈起过白某的状况：容颜有光，眩晕病再没患过，腰腿也有力，重返美特好超市值夜班，享受着生活带来的快乐。

病案2　李某，女，37岁。山西省太原市某社区工作人员。

初诊：2010年10月10日。

症状：天旋地转地晕了三四天，患病期间，每天服用"眩晕停"西药，但不见好。10月9日加重，晕得不能动弹，困得不欲睁眼。查血压110/80mmHg。患者面色偏暗，手心发热，膝关节发冷，腿软，大便日一次。望舌、切脉而知，舌质略暗红，苔薄白，右手腕后脉象沉细弱，尺部脉象弱，左手腕后脉象弦细弱，尺部脉象弱。

诊治：眩晕。肝郁脾虚，中州升降失常，致上实下虚。给予斡旋中州，降浊清升，回归上虚下实。

方药：旋覆代赭汤、逍遥散（汤）、桂枝加葛根汤、桂枝加龙骨牡蛎汤、桂附地黄丸（汤）化裁。方药如下：

旋覆花20g（包煎）　代赭石20g（先煎半小时）　半夏6g　炙甘草6g　党参15g　当归8g　茯苓20g　苍术12g　炒白芍15g　柴胡6g　桂枝10g　葛根30g　生地黄13g　熟地黄13g　生山药13g　山萸肉13g　牡丹皮8g　泽泻8g　附子6g（先煎一小时）　肉桂6g　菟丝子13g　川芎5g　生龙骨25g（先煎半小时）　生牡蛎25g（先煎半小时）　白芷10g　怀牛膝13g　淫羊藿15g　生姜3片　红枣3个

3剂，水煎服。

解析

下焦亏损严重，根基不稳，肾中阴亏不能敛阳，肾阳上蹭，不能温煦脾阳，脾失运化，不能升清降浊，致使痰浊瘀邪滞留清阳重地，加之离位肾阳上蹭，导致眩晕腿软。

左手腕后脉象关部对应的部位细弱弦，是肝血不足肝经郁滞。右手腕后脉象细弱，是脾胃虚寒。而双手腕后脉象尺部不足，是下焦亏损严重，根基不稳，形成严重上实下虚的失衡病态。首先用旋覆代赭汤温补脾土，斡旋中焦，使中焦升清降浊的这个轴转动起来，用桂附地黄丸（汤）滋补肾阴，引火归元，使滞留在头部沉浊之气回到肾中，发挥筑基夯实作用。而用桂枝加龙骨牡蛎汤、桂枝加葛根汤、逍遥散（汤）疏肝郁，通痹阻，补虚劳，安神，推波助澜，使头部浊邪尽快离开清阳重地。五方化裁共同作用，能够达浊降清升，恢复下实上虚的生理状态。方中涵盖了八珍汤可补气养血，治疗双手腕后脉象细弱。

李某在服了第1剂药的第1煎时就自觉从头部往脚下沉，如坐电梯落动之感。那是浊阴下降，还头颅清窍一个清白，升清复位的重要表现。

1剂服完，眩晕止。3剂服完，病痊愈。

1年后再次见到李某说，没有再发生过眩晕病。

医治思考、感悟

眩晕和腰困痛是临床常见病。产生的原因很多，有器质性疾病引起的，有功能性疾病引起的。不论是功能性还是器质性的眩晕、腰困痛，至今尚无理想药品。对器质性疾病引起的眩晕、腰困痛，只要器质病变根除，眩晕、腰困痛就能解决；可是有一部分病是无法根除的，如颈腰椎椎管狭窄、颈腰椎增生、颈腰椎变形，西医可通过牵引、理疗，使临床症状短暂缓解，但病根不除，远期疗效可想而知。对于功能性的眩晕、腰肌劳损的腰困，因为找不到病因，西医便无从下手，对于不论器质性还是功能性的眩晕、腰困痛，中医通过方证对应，是可以治疗的。诸如对退行性的颈腰椎骨骼病变，中医认识到在五脏中，肾与骨有密切的关系。肾主骨、藏精，精可生髓（这个髓包括了骨髓、脊髓、脑髓），髓可养骨，全身的骨髓都要靠肾中精气来滋养。《素问·阴阳应象大论篇》说："肾生骨髓"，是说肾中精气充盈，才能充养骨髓，因此，凡属骨的疾病都是肾中精气衰少而造成的。

肾在人体为"先天之本"，是禀受于父母的生殖之精。在出生后要靠后天的水谷之精气不断补充而储藏到肾中，《素问·上古天真论篇》说："肾者主水，受五脏六腑之精而藏之。"《中医基础理论》第五版引用明代李中梓在《医宗必读》，"后天之本在脾"，是气血生化之源。《灵枢·决气篇》说："中焦受气取汁，变化而赤，是谓血。"《脾胃论·脾胃胜衰论》说："百病皆由脾胃衰而生也。"脾胃虚寒，气血生化不足，精微之气就不能补充到肾中，肾精封藏不足，脊髓的生成就会受到影响。因此可以说，颈腰椎疾病，如颈椎变形、增生，椎管狭窄；腰椎间盘膨出、骶椎管狭窄、增生；从本质讲是气血两亏，肾中精气生成不足，不能化生成肾中阴、阳；肾阴不足，易动的肾阳无所依附，就会上蹭或下窜；本已不足的肾阴，又得不到肾阳温熏，这个肾阴（死阴）就失去了滋养骨髓，使骨髓的补充受限，骨密度降低，久而久之会发生退行性病变；因虚致实，无力运化，痰浊瘀秽内生，风寒湿邪入侵，出现了正虚邪实、寒热错杂局面，表现出颈腰椎多种疾病。

骨病虽由肾主，但与脾胃有密切关系，治疗骨病必须把握住中州这个重要关口。否则再好的补肾壮骨之品口服后，也不能吸收并注入肾中，疗效可想而知！而旋覆代赭汤是针对中州而立的一张奇方。中州升降枢纽正常百病消。对于这个见解，窦志芳主编的《经方方证纵横》对旋覆代赭汤的阐述，也是十分精彩的。书中说，此方“病机：胃气虚弱，痰浊内停。治则：和胃降逆，化痰下气。辨证要点：旋覆代赭汤既可治便秘，又可治下利，其理妙在和解表里，斡旋中焦，升清降浊……符合痰浊中阻、胃虚气逆之病机者，皆可用之。”

冲破迷雾，认清证候本质，才可正确施方用药

——应用《伤寒论》中辨证观，治疗六旬老人太阳落山怕冷的奇难证

张某，女，61岁，山西省静乐县人。

初诊：2011年1月11日。

症状：背部、肩部怕冷1年余，太阳落山后怕冷，需要穿两件毛衣御寒，已经5个月。后半夜冷得不能入睡，随着天气变冷，疾病在加重。

这个病源自于2009年11月的某日，在家中接到80岁母亲生重病的电话，急忙出门，忘记穿上大衣，背部、肩部感觉发冷，从此背部、肩部落下了怕冷的毛病。自我刮痧后，渐渐减轻。

2010年4月清明节，扫墓祭祖回来后，旧疾复发，新增添了上肢肘关节及手部怕冷。村卫生所的医生给予肌注安痛定3天，背肩肘手部怕冷基本消失。

2010年7月中旬，张某乘坐静乐县到太原市的长途客车来太原看女儿。天气炎热，客车上的窗口都打开了，凉风再次穿越张某肌肤进入背部上肢、骨髓，旧疾复发。在当地吃过10余剂中药汤剂，痼疾未去，又添新伤，太阳落山后怕冷更加严

重，在别人穿上短衣、裙子都热的季节里，张某却需要穿两件毛衣来抵挡寒冷袭击，后半夜冷得不能睡觉了，尤其是凌晨3至5点，冷得上下牙打战。

她的背部、肩部自觉怕冷，可他人触摸并不觉冷，此人消瘦，在布满皱纹暗青长脸上，瞪着两只呆滞发困的大眼睛，伴有不思饮食，触按肚脐，跳动明显。望舌、切脉而知，舌质淡暗，舌苔薄白，右手腕后脉象沉细弦，寸部脉象弱，左手腕后脉象沉细弦，寸部脉象弱。

诊治：少阳证。邪入半表半里，正气不足，邪气胜向内恶寒而不发热；邪正交锋在少阳，从而定时恶寒。给予和解少阳，扶正祛邪外出。

方药：补中益气汤、逍遥散（汤）化裁。方药如下：

太子参12g　黄芪30g　苍术10g　炙甘草6g　柴胡6g　升麻6g　当归8g　陈皮6g　桔梗6g　茯苓15g　炒白芍15g　桂枝15g　葛根30g　羌活5g　桑枝30g　麦冬12g　五味子6g　白芷12g　干姜6g　山萸肉15g　生姜3片　红枣4个

4剂，水煎服。

解析

背部、肩部怕冷，其他部位正常，是寒热往来的一种变形。太阳落山和夜半怕冷严重，这一发作有定时，也是往来寒热的一种变形。《伤寒论》第97条说：“血弱气尽、腠理开，邪气因入，与正气相搏，结于胁下。正邪分争，往来寒热，休作有时……”《伤寒论》第96条说：“伤寒五六日，中风，往来寒热，胸胁苦满……小柴胡汤主之。”那么，“往来寒热，胸胁苦满”可以说是柴胡证的标志。“有是证，用是方”是

《伤寒论》治病一大特色。

针对张某实际情况，应用逍遥散（汤）、补中益气汤，既能解决“往来寒热”的定时怕冷，又不犯虚虚之戒。逍遥散（汤）健脾养血，解除肝郁，在扶正的同时轻轻祛邪；张某身体消瘦反映了营血不足，脾运不强，吸收精微营养功能较差。发病以来，经过刮痧、肌注安痛定、服用家乡中药（可能吃的是祛邪散风剂），疾病在加重。

笔者认清了疾病本质，抓住局部怕冷、定时怕冷，是《伤寒论》“往来寒热”“休作有时”的一种特殊表现形式。应用了张仲景和解少阳法。但张某经过不正确治疗，多次受损，并且消瘦，营血不足，正气虚损；脉象沉细弦，给予养血柔肝，扶助正气，开解郁结在少阳之法的逍遥散（汤）来消除病人定时怕冷，局部恶风。

笔者临床应用的逍遥散是经过化裁后的，含有桂枝汤，这张方中炒白芍、炙甘草酸甘化阴，滋补张某不足的血气。当血气充足后，与营卫不协调，通过桂枝、炙甘草辛甘化阳，使滞留在腠理的风邪散去，血气、营卫达到新的和谐。

补中益气汤是内伤脾胃，复感外邪的虚人感冒的名方。日本医家矢数道明在《临床应用汉方处方解说》引用《勿误方函口诀》说：“此方虽源于东垣，略差于建中汤、十全大补汤、人参养荣汤等方之组成，但后世医家有种种口诀，它毕竟用于小柴胡汤证带有虚候者……若在少阳柴胡之部位，兼内伤者与之无误，故不拘男女虚劳杂证，长服此方有效，妇人尤为有效。”这段文中说道：“它毕竟用于小柴胡证带有虚候者。”日本伊沢榛轩《伤寒论讲本》在分析《伤寒论》第 96 条时引用了钱氏注解说：“虽后人之补中益气汤，及逍遥散之类，其升发清阳，开解郁结之义，亦皆不离小柴胡之旨也。”说明此方是柴胡剂。对张某来说，既有“往来寒热”的一种特殊表现——定时怕冷证的存在，身体非常虚弱，因此选用补中益气汤是无比正确的。笔者应用此方的依据是，张某双手腕后脉象寸部明显不足，是中气下陷，清阳离位，浊阴占据阳位。应用此方可调节中州，升清降浊，方中补气养血之品可恢复正气；少量柴胡、升麻升透达表，使滞留在腠理的风寒之邪随之而散。张某背部怕冷，除病在少阳经之外，还有残留太阳经余邪，羌活散去太阳经残留之邪。葛根通痹，去项背之邪及全身经络不通之弊；白芷祛风、止痛、除湿、开窍达表、活血祛瘀；年长体虚之人，肾气不足，加用山萸肉可固精敛肾、防止补中益气汤提脱之弊。

二诊：2011 年 1 月 15 日。

症状：背部、肩部怕冷减轻，后半夜怕冷也减轻，能睡觉了。但太阳落山前怕冷，依然没有改善，又新添头晕、左耳后跳痛、出汗皮肤发黏、不想吃饭、背部及肩部发冷时伴针扎样痛。背部、肩部不冷，便不觉痛；一旦发冷，背、肩部就发痛。新增膝关节、脚部怕冷，大便每日一次。望舌、切脉而知，舌质淡嫩，舌苔薄白，右手腕后脉象沉细缓弱，左手腕后脉象沉弦缓，关、尺部脉象弱。

方药：补中益气汤、逍遥散（汤）、十全大补汤化裁。方药如下：

太子参 12g　黄芪 30g　苍术 10g　炙甘草 6g　柴胡 5g　升麻 5g　当归 8g　陈皮 6g　茯苓 15g　炒白芍 15g　桂枝 10g　葛

根 20g　羌活 3g　桑枝 30g　白芷 10g　生山药 15g　山萸肉 15g　干姜 6g　藿香 4g　川芎 4g　熟地黄 15g　片姜黄 5g　防风 3g　独活 6g　炒苍耳子 5g　生姜 2 片　红枣 6g

4 剂，水煎服。

解析

背部怕冷减轻，是衰弱的机体在药力作用下，正气得到一定补充。正气存内，抗拒外邪力量增强。在扶正的同时，加了散风药，客居腠理的部分风邪得以散去，故怕冷减轻；后半夜怕冷减轻，除上述之理外，因为夜半为阴中之阳，自然界阳气补充了身体之阳，故后半夜怕冷减轻；病患出现了左耳后跳痛，说明病在少阳，属柴胡带。背部肩部怕冷，呈针扎样痛是正气不足，寒凝气滞而致的血液循环不良所致。因而继续用上方，而左手腕后关尺部脉象弱，增加了熟地黄、生山药、山萸肉滋补肝肾之阴；手腕后脉象缓，是脾虚有湿，加入少量藿香可芳香化浊；独活能够祛除下焦的寒湿而治疗膝关节、脚部怕冷。

三诊：2011 年 1 月 19 日。

症状：正处三九四九冰上走、滴水成冰的日子。张某的背部、肩部也怕冷的十分厉害，好像没穿衣服，冷风从背上，肩上往里钻，尤其是太阳落山和凌晨 3 至 5 点钟冷，如坐月子般冷得无奈。有时头晕，伴出汗多，膝关节痛，小腿冷重。大便每日一次。望舌、切脉而知，舌质淡嫩，舌苔薄白，右手腕后脉象沉细缓，寸部脉象略弱，左手腕后脉象沉细弦，一会儿如急雨有力，一会儿如微风和细无力。

诊治：少阳证。邪入半表半里，恰逢隆冬之际，虚劳正气不足，邪气胜向内恶寒不发热。给予补气、养血、滋阴、和解少阳，祛邪外出。

方药：补中益气汤、炙甘草汤、十全大补汤化裁。方药如下：

太子参 8g　红参 6g　黄芪 30g　苍术 10g　炙甘草 12g　柴胡 4g　升麻 4g　当归 10g　陈皮 4g　麦冬 25g　五味子 8g　桂枝 10g　生地黄 15g　熟地黄 15g　黑芝麻 30g　葛根 30g　羌活 3g　茯苓 15g　炒白芍 15g　川芎 5g　肉桂 6g　淫羊藿 15g　独活 5g　桑枝 30g　阿胶 10g（烊化兑服）　生姜 2 片　红枣 6 个

4 剂，水煎服。

解析

《灵枢·五禁篇》说："形肉已夺，是一夺也。"张某骨瘦如柴，脾胃虚寒，吸收极差；观察舌质淡嫩，切按双手腕后脉象细，是气血两亏，给予十全大补汤补气升阳促使血液生长；右手腕后寸部脉象弱，是中气不足不能升清，而致肺气虚，给予补中益气汤健脾升清，扶正祛邪外出；左手腕后脉象一会儿如急雨有力，一会儿如微风和细无力，是结代脉的一种变形，是气虚血少，心血极度不足，无法供给全身需要，只好增加心脏工作次数而出现的脉象，给予炙甘草汤益气滋阴补血复脉。红参可以大补元气，对补气复脉意义重大。淫羊藿温补肾阳、壮筋骨、强心力而去风寒；羌活、独活祛肩背及下肢风寒而治寒冷。

四诊：2011 年 2 月 28 日。

症状：正月十五过后不久，张某的女儿找到笔者，叙述了张某服了春节前的 12 剂药，怕冷已经消失了，过了元宵节后又复发了，现在是全身怕冷，依然是太阳落山和凌晨3至5点怕冷严重，上下肢、背部、胸部都怕冷，时而如针扎样痛，不冷不痛，发冷即痛。张某的女儿特别强调服了1月15日的汤药后，身体轻松，怕冷明显减轻。这几天乏力，出汗发黏。

方药：1月15日原方，增加了浮小麦40g。

8剂，水煎服。

解析

正月十五以来病情又有反复，近来出汗发黏，黏者，湿也，是脾虚无以运化水谷精微与水湿。继续用1月15日方，健脾补气升阳固表，和解少阳。另加浮小麦固表止汗。

五诊：2011年12月5日。

症状：春天吃药后，怕冷的现象在夏天很轻，随着天气变冷，左肩、左臂怕冷，不能见风，见风后就冷，冷时伴有针扎样痛，左侧膝关节也冷，时有发热，这个冷是夏天轻，冬天重，白天轻，夜半重，吃饭可以，触诊她的脐部，筑动明显。望舌、切脉而知，舌质边尖淡暗，舌苔薄白，右手腕后脉象沉细弦，尺部脉象弱，左手腕后脉象沉细弦，寸部脉象弱。

诊治：少阳证。邪入少阳，正气不足，邪气胜向内恶寒而不发热。给予补气养血添精、和解少阳，祛邪外出。

方药：逍遥散（汤）、生脉散（汤）、桂枝加龙骨牡蛎汤化裁。方药如下：

当归8g　茯苓15g　苍术10g　炒白芍8g　赤芍7g　炙甘草6g　柴胡6g　桂枝10g　白蒺藜10g　葛根25g　羌活3g　片姜黄6g　太子参8g　人参6g　麦冬15g　五味子8g　附子6g（先煎一小时）　肉桂6g　淫羊藿13g　黄芪30g　防风3g　杜仲15g　独

活6g　怀牛膝8g　川牛膝7g　丝瓜络10g　生龙骨20g（先煎半小时）　生牡蛎20g（先煎半小时）　威灵仙6g　透骨草13g　桑枝30g　皂角刺6g　白芷10g　生姜3片　红枣3个

4剂，水煎服。

解析

张某近一段是左背、左肩怕冷，见风则冷、针扎样痛，左侧膝关节痛，疾病在身体同一侧的侧部，属柴胡带；这个病夏天轻，冬天重，白天轻，夜半重，是定时怕冷，属于往来寒热的一种特殊形式。因她正气不足，体质过虚，邪气胜向里而恶寒不发热，用逍遥散（汤）养血柔肝，扶助正气，开解郁结在少阳之邪，祛邪外出。左手腕后脉象寸部不足，是心血不足，给予太子参、人参、麦冬、五味子（生脉散）补气、养阴、复脉而增强心脏动力；又因左手腕后脉象寸部弱，右手腕后脉象尺部弱，用附子、淫羊藿、肉桂温肾强心，加强自身火力而祛寒；葛根、羌活、桑枝、片姜黄散肩背风寒通痹而止针扎样痛，威灵仙、透骨草祛风活血通络；丝瓜络利气通络止痛。

六诊：2011年12月11日。

症状：背部怕冷减轻，针扎样痛也减轻；身体不冷不会产生疼痛；这几天外界冷，胸部怕冷并疼痛，是窜痛，发冷就会产生针扎样痛，只要疼痛就会出汗；现在自觉发冷的部位，他人触摸也觉发冷；如果不觉冷，也不会发生针扎样痛，他人触摸也不觉冷。触按肚脐筑动明显。夜尿两次。望舌、切脉而知，舌质边尖淡红，舌苔薄白，右手腕后脉象沉细弦，尺部脉象弱，左手腕后脉象沉细弦缓，寸部脉象弱。

方药：五诊原方增加了补骨脂 8g、干姜 6g、浮小麦 40g。4 剂，水煎服。

解析

方中增加干姜，与他药组成附子理中汤，可温中健脾祛寒；补骨脂补肾阳、暖脾胃，二药配合主药进一步，温脾补肾，扶正祛邪外出。浮小麦是干瘪的小麦，入心经，可治疗汗出，现在临床使用的浮小麦，已经不是过去把小麦放在水中淘之，取其漂浮在水面上的干瘪之物，而是含有麦仁，不丰满的，具有了小麦之性，小麦可养心除烦，与炙甘草、红枣组成甘麦大枣汤的成分，可治疗正气不足、伤阴耗液、心脾两虚的脏躁病。

七诊：2011 年 12 月 17 日。

症状：精神好，背部发冷、针扎样痛减轻了 60%，今天（中午 2 点）还没有出现胸腹部发冷、针扎样痛。现在是不冷不出汗，出现冷就出汗，触诊肚脐筑动明显。望舌、切脉而知，舌质淡暗红，舌苔薄白，右手腕后脉象沉弦缓，按之无力，尺部脉象略弱，左手腕后脉象弦缓，按之无力，寸部脉象弱。

方药：逍遥散（汤）、桂枝加龙骨牡蛎汤、生脉散（汤）、十全大补汤化裁。方药如下：

当归 10g　茯苓 20g　苍术 10g　炒白芍 15g　炙甘草 5g　柴胡 4g　桂枝 10g　葛根 30g　羌活 3g　太子参 15g　麦冬 15g　五味子 8g　片姜黄 6g　桑枝 30g　白芷 10g　附子 8g（先煎一小时）　补骨脂 8g　淫羊藿 15g　肉桂 6g　皂角刺 6g　防风 3g　黄芪 30g　狗脊 15g　独活 4g　怀牛膝 10g　干姜 6g　浮小麦 50g　熟地

黄 20g　川芎 4g　生龙骨 20g（先煎半小时）　生牡蛎 20g（先煎半小时）　丝瓜络 8g　生姜 2 片　红枣 6 个

10 剂，水煎服。

解析

疾病仍在少阳，应用柴胡剂，治疗疾病方能消。发冷就出汗，是正气不足，客邪滞留腠理，营卫不调；脉象弦缓，按之无力，开出逍遥散（汤）、桂枝加龙骨牡蛎汤、十全大补汤和解少阳，扶正祛邪；左手腕后寸部脉象不足，用生脉散（汤）补气、滋阴、复脉。脉象缓而按之无力是脾虚有湿，用狗脊补肝肾、强筋骨，祛风湿，治疗张某的腰膝痛；羌活、独活祛风寒湿、止疼痛而安神。

自从拿走处方后，笔者没有再见到张某，更不知道她的身体情况。2012 年 11 月 30 日，张某女儿的朋友小丽来找笔者看病，传递了张某怕冷疾病今年春天及立冬以来，没有再发生过，人也胖了一些，精神好。

医治思考、感悟

对于张某为什么不用小柴胡汤，而用逍遥散（汤）、补中益气汤？这两张方是柴胡剂吗？前文引用日本医家阐述，这两张方属于柴胡剂。但这两张方与小柴胡汤异同点又在何处？要回答这个问题，先来看看《伤寒论》第 96 条小柴胡汤加减法中得出了：只有柴胡、炙甘草没有去掉，其他药物，可以随证加减而去掉。因此说，柴胡、炙甘草是柴胡汤的核心，有了这两味药就是柴胡剂，用这个标准衡量：逍遥散（汤）、补中益气汤方中皆有柴胡、甘草，因此说，这两张方是柴胡剂。

张某的发病特性属往来寒热，定时怕冷。《李克绍医学文集·伤寒论讲义》说："邪气胜而向内，则恶寒而不发热。"加之张某自身消瘦、体弱，经过刮痧、肌肉注射安痛定及中药祛邪之法，正气大大创伤，已没有一点抵抗力，此情此景，再用小柴胡汤的柴胡大剂量有祛邪发汗之功；黄芩清解里热。若教条地应用小柴胡汤，不能因时、因地、因人用药，脱离了病患实际情况，必定犯虚虚之戒，铸成大错，后果不堪设想。

方证对应，丝丝入扣，铁树也能开花

——运用枳实消痞饮治疗脾胃虚实夹杂病，
出现起死回生的奇异实践

秦某，女，62 岁，山西省五台县东冶镇人。

初诊：1999 年 8 月 29 日。

症状：自己不能吃东西，只能吃流食，已经 7 个月了。

今年年初，感冒后，不思饮食，自己服用了一些感冒药和消食药，引发了胃脘难受，气短、口干，变得更加没有食欲了，继而发展成不能吃馒头、面条、米饭等食物，吃这些食品后胃脘就憋胀，气短加重，每天只能吃流食。秦某素有高血压病史，伴头晕。她的叔叔是部队退休中西医结合的内科医生，这位 70 多岁的医生在当地颇有些名气。秦某生病后就在她叔叔那里进行中西结合治疗，打针、输液、服汤药，病情不见减轻，身体日渐消瘦，进流食的食量也日渐减少。一直给秦某精心治疗的老大夫，看着眼前这个棘手的病人，无奈地告诉患者的儿子王某："准备后事吧！"王某决定再想想办法，于是辗转来到太原找到笔者。

秦某面色发青暗淡，面部消瘦，眼睛深陷呆滞，步履蹒跚，说话无力气短。触诊胃脘、腹部、两胁下部、少腹部，只有胃脘按压有点隐痛，其他部位柔软无力。因为吃不上东西，数日大便一次，粪便极少。血压160/100mmHg。望舌、切脉而知，舌质淡红偏暗，少苔，双手腕后寸关尺三部脉象沉细无力。

诊治：痞证。脾虚不能运化，食浊滞留，无力推陈出新。给予健脾胃、消痞满。

方药：枳实消痞饮化裁。方药如下：

枳实15g　太子参10g　茯苓15g　生白术10g　炙甘草6g　生麦芽25g　半夏6g　厚朴8g　干姜6g　黄连6g　丹参15g　夏枯草25g　车前子8g（包煎）　生姜2片　红枣2个

2剂，水煎服。

解析

面对这样一个年长久病之人，按照临床症状，不能吃东西，仅能吃流食半年余，深感神疲乏力，说话无力，气短，触诊腹部，两少腹柔软无力，望舌、切脉见舌淡红，少苔，脉细无力，是虚证，应当急补。秦某一进补药，胃脘就憋得缓不过来，用点消食导滞药，身体又会更软，躺在床上竟无翻身之力。深入分析症结，此病是脾虚不能运化，导致食浊留滞，无力推陈致新。从而虚弱的胃脘已无力再能容纳干性食物。一旦干性食物进入胃口，更无力收缩排空，因而胃脘憋胀气短加重。许久不能缓解。此时服用消食药，不但对“食浊”无效，反而更伤正气。因为药物是需要和人体之气相结合才能产生作用的。秦某在全身一派虚象中，唯有胃脘触诊有点痛感属于“实证”。四诊合参，患者是虚实夹杂，虚多实少，因虚致“实”的寒热错杂之证。方中枳实、半夏消痞和胃；黄连、干姜辛开苦降，寒热并用，消除胃脘部的寒热；厚朴下气、除满、消胀，生麦芽消食，佐以疏肝；太子参、生白术、茯苓、炙甘草扶助中州，诸药共同消痞去积，和胃健脾。针对舌质偏暗，血压高，给予丹参去瘀血，生新血；夏枯草疏肝解郁，散郁结。2 味药在补气消痞基础上，对久病虚而不运，产生的郁结瘀血，对血压的改善有积极作用。车前子利水而降压。

秦某病重，给她抓 3 剂，可秦某只要 1 剂，笔者说，你病重已经 7 个月了，明天又要离开太原回五台县东冶镇，本应多抓几剂回去，不多抓至少也得抓 2 剂吧？在笔者的坚持下，秦某拿上 2 剂药回家了。

二诊：1999 年 12 月 29 日。

症状：秦某面色有光泽，体态丰满，双目有神。和 4 个月前相比，那个少气无力，语速很慢的老太太不见了，被一个眉飞色舞，手舞足蹈之人所取代。秦某讲述了她 8 月 29 日带药回家后的情况，她把每剂药水煎五六次，吃五六次。熬了晒干再煎，第 2 剂药吃了 5 次，在她不注意的情况下，她孙女把药渣倒掉了。她说，自服了笔者给她开的这 2 剂药，她多次煎服后，渐渐地就能吃饭了，馒头、面条也能吃了，胃脘不憋胀了。她这次来太原，再吃 2 剂药，巩固医治疗效。

秦某还告诉笔者，她那个当医生的叔叔还说："你的病就靠 2 剂汤药吃了半个月，能在短时间治好，真是想不到的事，而且还能恢复到生活自理的这种程度。"为此，她叔叔给了她 30 元钱，督促她再到太原来看病，并且嘱咐他的侄女，一定要向薛大夫要回初诊时的处方。

秦某说话多时，还有点气短，劳累之后还是感到乏力，口干，不喜饮水，口咸，吃饭可，血压 160/90mmHg。望舌、切脉而知，舌质淡暗，少苔，舌中有“井”裂纹，右手腕后脉象寸部沉细弦，关、尺部脉象沉细无力，左手腕后脉象沉细弦。

诊治：胃阴亏损。气阴两亏，肝胃不和。给予疏肝温胃，益气养阴活血。

方药：八珍汤、逍遥散（汤）化裁。方药如下：

太子参 15g　茯苓 15g　生白术 10g　炙甘草 10g　赤芍 15g　生白芍 15g　当归 10g　生地黄 20g　川芎 10g　丹参 10g　车前子 10g（包煎）　葛根 30g　柴胡 6g　桂枝 6g　肉桂 6g　干姜 6g　生姜 2 片　红枣 2 个

2 剂，水煎服。

解析

秦某说话多时气短，劳累后乏力，双手腕后脉象细，是气血两亏，给予八珍汤益气养血；左手腕后脉象弦，右手腕后脉象细无力，是肝脾不调，给予逍遥散（汤）疏肝和胃；口干、舌面少苔，舌面中部有“井”字纹。（《舌诊源鉴》引用曹炳章《辨舌指南》说：“凡舌见裂纹如人字、川字、爻字及裂如直槽之类，虽多属胃燥液涸”），是胃中阴液生成不足，给予较大量的赤、生白芍配炙甘草，酸甘化阴，既能柔肝，又能缓解胃阴不足；干姜、太子参、生白术、炙甘草组成理中汤，可暖胃，恢复升清降浊而治疗口干，不喜饮水。笔者是依据右手腕后脉象关部不足应用的。肉桂温胃、温肾补火助肾，葛根能从极深地下起阴气，鼓舞脾胃清阳上升能生津止渴，还能治疗胸痹、扩张脑血管而降压。

2000 年 5 月份，秦某之子王某来找笔者看病，说他母亲现在一切都好了，能吃饭，能做家务，还能到自家地里干活……

2005年王某又来找到笔者，这次是给他女儿看月经不调，聊天中说他母亲秦某不久前因脑出血病逝了。还说自从吃了笔者开的4剂中药，这5年中再没有患过以前胃脘憋胀的毛病。听了他的叙述，笔者感到，对待不同的病人，都应该认真观察，仔细切脉，做到方证对应，丝丝入扣，即使铁树也能开花。

医治思考、感悟

《景岳全书·病家两要说》中有段话耐人寻味："医不贵能愈病，而贵于能愈难病；病不贵于能延医，而贵于能延真医。夫天下事，我能之，人亦能之，非难事也；天下病，我能愈之，人亦能愈之，非难病也。唯其事之难也，斯非常人之可知；病之难也，斯非常医所能疗……譬之升高者，上一层有一层之见，而下一层者不得而知之。"用白话说是："医生不贵在能治愈病，而贵在能治愈难病；病人不贵在能请医生，而贵在能请真正的医生。天下之事，我胜任它，别人也胜任它，就不是难事；天下之病，我能治愈它，别人也能治愈它，便不是难病……譬如登高之人，上一层有一层的见识，而下一层的人就不能了解它。"秦某所得之病，一吃补药胃就憋得缓不过来的，一吃消食导滞药，就更加瘫软。对这种虚中夹实、虚多实少之证，攻之则正不支，补之则邪益盛，只能采用渐消缓散和轻微温补之法，同时进行，使邪之内消于无形，微补不致于壅滞，最为妥当。而秦某1剂中药熬五六次，熬了晒干再熬，喝五六次，1剂中药喝三四天，也达到了渐消散，轻微温补之效。笔者用枳实消痞饮这2剂汤药，能使秦某起死回生，脱离危险的原理，正是这个思想的体现，是方集破气、行气、温补气机为一炉，辛开苦降，寒热并用，多元并存，共同达到邪去正安，疾病消。

秦某是山西晋北五台县人，晋北地区在历史上物质匮乏，因而五台县大多数人祖辈生活是节俭的，汤汤水水与干粮一并进食，是他们的传统美德，这部分人一般不会产生真正的积滞，这也是秦某吃了 4 剂中药，胃病痊愈后，5 年未复发的一个重要原因。中医养生学讲："三分吃药七分养。"事实证明是正确的，是值得广大民众学习的。

逍遥散（汤）加减治疗慢性前列腺炎的体会

韩某，男，32 岁，山西省太原市人。

初诊：2006 年 9 月 24 日。

症状：患尿道深沉处烧灼、沉困抽搐，夜尿痰盂中下淀如泥厚厚一层，已 3 年。在省级某医院泌尿科做过系列检查，定性为无菌性前列腺炎，并告知患者多饮开水，活动，坐浴。治疗无效后，患者又去一家省级中医机构服过 2 个月中草药，但治疗效果不明显。为此来笔者处求治。他精神欠振，形体略胖，面色有倦怠感，叩诊肝区痛，伴有心悸、小便分叉、尿无力已经 2 年，夜尿一次，怕冷、大便不畅、偏稀。西医检查：脂肪肝，血脂偏高。望舌、切脉而知，舌大淡苔白润，右手腕后脉象沉细，尺部脉象弱，左手腕后脉象沉细弦。

诊治：精浊。肝失疏泄，寒湿困脾，肾阳不足而致。给予疏肝健脾、补气、温补肾阳而利湿。

方药：逍遥散（汤）化裁。方药如下：

当归 10g　茯苓 30g　苍术 8g　炒白术 8g　炒白芍 15g　炙甘草 6g　柴胡 6g　桂枝 10g　狗脊 30g　附子 6g（先煎一小时）　淫羊藿 15g　肉桂 4g　生薏苡仁 30g　鸡血藤 15g　桑寄生 15g　藿

香5g　炒扁豆12g　黄芪25g　防风3g　生姜3片　红枣3个

6剂，水煎服。

解析

深圳是改革开放的前沿，那里生活节奏快，办事效率高，是一大亮点。韩某在深圳某集团从事财会工作8年，深感喘不过气来，易怒，难以控制情绪。查出了脂肪肝，血脂高，生殖系统出现异常，小便分叉。中医讲，肝经循行通过生殖器。肝主疏泄。疏是疏通畅达，泄是排泄。《清宫御医：佟氏医术承袭录》书中引用朱丹溪语："气血冲和，万病不生，一有怫郁，诸病生焉。"韩某肝气失疏，表现出易怒、尿道深沉处烧灼沉困抽搐。

深圳地处亚热带地区，夏天雨水充足，气候潮热，气温高，人体极易出汗，使体内浊邪随汗排出体外，毛孔开放，胃中热会随汗排出体外，胃内处于寒凉状态，此时饮用冰镇冷物或者进入低温空调室内，排汗的毛孔突然闭塞，浊邪只能滞留体内。脾阳受到侵害，不能升清，濡养四肢百骸，浊邪留存体内，形成赘肉肥胖，浊物留滞生殖器，小便中呈现沉淀如泥。小便分叉无力是痰湿瘀浊之邪滞留压迫前列腺，本质是脾虚失去运化而造成。

中医认为，脾与肾，即"后天"与"先天"是互相资助，相互促进的，在病理上亦常相互影响，互为因果。

在深圳夏季白天热盛，夜生活十分丰富，日久晚睡必然损伤肝肾而致命门火衰，失去肾的封藏之性，水不涵木。

逍遥散（汤）用于治肝郁脾虚之人。临床上主要用于妇科月经不调，伴有头痛、目眩，抑郁不乐，两胁作痛，喜太息等。韩某所患慢性前列腺炎发病机理，正是肝郁脾虚，运而不化，湿浊滞留而引发，方中炒白芍养血敛阴柔肝，配伍炙甘草具有酸甘化阴，可平肝缓急，抑制肝阳过亢，缓解痉挛疼痛。《伤寒论》中为芍药甘草汤，此方可解除会阴部抽搐之痛。桂枝活血化瘀、辛温通阳，振奋气血，外达表，内通里，使不通之处变为通畅；桂枝还具有疏肝解郁之功。桂枝与炙甘草配伍辛甘化阳，温通阳气，温振阳气，作用持久，可作用于全身各脏腑与血脉筋骨皮肉及前列腺。桂枝、炒白芍配伍一升一降，一散一敛，相辅相成，升降开合，井然有序。前列腺焉能不正常？柴胡为肝经要药，可推陈致新，有发表和里、舒肝解郁、升阳举陷之功；当归养血以滋养肝血不足，活血可散瘀消肿，排脓止痛；鸡血藤舒肝解痉，去旧血生新血。三者合用可使肝血旺，肝经畅通，前列腺必然畅达（肝经绕阴器），瘀滞必消散，故而为阴器不通的要药。茯苓、苍术健脾利湿，使阳气升，湿邪不能停留在前列腺处，会阴部的沉重感消失。生薏苡仁祛湿健脾排脓，炒扁豆行气、健脾、化湿，二者可运化脾经湿浊之邪，排出体外。藿香芳香化浊而祛湿；黄芪补气升清利小便，能够扶正祛邪。

慢性前列腺炎病程冗长，前列腺本属肾所主，中医认为病久必及肾，久病必有瘀，韩某夜尿一次，怕冷，大便不畅、偏稀是肾阳不足。在脉象会呈现出右手腕后尺部弱。用附子、淫羊藿、肉桂既能消除瘀阻，又能温阳散寒，阳气复苏，脾运健旺，寒湿瘀阻阴霾，一扫而光。附子能散寒湿、通经络、利关节、温通十二经脉，特别是与桂枝相伍，通阳宣痹，使前列腺之不通之处得以通畅。附子作用很强，但性易走散，与甘缓守中的炙甘草相伍，可使作用持久；并可减轻附子之毒性。附子与炒白芍配伍，可减轻燥性。附子与苍术相伍既可温通肾阳，又可健运脾气，是温阳利水化湿绝妙的药物组合。附子配生姜既能解毒，又可增强利湿之功。防风既能舒肝，又可制约附子之毒。肉桂可助附子温补肾阳，并引火归元。淫羊藿温肾阳为其主要功效，兼有祛风除湿之效。桑寄生、狗脊补肝肾、祛风湿、强腰脊、壮筋骨。

二诊： 2007 年 10 月 1 日。

症状： 尿道深沉处烧灼感减轻，夜尿消失，痰盂中尿液下淀如泥减少，烦躁的情绪有所缓解，怕冷有所缓解，现在久坐腰困。望舌、切脉而知，舌质淡暗苔白润，右手腕后脉象沉细弦，尺部脉象弱，左手腕后脉象沉细弦，但比右手腕后弦重一些，尺部脉象弱。

方药： 逍遥散（汤）化裁。方药如下：

当归 10g　茯苓 20g　苍术 8g　炒白术 8g　赤芍 15g　炙甘草 6g　柴胡 8g　桂枝 10g　狗脊 30g　附子 10g（先煎一小时）　淫羊藿 15g　肉桂 6g　生薏苡仁 30g　鸡血藤 20g　桑寄生 15g　藿香 6g　炒扁豆 15g　黄芪 25g　防风 3g　熟地黄 20g　生山药 13 克　山萸肉 13 克　牡丹皮 8g　泽泻 8g　杜仲 15g　生姜 3 片　红枣 3 个

15 剂，水煎服。

解析

服用初诊方，尿道深沉部烧灼减轻，夜尿消失，尿中白浊沉淀减少，烦躁的情绪有所缓解，是药证相投。

根据右手腕后脉象沉细弦，左手腕后脉象沉细弦，并且比右手弦重一些，是肝郁脾虚，继续用逍遥散（汤）疏肝健脾；

双手腕后尺部脉象不足，是肾中阴阳两亏，用熟地黄、生山药、山萸肉补血生精、滋肾养肝，牡丹皮、泽泻、茯苓淡渗利湿，附子、肉桂、淫羊藿可温肾助阳，祛风湿。熟地黄（原方用生地黄）、生山药、山萸肉、牡丹皮、茯苓、泽泻、附子、肉桂（原方用桂枝），此八味药是《金匮要略》中的八味肾气丸（桂附地黄丸）。《金匮要略集注》引用："朱曰：此下焦无阳之见证，故以八味丸，温补其元阳。"黄芪、炒白术、防风合成玉屏风散（汤），既能补气不留邪，又祛风不伤正；生姜、红枣调和营卫，生姜走外，味辛而和卫，红枣入里，味甘而调营。

三诊：2007年10月26日。

症状：小便分叉消失了，尿道深沉部烧灼基本消失，尿中白浊沉淀物消失，烦躁的情绪得到彻底的改善。现在存在的问题是时而乏力，下肢怕冷。望舌、切脉而知，舌质淡略暗，舌苔薄白，右手腕后脉象缓滑细，尺部脉象略弱，左手腕后脉象弦细滑，尺部脉象弱。

方药：逍遥散（汤）化裁。方药如下：

当归10g　茯苓30g　炒白术6g　苍术6g　赤芍15g　炙甘草5g　桂枝10g　柴胡8g　狗脊30g　附子10g（先煎一小时）　淫羊藿15g　肉桂6g　生薏苡仁30g　鸡血藤20g　藿香6g　牡丹皮8g　炒扁豆15g　黄芪30g　炒川楝子6g　熟地黄20g　杜仲15g　生山药13g　山萸肉13g　泽泻8g　羌活4g　独活6g　党参10g　木瓜8g　生姜3片　红枣3个

5剂，水煎服。

解析

西医认为长久的小便分叉是前列腺增生所致，小便分叉消失，是前列腺内的增生消失，这是突破性的进展；中医治疗慢性疾病，守方很关键。只要病机不变，坚持守方治疗，才能彻底消除阴阳失调，病理改变，逐步恢复到正常的生理状态。右手腕后脉象缓滑，是机体有痰湿，羌活、独活可祛除风寒湿，左手腕后脉象弦，是肝气不舒，加入木瓜可舒筋活络、利湿理脾。

四诊：2007 年 11 月 14 日。

症状：尿道深沉处不抽搐了，吃完三诊汤药，已经过去10天，这一段公司忙，没来得及就诊，尿道深沉处也没有再痛和抽搐。望舌、切脉而知，舌体大舌质淡暗，舌苔薄白，右手腕后脉象沉缓，尺部脉象弱，左手腕后脉象沉弦，尺部脉象弱。

方药：逍遥散（汤）化裁。方药如下：

当归 8g　茯苓 20g　炒白术 8g　苍术 8g　赤芍 15g　炙甘草 6g　桂枝 10g　柴胡 8g　狗脊 30g　附子 8g（先煎一小时）　淫羊藿 15g　肉桂 6g　生薏苡仁 30g　鸡血藤 20g　藿香 6g　炒扁豆 15g　黄芪 30g　炒川楝子 6g　熟地黄 20g　生山药 13g　山萸肉 13g　牡丹皮 8g　泽泻 8g　杜仲 15g　羌活 4g　独活 6g　党参 12g　木瓜 8g　生姜 3 片　红枣 3 个

5 剂，水煎服

五诊：2007 年 11 月 26 日。

症状：尿道深沉处烧灼感彻底消失了，也没有再发生过尿道深处抽搐现象，小便有力量，射程也远了，这是在深圳几年都没有的好现象。精力体力增强了。望舌、切脉而知，舌胖大淡暗红，苔薄白，右手腕后脉象沉细，左手腕后脉象沉弦。

方药：逍遥散（汤）化裁。方药如下：

当归 8g　茯苓 20g　苍术 14g　赤芍 15g　炙甘草 6g　桂枝 10g　柴胡 8g　附子 6g（先煎一小时）　肉桂 6g　熟地黄 20g　生薏苡仁 20g　鸡血藤 20g　藿香 6g　炒扁豆 10g　黄芪 30g　杜仲 13g　车前子 8g（包煎）　木瓜 10g　白芷 10g　狗脊 20g　防风 3g　羌活 4g　独活 6g　白蒺藜 10g　生姜 3 片　红枣 3 个

5 剂，水煎服。

解析

方中车前子可以祛湿健脾。何钱主编的《石恩骏临床经验集》说："脾胃虚弱诸证，健脾益气方中加车前子，可除脾胃之湿痹而振作其正气。"

六诊：2007 年 12 月 9 日。

症状：韩某说："我健康了，小便正常了，再吃几剂中药，巩固疗效吧。"望舌、切脉而知，舌大淡红，舌苔薄白，右手腕后脉象沉略细，左手腕后脉象沉弦略缓。

方药：效不更方，五诊原方再进 5 剂。

韩某口服汤药 40 余剂，会阴部沉重、心悸、尿道烧灼、腰困、小便分叉、小便滴白、尿中沉淀物症状便一扫而光。韩某告诉笔者，吃药前，阳痿、早泄相当严重，这个难言之隐得到解决，保住了家庭。因患者能遵守医嘱，不饮酒，晚间 11 时以前入睡，至今 10 年过去，情况良好，2017 年 5 月又喜得二孩，家庭幸福，在另一家公司做财会工作，工作生活开心。

医治思考、感悟

前列腺是男性生殖器的组成部分之一，它的慢性炎症形成，首先是肝失疏泄，侵凌脾土，波及损伤肾阳而引起。肝经在循行中经过前列腺，前列腺分泌乳白色浆液，同肝一样具有疏泄功能。前列腺依赖于肝的正常疏泄。

脾的运化功能与前列腺也有密切关系，脾的生理功能是主运化升清，脾运正常，水谷精微运化送到全身五脏六腑，四肢百骸，体健丰满小便畅。

前列腺位于下焦，属肾所主。在正常情况下，能封藏真阳，不使其上越外泄，并是藏精的处所。韩某工作久坐不动伤脾，脾主运化受伤，不能运化水湿，湿邪停聚，导致疾病。晚睡低温空调，损伤肾中一点真阳，命门火衰，不能温煦脾阳，脾失运化，糟粕湿浊滞留，变为多余痰饮脂肪。痰饮湿浊性趋向下，聚在前列腺处发生病变。笔者在治疗中遵从疑难病从肝论治的治疗原则。肝经气机一畅通，诸脏运作，该升该降，该入该出，恢复了蓬勃协调局面。故而临床以疏肝为要，肝脾有着子母关系，肝郁必克脾，健脾利湿不失为重要一环。逍遥散（汤）为肝郁血虚、脾失健运而设，能治疗情志不遂引发的肝经循行不畅，影响所通过的前列腺，使肝经畅通，能治疗前列腺及生殖疾病。

现代医学中存在许多无法解决的难题，本文病患韩某患有无菌性前列腺炎，西医认为，前列腺的解剖位置特殊，不利于腺体引流，而利于尿道病原微生物进入腺体，前列腺上皮有脂膜存在，抗生素及化学药品不易从血浆弥散入前列腺泡，给治疗带来困难。而《灵枢·经脉篇》“肝足厥阴之脉……环阴器”这一理论在两千年前就提出了这个问题，药品能够轻而易举进入前列腺屏障，通过疏肝理脾的逍遥散（汤）化裁，加入补肾之品，治愈了他的疾病。

勤读深思理自明

——对 17 年漏症患者半月治愈的
实践与思考

张某，女，47 岁，家住山西省太原市西山。

初诊：1999 年 10 月 14 日。

症状：自 1982 年始患“漏下症”已有 17 年。她的月经每隔 20 天来潮一次，有血块，经期量多，经期过后，血下并不停止，滴滴答答，漏下不止，血色时红时暗，每月仅有 2 ~ 3 天干净。

张某先后多次去省、市多家医院的妇产科，经多次影像医学 B 超诊断，结果都是未见异常。经实验室检查，除偶有血红蛋白偏低外，其他各项指标都正常。张某反问过专家：“既然检查没问题，为什么我多年出血不止?”专家无法解释。

张某面色苍白、眼睛干涩，全身乏力，动则气喘，多走一段路，胸憋气短、下肢发软，手脚怕冷，腰困，17 年来胯裆之间阴冷潮湿，小腹下部中间如肿胀一样难受，阴门奇痒难忍。

闻诊可闻到身上有点血腥铁锈气。望舌、切脉而知，舌边尖淡嫩，舌瘦小，舌苔薄白，右手腕后脉象沉细，尺部脉象弱，左手腕后脉象沉细，尺部脉象弱。

诊治：中气下陷，瘀血滞留。给予补中益气、升阳举陷，佐以活血化瘀，给邪出路。

方药：补中益气汤、少腹逐瘀汤化裁。方药如下：

人参10g　黄芪30g　炒白术10g　炙甘草6g　柴胡6g　升麻6g　当归12g　陈皮6g　炒小茴香20g　炮姜6g　炒蒲黄6g　肉桂6g　赤芍15g　元胡8g　炒五灵脂6g　没药8g　川芎6g　益母草30g　仙鹤草30g　生姜3片　红枣5个

3剂，水煎服。

解析

张某的性生活不能得到满足，是她生病的诱因。她烦躁、疯跑已有2~3年。1981年在她29岁那年，在夏天外出遭到暴雨袭击后，回了家，重感冒卧床半个月，自此后，月经有点紊乱，时而提前，时而推后，半年后渐渐出现漏下不止，至今不愈。

中医认为“久病必虚”“久病必瘀”“一有怫郁，诸病生焉”，只有舒肝解郁，畅通情志，处理好“虚”“瘀”关系，张某的病才能治愈。

笔者舍脉从证，给张某补中益气、升阳举陷而摄血，与活血化瘀熔为一炉。好比陈旧的房子中有许多只老鼠，旧房子墙壁已有多处破损，如何灭鼠？一是采用鱼死网破之法，鼠死墙壁破损更加严重，会千疮百孔；二是用水泥加固墙壁，修好门的开合，开开小门，敲墙惊鼠，鼠会由门出离家而去，鼠去门关，室内自然安宁。墙病同理，漏下病人只补气摄血，瘀血不去，终究会发生大崩出血而危及生命。若只祛瘀不扶正，则会使张某本已亏损的身体血随瘀去，生命随之而亡。

只有扶正祛邪，合理应用，给邪以出路，打开肌表，祛散暴雨袭击后滞留肌腠的风寒湿邪，祛除体内瘀血才可正安。开出了补中益气汤、《医林改错》中的少腹逐瘀汤化裁方。补中益气汤能够补中益气，升阳举陷，使体虚滞留在肌腠的风寒湿邪，随着中气强壮，托邪从皮毛腠理而散；中气强壮，就有包裹统摄血液外出的功能。

少腹逐瘀汤活血化瘀，温暖子宫，此方由炒小茴香、炒蒲黄、炒五灵脂、炮姜、川芎、赤芍、元胡、没药、肉桂、当归组成。方中炒小茴香、炮姜、肉桂温经散寒，通达下焦；元胡、没药行气散瘀，消肿定痛；蒲黄、炒五灵脂活血祛瘀，散结止痛；当归、川芎是血中气药，阴中阳药。此方对妇科瘀血、宫寒有治疗作用，诸药共促邪去正安，病退而愈。

二诊：1999 年 10 月 18 日。

症状：服用 1 剂中药，漏下症出血减轻，3 剂服完，漏下症出血减轻 50%，现在背部怕冷，时而困，走路快，胸部痛，多走一段下肢无力、发软。望舌、切脉而知，舌体瘦小，舌苔薄白，右手腕后脉象沉细，尺部脉象尤沉弱，左手腕后脉象沉细。

方药：补中益气汤、少腹逐瘀汤化裁。方药如下：

人参 10g　黄芪 40g　炒白术 12g　炙甘草 8g　柴胡 6g　升麻 6g　当归 12g　陈皮 6g　炒小茴香 20g　炮姜 5g　炒蒲黄 6g　肉桂 6g　炒白芍 15g　赤芍 12g　元胡 4g　醋炒五灵脂 6g　没药 5g　川芎 6g　鸡血藤 30g　生地黄 15g　熟地黄 15g　附子 6g（先煎一小时）　羌活 3g　独活 3g　炒荆芥穗 6g　生姜 2 片　红枣 5 个

3 剂，水煎服。

解析

张某性饥饿的缺憾，导致阴阳失衡，《素问·生气通天论篇》说："阴平阳秘，精神乃治，阴阳离决，精气乃绝。"阴中缺阳，必然造成精神创伤，疏肝理气能缓解心中压力，能使肝经循行部位的少腹、生殖器郁滞不畅变得畅通。但对一个久病之人，正气极虚，又有肝郁，必须选择温柔不伤正气之品，而补中益气汤正有这个作用，《临床应用汉方处方解说》对补中益气汤说："本方（补中益气汤）以小柴胡汤证，胸胁苦满，寒热往来之轻症，腹软，脉弱，易疲劳，食欲减退，精神不振为其目标。"从而说明补中益气汤、既有补中益气、升阳举陷作用，还能疏解郁闷之情，进入阴器，治疗性生活中，情态正浓，阳物突然退缩，女性毛窍关闭，不能释放出去浊邪、瘀血（配合活血药少腹逐瘀汤），因此，张某服用初诊方才有意外之功。二诊方中，加用少量羌活、独活在扶正之时可以进一步祛背部风寒湿之邪；根据走路多一点腿软、手腕后脉象细，是气血严重不足，炒白芍柔肝养血；生地黄活血养阴生津，滋阴养血；熟地黄养血滋阴，补精益髓；而右手腕后尺部脉象尤沉弱，用附子温里祛寒、补火助阳。

三诊：1999 年 10 月 23 日。

症状：漏下基本消除了，眼睑发淡，走路快时仍胸部痛，腿软。望舌、切脉而知，舌质淡舌瘦小，舌苔薄白，右手腕后脉象细略数，尺部脉象沉弱，左手腕后脉象细。

方药：补中益气汤、少腹逐瘀汤化裁。方药如下：

人参 10g　黄芪 30g　炒白术 10g　炙甘草 8g　升麻 6g　当归 12g　柴胡 6g　陈皮 6g　炒小茴香 20g　炮姜 3g　炒蒲黄 6g

肉桂4g　元胡4g　炒五灵脂6g　没药5g　炒白芍15g　赤芍8g　地骨皮8g　生地黄15g　熟地黄15g　生姜2片　红枣5个

3剂，水煎服。

解析

右手腕后脉象细是元气不足，略数是有虚热，地骨皮可清退虚热；右手腕后脉象尺部沉弱，是肾阳不足，用肉桂温肾阳。

张某服完9剂汤药之后，月经该来则来，该止则止。从此张某月经恢复正常，又过了5年，即52岁时正常闭经。

医治思考、感悟

为什么要舍脉从证呢？张某的月经中伴有少量小血块是瘀血证候，因为瘀血刺激会反复出血。长期的出血又会造成血伤气损，出现了沉细之象，而手腕后尺部脉象明显更弱不足，这是因为长期下焦出血（漏下证），局部受损严重而造成。“虚则补之”是治疗虚证的原则。既然下焦受损严重，理应治下焦为先。为什么不治下焦，反从中焦补气入手？《素问·阴阳应象大论篇》说：“治病必求于本。”中焦是人体的交通要塞，是枢纽，轻轻点拨，可使失调的降浊升清功能恢复到正常的生理状态。人体是一部非常完整的精密仪器，下焦失血受损严重，必然要刺激血液的再生，而血液的产生，中医认为在中焦，《灵枢·决气篇》说：“中焦受气取计，变化而赤，是谓血。”因而抓住了疾病的本质，从中焦入手调理，取得了意想不到的疗效。

中医的本质是哲学，针对疑难问题要透过现象看到本质，本质的东西既是一个事物的重要支柱，又是薄弱环节，更是致命要害。比如大桥下面的桥墩，举足轻重，至关重要。若它断裂，上面的桥面会坍塌皆废。由于笔者认清了张某疾病的本质，加强了固本的防御措施，同时坚决清除了滞留在体内应该清除却没有力量带走的瘀血，张某的病很快治愈了，这充分说明中国先人“法无定法，道法自然”的智慧。魔高一尺，道高一丈的自然辩证法在张某身上的体现，也说明了祖国传统文化中博大精深的深厚内涵，是需要不断发掘探索，发扬光大的。

审时度势，合理用药，百病消

——践行中医科学观，巧用良方治疗妇科输卵管囊肿、积水以及不孕症的实践与思考

病案1　毛某，女，34岁，河南省安阳人。

初诊：2006年5月11日。

症状：右少腹不舒服半年。近来头晕、乏力，腹部有下坠感，今天上午在省级某妇幼专科医院，B超诊断，右侧输卵管见不均质17厘米×14厘米×11厘米囊性包块。进一步内诊检查阴道，结合了省级某医院检查的绒毛膜促性腺激素数据，诊断为宫外孕导致的输卵管囊肿包块。省级某妇幼专科医院建议立即住院手术，切除右侧输卵管囊性包块，以保生命。

毛某和笔者认识10年了。毛某每次在生大病重要关头就来找笔者。

那是1996年春天，毛某24岁时，初入生意场，在小饭店吃饭度日，时间长了，感到乏力，不想吃饭，望舌、问诊得知，目黄、身黄，小便黄。诊治：湿热黄疸。给予利湿清肝。方药：利湿清肝汤（已故郝玉明老师经验方）。方药如下：柴胡24g、黄芩9g、大黄5g、茵陈30g、泽泻10g、茯苓30g、金钱草30g、白头翁30g，5剂，水煎服。

在治疗期间，不能吃糖，有意吃粗粮、清淡饭，必须卧床

半个月（这个学术观点来自郝玉明老师）。毛某遵医嘱，服了20剂清肝利湿汤的化裁方，目黄、身黄退去，病安，身体恢复健康。（实验室化验：肝功能恢复正常。）这是依据《素问·生气通天论篇》："膏粱之变，足生大丁。"意思是说久服厚味油腻食品，导致脏腑蕴热，火毒结聚，是发生疔疮的条件之一。本已受伤的肝脏，再让吃糖，就会加重肝脏的负担。对肝病的治疗起到相反的作用。其二，《素问·五脏生成篇》："人卧则血归于肝，肝受血而能视，足受血而能步，掌受血而能握，指受血而能摄。"因而让病人卧床半个月，血回归肝，对修复受伤的肝脏是有极其重要意义的。其三，服用了《伤寒论》中记载的治疗阳黄（多为急性黄疸型肝炎）的有效方——茵陈蒿汤化裁方利湿清肝汤，疾病很快治愈了。

这次就诊，毛某因宫外孕等引起的输卵管囊性包块，又来找笔者。毛某拿着省级某妇幼医院B超诊断报告，让笔者看，并开门见山地说："我不想做手术，还想要自己的孩子，今天来，是求你给我吃中药的。"笔者说："你得有双手准备：如果吃中药能消了这么大的囊性包块，皆大欢喜；另一可能囊肿还在长，危及生命，随时做好手术准备。"

毛某详细介绍了这次生病过程，半年前出现右少腹隐隐作痛，月经不调。20多天前（2006年4月15日）正常来月经2至3天后，因小腹和右少腹痛的直不起腰来，某诊所的大夫给予桂枝茯苓丸，服后经量变少，小腹还是痛。到4月23日早晨小腹酸痛、扭痛后小腹下坠，阴道流出了1元钱币大的黑色血块后，从此乳房不胀了。4月25日在市级某医院妇产科B超诊断，右侧宫旁后方有不均质包块，并含有积水，腹腔少量积液。这家医院妇产科依据宫外孕开出了宫外孕Ⅱ号方（《周凤梧方剂学》）活血消癥（用于腹腔内血液已凝成的血肿包块），方药如下：莪术、三棱、桃仁、赤芍、丹参，16 剂，水煎服，每日 1 剂。服用此方来消除胚胎（笔者注：癥，是中医对有形之物统称，在妇科其实就是囊肿、肌瘤及恶性肿块等）。另开出了西药口服堕胎药（药名不详），从 5 月 1 日开始服，3 天服完，共 12 片。在服堕胎药第 1 天起，还静脉滴注替硝唑注射液、左氧氟沙星注射液 6 天。市级某医院妇产科经过上述处理后，病人渐渐出现了头晕、乏力、不想吃饭。

2006 年 5 月 5 日在省级某医院妇科开单，化验了绒毛膜促性腺激素 28.4IU/L［（参考范围 <5.1IU/L），刘钦主编的《男性不育百问》说："人体绒毛膜促性腺激素刺激试验人体绒毛膜促性腺激素（β－HCG），是由胎盘分泌的激素。有学者测定，从受孕第 8 天起，开始由胎盘滋养层合体细胞分泌，受孕后 20 天在尿中可测到 HCG……分娩后 4 天左右完全消失……目的在于诊断早期妊娠、葡萄胎及绒毛膜上皮癌等疾病"］。这项检查结果说明宫外孕胚胎依然存在，毛某拿着这张化验单再次到市级某医院妇产科，妇产科医生说："这说明我们的诊断是正确的，采用了中西医结合，给你吃过堕胎药，并让你吃 16 天治疗宫外孕的中药活血消癥药，这样治疗，效果应该是理想的，你回去继续吃药吧。毛某回到家中继续吃着市级某医院 4 月 25 日开的活血消癥药，可是情况越来越重。

今天（5 月 11 日）上午，再次去了省级某妇幼医院。现在除上面介绍到的病痛外，还有全身无力，眼睛看不清东西，小腹胀，触诊按压如木板状硬，右少腹翻身时有针刺样痛，伴有下坠坠到肛门之感，此时晕得睁不开眼，小便时痛，可放射到腰部，是牵拉样痛，痛时饮水可缓解一些。望舌、切脉而知，她的唇色淡暗紫，舌体大淡嫩暗紫，舌苔薄黄，右手腕后脉象沉细微，寸部脉象弱，左手腕后脉象沉细，有点滑。

诊治：癥瘕病。中气不足，脾虚失运，痰湿瘀秽滞留盆腔，形成癥瘕。给予补中益气，化湿消痰，活血消癥。

方药：补中益气汤、少腹逐瘀汤化裁。方药如下：

人参 10g　黄芪 30g　炒白术 12g　炙甘草 6g　升麻 6g　柴胡 6g　当归 10g　陈皮 8g　炒小茴香 20g　炮姜 4g　生蒲黄 5g　肉桂 6g　赤芍 8g　元胡 5g　醋炒五灵脂 5g　没药 4g　川芎 4g　桃仁 4g　炒扁豆 12g　炒川楝子 5g　白蒺藜 10g　生姜 3 片　红枣 5 个

3 剂，水煎服。

解析

毛某从小有一个毛病，经常夜间做梦尿憋得到处找厕所，就是找不到，若找到一个地方，小便了，必定尿床了。这样的事情，从 20 岁至今时有发生。中医理论讲肾主生殖，司二便，这都说明，她先天肾气是不足的。

中国有一句名言：“山环水抱必有气。”人在盘坐时，骨盆为山环，膀胱为水，而子宫位处“必有气”之地，是生命最安全的风水宝地，是生命之源的生发处。保护它，健康长寿，破坏它，疾病滋生，甚者缩短寿命。对女性而言，正常的生育、分娩、哺乳有益健康。受精卵着床后，多次强行人流损害健康，子宫内膜及其附件也会受到创伤，形成慢性输卵管炎或慢性盆腔炎，好比弹坑形成斑点。生命之源的肾中精气封藏严重受损。加之毛某先天肾气不足，司开合的功能不强，经常尿床，多次人流必然加重肾气亏损。肾阳不足，不能温运脾阳，脾虚不运，湿痰瘀邪夹杂滞留，留而不去，形成囊肿或其他包块。

毛某在市级某医院的妇产科和省级某妇幼专科医院妇科，经阴道内诊诊断是宫外孕导致的右侧附件囊肿；省级某医院检验科检验人绒毛膜促性腺激素高于正常标准。都说明了有残留胚胎活动，虽然经过市级某医院妇产科开出打胎药，口服的同时，又服用活血化瘀、帮助消癥的宫外孕Ⅱ号方（即消包块）。其实在4月23日早晨，阴道流出1元钱币大的黑色血块后，乳房发胀消失，按照临床症状说明已经流产了；但实验检查人绒毛膜促性腺激素水平依然是高出正常水平的若干倍以上，B超检查：宫旁可探及实质性的包块，说明有残留胚胎存在，那是相当危险的。因此，省级某妇幼专科医院建议立即手术。

多次人流，人体的元气受损，再服活血消癥药，本已亏虚的元气再次受到重创，病人渐渐出现头晕、眼睛看不清东西、不想吃，伴有小腹腹腔下坠到肛门、小便无力。而右手腕后寸部脉象弱，关、尺部脉象沉细微，左手腕后脉象沉细有点滑，寸部脉象略弱，舌质发淡，是气血两亏，中焦脾胃升清降浊受到重创，清阳不升，中气下陷，投补中益气汤补中益气、升阳举陷，治疗服用消癥药引发的中气下陷，导致的乏力，视物不清小腹胀，腹部下坠到肛门处。

马有度编著的《医方新解》对“补中益气汤”是这样论述的：“复方实验研究亦证明，本方对子宫及其周围组织有选择性的兴奋作用，使子宫收缩增强，并能增强肠道平滑肌张力。此与中医谓其能‘补中益气’颇相吻合。”

《临床应用汉方处方解说》介绍“补中益气汤”时引用了《勿误方函口诀》说：“它毕竟用于小柴胡汤证带有虚候者。”《中医十大类方》提出“柴胡带”在人体的侧部。而少腹部就在柴胡带上。毛某身体极虚，而右少腹囊肿十分严重，用补中益气汤即可治疗毛某虚证，又可治疗少腹囊肿。

为什么要用少腹逐瘀汤呢？这是因为病人在翻身时，右少腹出现针扎样痛，是瘀血特性决定的。她的唇色、舌质暗紫是血行不畅、瘀血在外的征兆。活血化瘀药可清除下焦瘀血癥块。小腹按之如板状坚硬，是中气下陷合并瘀血痰湿秽浊之邪凝聚而成的。小便时放射到腰部牵拉样痛是瘀血引起的，而少腹逐瘀汤是用于妇科血寒瘀滞、少腹积块疼痛的，炒小茴香、炮姜、肉桂温经散寒、暖子宫；当归、川芎、赤芍、生蒲黄、醋炒五灵脂、没药活血化瘀消癥。蒲黄生用重在活血祛瘀，五灵脂炒用重在活血止痛，不伤胃气；舌质淡嫩，用炒扁豆补气健脾去湿；桃仁破血散瘀；白蒺藜疏肝气、消癥瘕包块。诸药合用，共奏补中益气、健脾化痰、活血消癥之功。

二诊：2006 年 5 月 14 日。

症状：精神好转，小腹扭痛、坠胀感减轻，翻身时针扎样痛有所减轻，仍然看不清东西，右少腹压痛，是针扎样痛。望舌、切脉而知，舌体大，舌质淡嫩暗，舌苔白，右手腕后脉象沉细，左手腕后脉象沉细。

方药：初诊方加藿香 10g、茯苓 20g、厚朴 8g、半夏 6g。3 剂，水煎服。

解析

服药后小腹扭痛减轻，翻身针扎样疼痛减轻，精神好转。继续用上方斡旋中焦，补中益气，升阳举陷，活血消癥。西医B超诊断，右侧输卵管有囊性包块，但是作为中医临床医生，必须以中医为体，西医为用，西医检查结论只能作为参考。B超提示囊性包块当作一个症状，是腹腔有积液、水气，在初诊方中增加茯苓、半夏，和方中陈皮、炙甘草组成二陈汤，作用燥湿化痰、理气和中、消除输卵管囊性包块，在补中益气、升清之际，佐用厚朴下气、除满、燥湿、消胀可以相激相撞，消除囊性包块；藿香既可解表，又可化内湿，毛窍一开，内湿更易清除。

三诊：2006 年 5 月 17 日。

症状：右少腹硬按压如木板状变软压之不痛了，下坠感基本消失，但小腹变大了。毛某说："以往来月经前小腹也变大，来潮后复原，现在应来月经，但未来。"毛某的身体表现为腰困，视力不好，右少腹时有隐痛，饮食一般。望舌、切脉而知，舌体大边尖红暗，舌苔白润，右手腕后脉象沉细弦略滑，寸部脉象略显不足，左手腕后脉象沉细，寸部脉象细滑。

方药：二诊方。

3 剂，水煎服。

四诊：2006 年 5 月 20 日。

症状：毛某苍白的面色褪去，睡眠好，视力明显改善，饮食增加，但不知饭香味。小腹膨大如 2 个月妊娠，中间小腹扭痛，阴道来潮血量不多而腰困。昨天右手掌出现红掌突起，伴有如黄豆大的丘疹，今天退缩了。望舌、切脉而知，舌体大舌质淡暗，舌苔薄白，右手腕后脉象沉细微，左手腕后脉象沉细弦，尺部脉象弦细微。

方药：补中益气汤、逍遥散（汤）、少腹逐瘀汤、桂枝茯苓丸（汤）化裁。方药如下：

人参 10g　黄芪 35g　炒白术 8g　苍术 8g　炙甘草 6g　柴胡 6g　升麻 6g　当归 10g　陈皮 8g　赤芍 8g　桂枝 10g　炒小茴香 25g　炮姜 5g　王不留行 15g　茯苓 20g　泽泻 10g　生蒲黄 3g　炒川楝子 4g　元胡 4g　肉桂 5g　没药 4g　醋炒五灵脂 4g　川芎 4g　白蒺藜 8g　藿香 6g　牡丹皮 4g　桃仁 4g　益母草 8g　生姜 3 片　红枣 4 个

3 剂，水煎服。

解析

毛某连服 9 剂后，精神好，视力恢复，腹部如硬板状消失。诸症减轻。效不更方。阴道来潮，小腹扭痛增加，小腹变大如妊娠 2 个月，给予《金匮要略》的桂枝茯苓丸（汤），《经方的魅力》说："桂枝茯苓丸则是全身血液循环障碍的调整剂，是经方中祛瘀血剂的代表。《金匮要略》中将本方用于治疗妇人癥瘕病。但目前临床应用绝不能局限于妇科病……桂枝茯苓丸运用范围是全身性的，但所治的病变部位又是局部性的，本人常以少腹部的压痛为着眼点……桂枝茯苓丸所主的血液循环障碍，其病变的特点多为增生性、包块性。"桂枝温通血脉，赤芍行血中之滞，牡丹皮消除瘀血，桃仁破血结。益母草去旧血，生新血，活血通经，利水消肿。《神农本草经》说："泽泻……消水，养五脏，益气力……"可见泽泻能恢复体力，对消除输卵管囊性包块有促进作用。王不留行，具有走而不住之性，可通血脉，消肿止痛，消除输卵管囊性包块。

五诊：2006 年 5 月 23 日。

症状：视力更加变好，小便增多，但仍不利。昨天在市级某医院妇产科 B 超检查，右侧宫旁及子宫后方不均质包块，周围包裹性积液。子宫大小（6.2 厘米×3.3 厘米），形态正常，包块无变大。右侧宫旁及子宫后方大小约 11.8 厘米×7.5 厘米的不均质包块。与 5 月 11 日 B 超结果比较，腹腔积液吸收了，但包块周围积液增多，现在口渴，饮食不佳，自觉腹部不舒服，小腹及少腹时而隐痛，叩诊右少腹是鼓音；叩诊左少腹是实音。早早孕试纸“弱+”。望舌、切脉而知，舌质淡红较大，略有齿印，舌质略暗，舌苔薄白，右手腕后脉象沉细，尺部脉象弱，左手腕后脉象弦细。

方药：补中益气汤、逍遥散（汤）、五苓散（汤）、桂枝茯苓丸（汤）化裁。方药如下：

人参 10g　黄芪 35g　炒白术 10g　炙甘草 6g　柴胡 6g　升麻 6g　当归 10g　陈皮 8g　茯苓 15g　泽泻 15g　大腹皮 15g　赤芍 15g　生白芍 10g　桂枝 10g　白蒺藜 10g　桃仁 5g　牡丹皮 8g　猪苓 10g　炒小茴香 20g　生姜 3 片　红枣 4 个

3 剂，水煎服。

解析

《灵枢·大惑论篇》说：“五脏六腑之精气，皆上注于目。”服了上药，毛某视力更加变好，是体内受损的精气得到修复，正气有所增强。毛某带来市级某医院 B 超诊断：囊性包块无变大。但包块周围包裹性积液增多。小腹及少腹时而隐痛，叩诊右少腹鼓音，随着体位改变，有移动性浊音；叩诊左少腹实音。自觉腹部不舒服，不想吃饭，舌淡脉细，继续服补中益气汤升清降浊，恢复受损的元气，更利于排浊。少腹是肝经所属，而小腹及少腹隐痛，叩诊左少腹实音（正常情况，腹部叩诊的声音是回声比较清脆的，没有沉闷或者是杂音），是病人处于紧张状态，肝经左升右降功能受阻，致使痰瘀水浊之邪滞留。毛某生性多疑、易怒，反映在左手腕后脉象弦，左关部弦脉表示肝气不疏，投逍遥散（汤）疏散肝气郁结，肝气一疏，气机升降出入步入正常轨道，可引导诸药到达肝经，发挥作用；叩诊右少腹是鼓音，随着体位改变有移动性浊音，是腹腔中有积液，B 超结果已经证明。舌体较大，口渴，小便不利，是水液异常分布的征兆。《伤寒论》中称“蓄水”，五苓散（汤）可治“蓄水”，《经方的魅力》说：“五苓散是一张调节人体水液分布异常的方剂……只要出现口渴、小便不利、舌体胖大，边见齿痕者，都可以考虑使用本方。”用大腹皮下气宽中，利水消肿；生白芍可以柔肝，通二便利水消肿。

六诊：2006 年 5 月 26 日。

症状：吃饭好，视力好，月经来潮 3 天，量多，色黑，无血块，昨天左少腹扭痛，卧位起床变成直立时痛，叩诊实音，触诊左少腹痛重；右少腹也痛，触诊小腹发硬，按压子宫部位隐痛，小腹没有变小，仍高起如 2 个月妊娠，昨天大便三次。望舌、切脉而知，舌体大，舌质淡暗，舌苔薄白，右手腕后脉象沉细，左手腕后脉象沉细弦。

方药：五诊方去生白芍、大腹皮、炒小茴香，增加益母草 10g、浙贝母 6g、藿香 6g；浙贝母化痰消肿，和诸药消除宫旁包块。再进 3 剂，以观疗效。

七诊：2006 年 5 月 29 日。

症状：面色好看，说话有力，精神佳，视力特别好，小便有力了，十分爽快。从 5 月 23 日来潮至今，还在下黑色血，淋漓不断，时有时无，小腹松快了许多。小腹也变软了，大便日二次。望舌、切脉而知，舌体大舌质淡嫩，色偏暗，舌苔薄白，右手腕后脉象寸部不足，关、尺部脉象沉弦紧，左手腕后脉象弦细紧。

方药：补中益气汤、逍遥散（汤）、五苓散（汤）、桂枝茯苓丸（汤）化裁。方药如下：

人参 10g　黄芪 35g　炒白术 10g　炙甘草 6g　柴胡 6g　升麻 6g　当归 10g　陈皮 6g　茯苓 20g　猪苓 10g　桂枝 15g　赤芍 15g　桃仁 8g　牡丹皮 10g　泽泻 10g　元胡 5g　炒川楝子 5g　白蒺藜 10g　益母草 15g　炒扁豆 15g　浙贝母 10g（捣）　鸡血藤 20g　生姜 3 片　红枣 4 个

6 剂，水煎服。

八诊：2006 年 6 月 4 日。

症状：精神好，各种症状减轻，只是睡眠不太好，双肩胛骨有点痛，按压右少腹有点扭痛，阴道流出少量土色分泌物。望舌、切脉而知，舌边尖颤动，舌质淡暗，舌苔薄白，右手腕后寸部脉象略显不足，关、尺部脉象沉细弦，左手腕后脉象沉细弦。

方药：补中益气汤、逍遥散（汤）、五苓散（汤）、桂枝茯苓丸（汤）、生化汤化裁。方药如下：

人参 10g　黄芪 35g　炒白术 10g　炙甘草 6g　柴胡 6g　升麻 6g　当归 10g　陈皮 8g　猪苓 10g　茯苓 20g　桂枝 12g　赤

芍 12g　桃仁 8g　牡丹皮 10g　泽泻 10g　元胡 5g　炒川楝子 5g　白蒺藜 10g　益母草 15g　炒扁豆 15g　浙贝母 10g　川芎 5g　炮姜 5g　藿香 6g　鸡血藤 20g　桑枝 30g　羌活 5g　防风 5g　生姜 2 片　红枣 4 个

6 剂，水煎服。

解析

阴道断断续续流出少量土色分泌物。又根据是宫外孕所致囊肿，以上方进退，增加生化汤的成分。生化汤是清代傅山《傅青主女科》中用来治疗产后血虚受寒、恶露不行等证的方子。《方剂心得十讲》说："（生化汤）临床上应用很广，目前常用本方随证加减，治疗产后子宫收缩痛、产后胎盘残留、产后子宫复旧不良、慢性子宫内膜炎等病症。"推而广之，对于残留宫外孕胚胎也有清除作用。对宫外孕导致囊肿造成的阴道流出土色分泌物，也有治疗作用。

九诊：2006 年 6 月 11 日。

症状：右少腹按压痛，是隐痛，B 超检查："子宫右后方可及一包块，形态不规则，大约 13 厘米 ×9.9 厘米 ×7 厘米，有包膜，提示：A. 盆腔肿物。B. 子宫暂未见明显异常。C. 水消失。"望舌、切脉而知，舌体边尖淡暗，舌苔薄白，右手腕后寸部脉象弱，关、尺部脉象沉细略滑，左手腕后脉象沉细略弦滑。

方药：补中益气汤、少腹逐瘀汤、桂枝茯苓丸（汤）化裁。方药如下：

桂枝 15g　牡丹皮 15g　桃仁 15g　赤芍 15g　茯苓 40g　黄芪 40g　人参 10g　炒白术 12g　炙甘草 8g　柴胡 6g　升麻 6g　当

归 12g　陈皮 6g　川芎 6g　浙贝母 10g（捣）　生牡蛎 25g（先煎半小时）　炒小茴香 20g　炮姜 6g　生蒲黄 10g　炮甲珠 5g（研面冲服）　元胡 8g　醋炒五灵脂 10g　没药 8g　生姜 2 片　红枣 6 个

2 剂，水煎服。

解析

右手腕后寸部脉象不足，其他部位脉象细，舌质淡，是中焦脾胃受损，不能升清而致肺气更加不足，用补中益气汤健脾升清，益肺气。脉象见到滑象，是有余证，是盆腔内瘀浊较为严重（B 超检查宫腔后方可及一包块，但包块比 5 月 11 日初诊时缩小）加大消癥药的用量。炮甲珠活瘀血、消痈肿，引药直达病所，以清除残留胚胎。生牡蛎、浙贝母软坚散结，消除包块。

十诊：2006 年 6 月 13 日。

症状：小腹按压不痛了，精神好，小便量多，次数多，大便偏稀量多。望舌、切脉而知，舌体较大，舌质淡暗，舌苔薄白，右手腕后寸部脉象较弱，关、尺部脉象沉细滑较有力，左手腕后脉象沉细较有力略弦滑一些。

方药：补中益气汤、逍遥散（汤）、桂枝茯苓丸（汤）、五苓散（汤）化裁。方药如下：

人参 10g　黄芪 30g　炙甘草 6g　柴胡 6g　升麻 6g　当归 8g　陈皮 6g　桂枝 15g　茯苓 40g　牡丹皮 15g　桃仁 15g　赤芍 15g　猪苓 10g　泽泻 15g　炒白术 10g　吴茱萸 15g　益母草 30g　泽兰 10g　浙贝母 10g（捣）　生牡蛎 25g（先煎半小时）　半夏 8g　五灵脂 10g　炮甲珠 6g（研末冲服）　肉桂 6g　生姜 3 片　红枣 6 个

10 剂，水煎服。

解析

右手腕后脉象寸部略弱，是中气不足，不能升清、肺气依然不足，继续用补中益气汤补中益气，升清降浊。而逍遥散（汤）针对左手腕后脉象弦，继续疏解肝经郁滞。脉象滑较有力，是腹腔有实邪存在（B 超提示：子宫后包块），继续用桂枝茯苓丸（汤）消除包块，用五苓散（汤）消除腹腔内的积液。半夏可以协助浙贝母软化、消除包块。这次用方吸收了李可用方经验，《李可老中医急危重症疑难病经验专辑》说："若少腹不时绞痛，多属寒凝，加吴茱萸 15 克（洗）直入肝经血分，破冰解冻，收效更速。加子宫专药益母草，协以丹参、泽兰叶，加强宫血循环，促进炎性渗出物之排泄及吸收。"人参、五灵脂属于"十九畏"用药，"有是证，用是方"是《伤寒论》用药特色，病人属于气虚有瘀，应用这组药，补气祛瘀，应当效佳。

十一诊：2006 年 6 月 22 日。

症状：阴道分泌物减少了，精神好，今天上午再次去了省级某妇幼专科医院，B 超检查，右侧附件可见：12.3 厘米 × 7.9 厘米 ×5.7 厘米不规则包块，边界尚清，内透声差，见不规则分隔回声，右侧附件区有囊性包块。妇科专家再次阴道内诊，诊断是宫外孕所致囊性包块，囊性包块中是血性（陈旧性宫外孕妇女检查：宫颈举痛，宫旁可触及包块，压痛，可经阴道后穹窿穿刺，如排出不凝的血液可助诊断）。专家告诉现在没有生命危险了。就诊时患者右脚大趾不舒服，触诊胃脘及脐周跳动，触诊右少腹不舒服，望诊、切脉而知，舌体边尖红略暗，舌苔薄白，右手腕后脉象沉细较滑，左手腕后脉象沉细较滑且弦一些。

方药： 五苓散（汤）、桂枝茯苓丸（汤）、逍遥散（汤）化裁。方药如下：

桂枝15g　茯苓40g　牡丹皮20g　桃仁15g　赤芍15g　浙贝母15g（捣）　生牡蛎25g（先煎半小时）　猪苓15g　丹参30g　泽泻15g　炒白术12g　肉桂6g　吴茱萸15g　益母草30g　鸡血藤20g　泽兰12g　炮甲珠6g（研面冲服）　醋炒五灵脂10g　当归12g　柴胡8g　炒小茴香20g　车前子15g（包煎）　炙甘草6g　炮姜6g　醋炒香附8g　党参12g　生姜2片　红枣6个

4剂，水煎服。

解析

少腹是肝经循行部位，触诊少腹不舒服，是肝经阻滞，脚大拇趾外侧由肝经所主，内侧脾经所主，大拇趾不舒服，是肝脾不和，加之左手腕后脉象弦，用逍遥散（汤）疏肝解郁、畅通经络；醋炒香附入肝经，而行气滞；炮姜入血分，可温经散寒。

十二诊： 2006年6月28日。

症状： 毛某带来6月26日在省级某医院化验绒毛膜促性腺激素（β－HCG）1.2IU/L（参考范围＜5.1IU/L），说道：右少腹压痛消失，右脚大拇趾不舒服消失；现在仅有一点大拇趾压痛，胸痛，腰困。望舌、切脉而知，舌质边尖红，舌苔薄白，右手腕后脉象沉细，尺部脉象弱，左手腕后脉象沉细略弦滑，尺部脉象弱。

方药： 逍遥散（汤）、五苓散（汤）、桂枝茯苓丸（汤）、五子衍宗丸（汤）化裁。方药如下：

当归10g　茯苓30g　炒白术10g　赤芍15g　炙甘草6g　柴胡10g　桂枝15g　猪苓10g　泽泻15g　牡丹皮15g　桃仁10g　菟丝子12　枸杞子12g　车前子10g（包煎）　生薏苡仁20g　补骨脂8g　党参12g　浙贝母12g（捣）　生牡蛎25g（先煎半小时）　吴茱萸13g　炮甲珠6g（研面冲服）　醋五灵脂6g　附子6g（先煎一小时）　淫羊藿12g　白芷8g　藿香6g　生姜3片　红枣4个

6剂，水煎服。

解析

人绒毛膜促性腺激素结果1.2IU/L，在正常范围，是宫外孕残留因素全部消除的指征。根据腰困、双手腕后脉象尺部不足，加了菟丝子、枸杞子、车前子、补骨脂子类补肾药滋阴温肾、利水消肿；淫羊藿能温肾壮阳，可治腰困，强壮身体；附子活血化瘀、补火助阳、温里散寒、走而不守，可消除腹腔中寒凝瘀滞，诸药合用正气存内，促使腹腔囊性包块尽快排除。

十三诊：2006年7月2日。

症状：精神、睡眠均好，腹部不舒服消失，仅有背困、大便稀。望舌、切脉而知，舌苔薄白，右手腕后脉象沉细，关部脉象略滑，左手腕后脉象沉细弦。

方药：十二诊方加皂角刺8g。

8剂，水煎服。

十四诊：2006年7月12日。

症状：右少腹部变软，精神不太好，大便略稀。望舌、切脉而知，舌质淡暗，舌苔薄白，右手腕后脉象沉细缓，左手腕后脉象沉细缓。

方药：补中益气汤、逍遥散（汤）、桂枝茯苓丸（汤）、少腹逐瘀汤化裁。方药如下：

人参10g 黄芪30g 炒白术12g 炙甘草6g 柴胡6g 升麻6g 当归12g 陈皮6g 炒扁豆15g 茯苓30g 赤芍12g 桂枝12g 皂角刺6g 附子10g（先煎一小时） 桃仁6g 牡丹皮12g 藿香8g 炒小茴香20g 炮姜5g 肉桂8g 蒲黄6g 炮甲珠6g（研末冲服） 川芎6g 五灵脂8g 昆布15g 生姜3片 红枣6个

方中昆布软坚散结、化痰消囊肿。以此方化裁进退30剂，水煎服。

十五诊：2006年8月14日。

症状：省级某妇幼专科医院B超提示：右侧附件可见5.2厘米×4.1厘米×3厘米不规则包块，边界清晰。现在吃饭好，精神好，仅有右少腹时有憋胀。望舌、切脉而知，舌边尖略淡暗，舌苔薄白，右手腕后脉象沉略缓，左手腕后脉象沉细弦。

方药：补中益气汤、逍遥散（汤）、五苓散（汤）、桂枝茯苓丸（汤）化裁。方药如下：

党参12g 黄芪30g 炒白术10g 炙甘草6g 柴胡6g 升麻6g 当归10g 陈皮6g 桔梗6g 郁金8g 丝瓜络10g 桂枝12g 茯苓30g 牡丹皮12g 桃仁12g 赤芍12g 猪苓10g 泽泻12g 浙贝母8g（捣） 生牡蛎25g（先煎半小时） 五灵脂8g 白芷10g 炮甲珠5g（研面冲服） 皂角刺6g 藿香6g 生姜3片 红枣4个

5剂，水煎服。

解析

B超检查右侧附件包块明显缩小了，右少腹时有憋胀，右手腕后脉象细，左手腕后脉弦，给予逍遥散（汤）疏肝解郁，畅通肝经阻滞；脉细是气血不足，用补中益气汤扶正祛邪；用五苓散（汤）清除腹腔积液，用桂枝茯苓丸（汤）消除右侧附件包块。

2008 年 3 月 14 日，毛某专程来看我，说到 2006 年 8 月 14 日开走药后，带着方药回到家乡，服了笔者开的方约有 30 剂，经过 3 次 B 超检查，右侧附件见 2 厘米 ×1 厘米 ×1 厘米包块，边界清楚。其他未见异常。就没有再吃药。1 周前再次 B 超检查，子宫附件未见异常。

2012 年 4 月，再次见到毛某，她告诉笔者，子宫附件良好。

病案 2　张某，女，28 岁，山西省祁县人。

初诊：2006 年 5 月 29 日。

症状：月经不调，漏下时断时续。市级某医院妇产科资深专家经过阴道内诊、B 超检查诊断：左侧附件有囊性包块。专家告诉她今生只能通过试管婴儿当母亲了！

2004 年 4 月结婚后半年未孕，曾到市级某医院妇产科检查，结论为输卵管粘连，做了输卵管复通术。

2005 年 4 月做了手术，切除了右侧输卵管所包含的宫外孕胚胎。

2006 年 3 月，张某月经漏下不止，血色红暗，市级某医院妇产科 B 超诊断：左侧附件见 3 厘米 ×2 厘米 ×1.5 厘米的囊性包块。周围有包裹积液。

她面色发青，不思饮食，时而烦躁，说到："精神大大不如去年手术前。"B 超诊断：左少腹附件有囊肿，但不痛；时而出现右少腹手术伤口处痛、痒（即 2005 年 4 月宫外孕切除右侧输卵管）。触诊胃脘、脐腹部筑筑而动。按压左少腹痛。望舌、切脉而知，舌边尖红暗，舌苔薄白，右手腕后脉象沉细略弦，尺部脉象弱，左手腕后脉象沉细略弦，尺部脉象沉弱。

诊治：癥瘕病。肝郁气滞，脾虚运而不化，痰湿瘀浊滞留左少腹，形成囊性包块，给予疏肝解郁、健脾化痰、活血消癥。

方药：桂枝茯苓丸（汤）、四逆散、当归芍药散（汤）化裁。方药如下：

桂枝 20g　茯苓 30g　赤芍 15g　桃仁 8g　牡丹皮 15g　当归 10g　炒白术 12g　炙甘草 6g　柴胡 10g　泽泻 10g　川芎 8g　枳壳 10g　党参 10g　黄芪 30g　鸡血藤 20g　益母草 15g　炒小茴香 20g　郁金 6g　丝瓜络 8g　浙贝母 8g（捣）　五灵脂 8g　附子 8g（先煎一小时）　熟地黄 20g　生姜 3 片　红枣 2 个

8 剂，水煎服。

解析

宫外孕切除右侧输卵管，造成了内生殖器官不健全，右侧少腹皮肤遗留下一个 3 寸（1 寸≈3.3 厘米）长的刀口瘢痕。多次人流加上手术对生命之源——肾中精气创伤是严重的，肾阳不能温煦脾阳，脾虚不能运化水湿，痰湿瘀滞进一步造成仅存留的左侧输卵管囊肿积水。

张某面色发青，时而烦躁，左少腹压痛，左手腕后脉象略弦，这组证候加脉象是肝经郁滞所致，给予《伤寒论》四逆散，方中柴胡、炙甘草、枳壳、赤芍疏肝解郁，缓解腹中疼痛；当归芍药散（汤）（当归、赤芍、茯苓、炒白术、川芎、泽泻），出自《金匮要略·妇人妊娠病脉证并治篇》：“妇人怀妊，腹中㽲痛，当归芍药散主之。”《金匮要略·妇人杂病脉证并治篇》：“妇人腹中诸疾痛，当归芍药散主之。”冯世伦、张长恩主编的《张仲景用方解析》说：“妇人腹中诸疾痛，多属虚寒痰饮瘀血所致，宜本方主之。”也就是说，这张方配合其他药物对妊娠有关或无关的，对虚寒而有痰湿瘀血凝滞的囊肿，有消除作用。给予桂枝茯苓丸（汤）消除左腹腔囊性包块。郁金、丝瓜络可以疏肝通络，消除两胁下部和两少腹疼痛不适。左手腕后脉象尺部不足，熟地黄可滋肾养肝、补血填精。右手腕后脉象尺部不足，附子可温肾助阳，逐寒燥湿，上述三张方中涵盖了桂枝汤的主要成分，加生姜、红枣，可调和营卫、气血、不发汗而达到微微出汗，是扶正祛邪，调整体内不协调达到协调。

二诊： 2006 年 6 月 5 日。

症状： 精神好，按压左少腹不痛了。张某问笔者能否不吃汤药，用其他药代替？望舌、切脉而知，舌头边尖红，舌苔薄白，右手腕后脉象沉细，左手腕后脉象沉细弦。

方药： 逍遥丸、桂枝茯苓丸，各 2 盒，早晚各服 1 丸，日 2 次。

解析

张某服了 8 剂汤药，精神转佳，左少腹不压痛了，是体内囊肿包块缩小了，积水或许不存在了。患者不愿再吃汤药。

逍遥丸实质是四逆散、当归芍药散的化裁剂。此方疏肝健脾，是调理妇科疾病的一张良方。

2006 年 6 月 14 日上午，张某打来电话告诉笔者，市级某医院 B 超检查诊断：“囊肿缩小了。”

三诊：2006 年 6 月 22 日。

症状：精神好，无异常。市某医院 6 月 14 日 B 超检查诊断：左侧附件见 1.5 厘米 ×1 厘米 ×0.5 厘米不规则囊性包块。触诊胃脘及脐部筑动明显，触摸左少腹发冷，触摸右少腹发热。望舌、切脉而知，舌体大略暗，舌苔薄白，右手腕后脉象沉细，左手腕后寸部脉象弱，关、尺部脉象弦。

方药：逍遥丸、桂枝茯苓丸各 2 盒，补中益气丸 1 盒。逍遥丸、桂枝茯苓丸早晚各吃 1 丸，日 2 次；而补中益气丸早晨服 1 丸，日一次。

解析

患者自觉腹腔无异常了，触诊脐部仍在筑动，触摸左少腹发冷，触按右少腹发热，开出了逍遥丸、桂枝茯苓丸各 2 盒；补中益气丸 1 盒。右手腕后脉象沉细弱；左手腕后脉象沉细弦；左手腕后关部脉象属肝，弦表示肝郁，右手腕后关部属脾胃，细弱表示脾胃虚寒，用逍遥丸来疏肝健脾；肝气一疏，脾运强健，位于肝经走行少腹部的囊肿，可松动减轻；桂枝茯苓丸是治妇科包块（中医称“癥”）的一张良方。此病是痰湿瘀相互交织，凝聚而成。补中益气丸是治中气下陷，脏器下垂，体虚容易外感的一张良方。张某自述，手术后身体大不如手术前，舌质发淡，脉细，是应用补中益气丸的依据。

2006 年 6 月 29 日，张某打电话告诉笔者，囊肿消失了。

2007 年 4 月在张某的身上发生了微妙的变化，特别想吃辣酱面，之后的第 2 天清晨，乏力，恶心，欲吐。去市级某医院，从内科转诊到妇科。妇科检查后告诉她：“回去吧，是怀孕了。”惊得夫妻两人认为是听错了。2 个月后 B 超检查诊断：

子宫内可探到2月胎儿，发育良好。未见其他异常。

医治思考、感悟

妇科附件囊肿、宫外孕在临床极为常见，多次人流可使子宫内膜、附件失去光滑，好比留下弹坑、形成斑点，非常容易积聚痰饮、瘀秽之邪，加之当代女性普遍贪恋冷饮、肚脐暴露、腰部暴露，内虚外寒，是时代特点，容易导致脾虚不运，痰湿瘀浊滞留盆腔，形成囊性包块或肌瘤，治疗必须补益中气，强化脾主运化功能，正气存内，使新的痰湿瘀秽不再产生，同时合并消癥、清除蓄水之品，已达攻补兼施，疾病消。

前文所述我的两个病例都是妇科附件囊肿包块，一例是陈旧性宫外孕导致的17厘米×14厘米×11厘米囊肿，在服用活血化瘀消癥药后，有出血加炎症反应，还会继续生长，输卵管随时有破裂出血，危及生命的危险。一例是囊肿造成不孕。二者用药相似，通过服用中药，毛某的囊肿消失了，避免了手术创伤性保命的痛苦。张某服药消除了囊肿后怀孕了，这让曾给张某治疗过妇科疾病的西医专家感到不可思议！

乙字汤加减治疗痔核肿大及痔疮出血临证探研录

病案 1　张某，女，37 岁，山西省运城市夏县人。

初诊：2011 年 7 月 4 日。

症状："我得痔疮病 10 余年了，大便或劳累后痔疮可突出肛门外，但都能自行恢复。近七八天来，痔核肿大突出肛门外，不能回复，还有烧灼样疼痛，坐卧不安，行走困难，心中十分烦躁。从家乡（运城）来到太原一家肛肠专科专病医院。超声检查诊断为：痔疮肿大 2 厘米 ×3 厘米。该院建议手术切除治疗。今天特地来找薛大夫，求助于中医。"张某面色黄，吃饭可，出汗多，叩诊肝区疼痛。触诊脐部有跳动。望舌、切脉而知，舌质淡暗，舌苔薄白，右手腕后脉象沉缓细，左手腕后脉象沉弦细，尺部脉象弱。

诊治：痔疮肿大外露。病在少阳，不能升清，肛静脉曲张回流受阻，日久形成肿大的痔块突出肛外，给予和解少阳、升清、燥湿、软化痔块。

方药：乙字汤、消瘰丸（汤）、逍遥散（汤）化裁。方药如下：

柴胡 6g　升麻 15g　黄芩 6g　大黄 4g　当归 8g　怀牛膝 10g

地榆 15g　鸡血藤 15g　藿香 6g　茯苓 15g　苍术 10g　生白芍 8g　赤芍 6g　炙甘草 6g　元胡 6g　桑枝 40g　生牡蛎 30g（先煎半小时）　浙贝母 6g（捣）　桂枝 4g　玄参 8g　黄芪 30g　防风 3g　皂角刺 8g　党参 10g　生姜 3 片　红枣 3 个

3 剂，水煎前 2 次，分别早、晚口服，煎第 3 次后，用汤药水从肛门外部熏洗。

解析

乙字汤是日本医家原南阳治疗各种痔疮疾病的经验方。方中柴胡、升麻有清解下焦湿热之力，同时二药还有升提之性，对肛静脉回流受阻有疏导作用，升麻自古就常作为犀角之代用品，有止血之效；当归养血活血，能加强肛静脉回流；黄芩清里热；大黄活血通便；怀牛膝引药下行，加强了大黄活血通便之效；与柴胡、升麻合用有升有降，有推陈致新之效，对痔疮、肛裂有愈合作用。党参、黄芪补气升阳，在柴胡、升麻的协同作用下，作用强大。

痔疮虽为局部疾病，也可以说是全身疾病的反映，与肝有密切联系，肝经起于足大趾上毫毛部，沿着足跗部向上，经过内踝前一寸处，向上至内踝上八寸处，交出足太阴经的后方，上行膝内侧，沿着股部内侧，进入阴毛中，环绕过阴部，上达小腹，夹着胃旁属于肝脏，联络胆，向上通过横隔，分布于胁肋，沿着喉咙的后面，向上进入鼻咽部……消瘰丸（生牡蛎、浙贝母、玄参）来自《医学心悟》，是治疗瘰疬（指颈部淋巴结核）的。瘰多生于耳前后，是肝经所过部位。痔核在肛门部周围，是肝经所经过部位。笔者移花接木，将它配合主方，用治痔核肿大，生牡蛎软坚散结消肿；浙贝母则燥湿化痰散结；

玄参养阴散结；合用逍遥散（汤）可加强上方和解少阳之效，或者叫疏肝健脾，可以缓解肛静脉回流受阻。地榆入肝经，消除肛静脉回流瘀阻，并可清热消肿。皂角刺活血散结消肿，消除张某痔疮肿大外露。

二诊：2011年7月6日。

症状：痔核缩小了2/3，不痛了。现在胃脘烧心、吐酸，伴有不思饮食，叩诊肝区疼痛，右少腹痛，腰困，小便不利。望舌、切脉而知，舌质淡红，舌苔薄白，右手腕后脉象沉细缓，左手腕后脉象沉细弦。

方药：乙字汤、消瘰丸（汤）、逍遥散（汤）化裁。方药如下：

柴胡6g　黄芩4g　升麻15g　当归8g　大黄4g　怀牛膝10g　地榆15g　茯苓15g　苍术10g　生白芍6g　赤芍6g　炙甘草6g　桂枝6g　炒川楝子4g　元胡4g　桑枝30g　生牡蛎30g（先煎半小时）　浙贝母8g（捣）　皂角刺6g　党参10g　白芷10g　煅瓦楞10g（先煎半小时）　黄芪30g　防风3g　狗脊20g　独活4g　干姜5g　生姜2片　红枣3个

3剂，煎服用法同上。

解析

张某胃脘发烧，加煅瓦楞止胃酸，治烧心。叩诊肝区疼痛，左手腕后脉象弦，右手腕后脉象细缓，用逍遥散中养血柔肝的生白芍，与炙甘草酸甘化阴，缓急止痛，对大便变软都有作用。赤芍活血化瘀。炒川楝子、元胡能够缓解两胁下部疼痛。狗脊、独活补肝肾，强腰脊，祛风湿，治疗腰困。上方共同作用痔核消散，大便畅通，疾病消。

2011 年 8 月上旬，患者张某的弟媳妇荣某打来电话咨询别的事情。笔者问到张某情况。她说："吃完 6 剂中药，痔核消散了，不痛了，一切正常了。"

病案 2　刘某，女，22 岁，河北省行唐县人。

初诊：2004 年 11 月 29 日。

症状：痔疮出血，色鲜红下流五六天。刘某是才过门 1 个月的新媳妇。因大便出血鲜红、疼痛，去肛肠医院门诊，诊断为痔疮、肛裂。早早孕试纸检查（+ -），肛肠医院门诊不给处理。望舌、切脉而知，舌边尖红略暗，左手腕后脉象弦一些，其他脉象平和。

诊治：痔疮。初婚妊娠，初婚性生活频繁，前阴及阴部容易充血，肛静脉回流不畅，容易引起痔疮出血。给予和解少阳、升清、止血、消痔。

方药：乙字汤化裁。方药如下：

柴胡 15g　黄芩 10g　升麻 20g　当归 10g　大黄炭 5g　怀牛膝 15g　鸡血藤 20g　仙鹤草 30g　荆芥炭 10g　地榆炭 30g　槐花 25g

3 剂，水煎，用汤药水从肛门外部熏洗。

解析

初婚妊娠血液相对聚结在下焦子宫处会多些，妊娠生理发生了本质变化，但心理一时还接受不了现实，因而有些紧张焦虑。脾的升清降浊功能有所减弱，易引起肛静脉回流受阻，引起痔疮出血。笔者开出了乙字汤，升清解毒止血治痔疮。

仙鹤草又名脱力草，是止血良药。浙江民间用仙鹤草治体虚乏力，足见其有强壮之功。地榆能清下焦血热，治大小便出血，炒炭止血效果更好。《药性赋白话解》说：“荆芥穗清头目、便血。”荆芥穗炒炭，止血效果更佳。鸡血藤能去旧血生新血、舒筋活络。对缓解痔疮，改善肛静脉曲张有良好的作用。槐花为治各种出血，尤善治便血和痔疮出血。原方中大黄改为炭用，中医认为：“血见黑则止。”

上药水煎外用，直接针对病灶，外用药热气熏洗热性上升，对改善肛静脉回流受阻起到促进作用，而且没有内服药的副作用，诸药合用清升浊降，血止胎儿安，达到理想的效果。这种方法在临床上值得提倡发扬。

用过1剂后，肛门痛止，出血减少，3剂熏洗后痔疮出血停止，肛裂愈合。

二诊：2005年1月23日。

症状：痔疮患处又有一点出血，仍用上方3剂，用法同上，她回去将药煎熬后，再次熏洗，用后痔疮出血止。

2005年后半年生了一个健康足月的男孩，2015年回访，小男孩已经10岁。刘某从此以后再没有发生过肛裂、痔疮出血。

痔疮虽为肛门局部的疾病，但发病原因很多，且多与全身其他疾患有关。肛门直肠居于下部，血液向上回流受阻碍；痔上静脉及其分支无瓣，血液回流不畅；直肠血管排列特殊，在不同高度，穿过肌层，容易受粪便压迫，静脉经过黏膜下层的疏松组织容易扩张成痔。久立、久坐易患本病。妇女怀孕、腹内有包快、久坐湿地都是患病的重要因素。此外，情志不畅也是生病原因之一。

医治思考、感悟

临证治疗痔疮疾病，选用乙字汤。乙字汤由柴胡、黄芩、升麻、当归、大黄、甘草组成。此方实际属《伤寒论》中柴胡汤的化裁方。中医认为："二便不调责任在肝。"说明肝与肛肠疾病有密切的关系。日本医家原南阳认识到这些，故用柴胡汤治疗肛周疾病，实践证明是切合病理需要，是完全正确的。

在临床活血、泻下等药对孕妇，尤其是初孕妇更应慎用。因为初孕是胎儿成形期，用药不当会致胎儿畸形。针对这一特殊情形，临床可以按照内服药用药程序，四诊合参，脉诊定夺，辨证开方，将内服药改为外用直接熏洗肛门。既避免了内服药可能造成流产或致畸形的弊端，又能直接用药、吸收，药到病除，胎儿安。

天地交而万物通

——践行中医科学观治疗老年瘙痒症的思考与实践

魏某，女，56 岁，山西省运城市河津市人。

初诊：2009 年 9 月 9 日。

症状：皮肤瘙痒困扰患者 1 年之多，加重 9 个月，中西医药久治不愈，十分痛苦。这是魏某小咳微喘落座后，抓耳挠腮，用很慢的语调主诉的病痛。

她的病源于 2008 年五一劳动节前，外出淋雨感冒治愈后，渐渐出现了阵发性身上发痒，得病初期半个月痒一次，痒在局部，时而上肢痒，时而下肢痒，时而后背，时而前胸，游走不定。就诊时 3 天痒一次，浑身上下都痒，没有片刻消停，每当背部痒时常在树上蹭也不能减轻，有时发作起来如百虫咬着心烦。皮肤瘙痒的皮疹如蚊虫叮咬的红斑，当地医院诊断为老年瘙痒症。给予抗组胺的马来酸氯苯那敏（扑尔敏）类药品，外用 1% 碳酸炉甘脱敏止痒洗液等，治治停停，辗转 8 个月，不见好转。

旧病未除却又新增咳嗽。长女带她去了西安，在陕西省级某医院皮肤科门诊同样诊断为老年瘙痒症。呼吸科、消化科做相关检查，胸部 X 线提示：肺纹理增粗。诊断为气管炎。胃镜检查诊断：萎缩性胃炎，幽门螺杆菌（＋＋）。给出了相关治疗诸症都不见好转。

魏某又去这家医院的中医皮肤科。诊断为瘙风症（中医病名），给予活血祛风止痒药，毫无寸功。又改服抗组胺的西替利嗪、氯雷他定，仍无效。

魏某三女儿经朋友介绍，领她母亲找到笔者。

魏某除瘙痒症之外，伴有咳嗽，吐白痰如水，动则气喘，头晕，不思饮食，体重比生病前减轻了7.5千克，疲倦得不想动，大便久已不成形。望舌、切脉而知，舌质嫩胖大，舌苔白略润，右手腕后脉象沉缓无力，左手腕后脉象沉缓无力。

诊治：瘙风症。中气不足，脾失运化，湿浊弥漫三焦。给予补中益气、健脾渗湿、芳香化浊而止痒。

方药：补中益气汤、藿朴夏苓汤化裁。方药如下：

藿香12g　厚朴10g　半夏6g　茯苓25g　猪苓15g　淡豆豉6g　白蔻仁10g（后下）　生薏苡仁30g　泽泻8g　苦杏仁8g　党参10g　黄芪30g　苍术10g　炙甘草4g　柴胡5g　升麻5g　当归8g　陈皮6g　白蒺藜12g　地肤子10g　蛇床子10g　白鲜皮10g　葛根25g　白芷12g　土茯苓15g　夜交藤20g　桑枝30g　防风3g　生姜3片　红枣4个

4剂，水煎服。

解析

魏某体重减轻，走路气短，喘而咳，皮肤瘙痒。魏某是本虚标实，中州受损，清阳不升，阴霾浊气缠身，引发的诸多病变。

魏某在西安某医院胸部X线提示：肺纹理增粗。消化科胃镜检查：幽门螺杆菌（＋＋），给予抗生素治疗，站到西医角度绝对是正确的。站到中医宏观角度看问题：有两种情况，第一病人确实是细菌感染、是实证而造成的肺纹理增粗，对抗生素和双黄连制剂，可以说是效佳。第二对因虚而致、时间久浊邪滞留，不能排除，造成的肺纹理增粗，抗生素不但没效，反而杀伤体内的正气，疾病只能加重。对胃炎查出了幽门螺杆菌，用抗生素和苦寒中药制剂也是同理。中医治病是量身裁衣，针对每个人的体质因素而调治的。如魏某是中气下陷，病根在中焦，是脾虚影响到肺咳，中医说："脾为生痰之源，肺为贮痰之器。"病根在脾，咳嗽表现在肺，用抗生素治肺，因本无炎症，乱杀无辜，必然病情加重。

魏某咳嗽气短，吐痰而喘，脉沉无力，为不足，是气虚、中气下陷，虚则补之，陷则举之。给予补中益气汤补中益气、升阳举陷，并能轻清疏散在皮毛、腠理郁滞之邪达表而出，可散寒止咳、止瘙痒。患者两腿如注了铅沉重，皮肤瘙痒，舌苔白润，脉濡缓是本虚，中气下陷，淋雨后外湿入侵腠理，侵袭肌肉，脾主肌肉，喜燥恶湿，外湿入侵，损伤了脾的升清功能，清阳不升，浊阴不降，湿浊在体内滞留，阴霾不得外出，治疗必须合用芳香化浊、理气渗湿，作用于人体天、人、地三部的藿朴夏苓汤，苦杏仁是宣通肺气止咳，肺合皮毛打开毛窍，宣散去一部分停留在体表的湿浊之邪，可以治疗皮肤瘙痒；白蔻仁开发中焦湿滞，舒脾，让沉睡的脾醒来工作，恢复脾运，湿邪无法滞留；半夏辛温性燥，燥湿化痰，消痞散结；陈皮理气化痰，使气顺痰降。痰由湿生，湿去则痰消；茯苓、猪苓、泽泻健脾利湿通淋，使湿浊从小便而去，更便于升清，瘙痒致病温床被拆除了，自然瘙痒会减轻。地肤子、蛇床子、土茯苓、夜交藤燥湿止痒安神。

二诊：2009 年 9 月 15 日。

症状：皮肤痒时不出现如蚊虫叮咬后的红斑了，现在是针扎样痒，咳嗽喘明显减轻，吃饭也好转一些，大便改善。望舌、切脉而知，舌胖大，舌苔白润，右手腕后脉象沉细无力，左手腕后脉象沉细缓无力。

方药：初诊方略加减。方药如下：

党参 12g　黄芪 30g　苍术 6g　炒白术 6g　炙甘草 6g　柴胡 6g　升麻 6g　当归 8g　陈皮 6g　藿香 12g　厚朴 10g　半夏 6g　茯苓 20g　猪苓 10g　淡豆豉 6g　白蔻仁 10g（后下）　生薏苡仁 30g　泽泻 10g　苦杏仁 8g　桔梗 6g　白蒺藜 10g　地肤子 10g　蛇床子 10g　土茯苓 20g　白鲜皮 12g　葛根 25g　桑枝 30g　防风 5g　藁本 10g　炒扁豆 12g　生姜 3 片　红枣 5 个

5 剂，水煎服。

三诊：2009 年 9 月 21 日。

症状：魏某三女儿打来电话，表达了她母亲全身瘙痒减轻 80%，基本不发作了，咳嗽也进一步减轻，大便偏稀。依据治疗进展，笔者告诉魏某的三女儿，在二诊方中去掉炒白术，加重苍术量到 15g，再进 8 剂巩固成果。

四诊：2009 年 10 月 1 日。

症状：魏某三女儿再次在电话中告笔者，现在魏某痒由全身缩小到局部，部位游走不定，咳嗽进一步减轻，只有干重活、急促跑时咳嗽，饭量大增，但出汗多，吃饭时出汗尤其显著，大便偏稀。依据病情药方做了调整。笔者告诉电话中魏某的三女儿，在9月21日的方中加大补气升阳、固表的黄芪剂量到40g，另增加浮小麦50g，再进8剂，以观后效。

五诊：2009年10月13日。

症状：已有1个多星期没有瘙痒发作了，基本不咳嗽了，面色红润，走路轻盈，说话有力，吃饭香，饭量增，吃中药时不出汗，不吃药时出汗还是多，现在是偶尔有针扎样的痒，遇冷时，痒用热水袋热一下就不痒了。望舌、切脉而知，舌质淡嫩，舌苔薄白略润，右手腕后脉象沉细缓，左手腕后脉象沉细弦缓，寸部脉象弱。

方药：补中益气汤、藿朴夏苓汤化裁。方药如下：

人参5g　党参8g　黄芪40g　炒苍术10g　炙甘草6g　柴胡5g　升麻5g　当归8g　陈皮6g　麦冬10g　五味子8g　藿香8g　厚朴8g　半夏6g　茯苓20g　猪苓12g　淡豆豉5g　草果10g（捣）　生薏苡仁20g　泽泻8g　苦杏仁8g　桔梗6g　白蒺藜10g　地肤子10g　蛇床子10g　土茯苓20g　白鲜皮10g　葛根20g　桑枝20g　炒扁豆15g　白芷10g　桂枝6g　淫羊藿10g　防风3g　浮小麦50g　生姜3片　红枣4个

8剂，水煎服。

解析

这次患者左手腕后寸部脉象不足，反映了心脏动力不够，给以人参、党参、麦冬、五味子组成的生脉散养心复脉、止汗；淫羊藿温肾壮阳，祛风湿，《日华子本草》指出能“强心力”；汗为心之液，小麦养心除烦，浮小麦能够止汗，现在临床所用浮小麦，并不是过去漂浮在水面上的麦子，现在所用浮小麦既有小麦养心之性，又有浮小麦止汗作用。

六诊：2009 年 11 月 10 日。

症状：魏某三女儿打来电话，告诉笔者，她妈妈服了 10 月 1 日方汤药后，情况良好，又抓了 8 剂服完，魏某现在好天气全身不痒了，只有变天时身痒。3 天前咳嗽了一个上午，吐出了许多白痰之后就不咳嗽了。出汗少了，不头晕了，大便成形了。

方药：五诊用方略微进退，以进一步扶正祛邪，巩固来之不易的成果。《素问·刺法论篇》说："正气存内，邪不可干。"

2012 年夏天魏某三女儿的朋友张某找笔者，反馈信息：魏某的瘙痒症彻底治愈了。

医治思考、感悟

生病反复不愈，正如《周易·归妹篇》说："天地不交，而万物不兴。"是说天地之气不交合，万物都不会生长发育。通过正确吃药，这种状态改变，达到了《周易·泰卦篇》所说的"天地交而万物通也。"是说天地之气相交感，万物顺利生长。《素问·阴阳应象大论篇》说："故清阳为天，浊阴为地。地气上为云，天气下为雨。""阳化气，阴成形。"如何使清扬上升、浊阴下降呢？这需要有个中间环节。清代黄元御《黄元御医学全书·四圣心源·天人解篇》说得好："清浊之间，是谓中气，中气者，阴阳升降之枢纽，所谓土也。"土是升清降浊的枢纽。在人体为脾胃，脾胃同居中州。脾为阴土，喜燥而恶湿，主升清；胃为阳土，喜润而恶燥，主降浊。

《王绵之方剂学讲稿》说："补中益气汤，顾名思义，可知此方是补中气，是补脾胃之气的……既能够升清，又能降浊，这就是这个方剂的特点。”“东垣还有一句话：‘脾气一虚，肺气先绝。’这个‘绝’字应该这样理解，是脾气虚了，肺气的来源‘绝’了。所以首先表现在肺气虚。”按中医理论讲，脾与肺为母子关系。常言道：“母壮儿肥。”反之母弱难以自顾，无法顾及其子，就是说，脾虚无法提供给肺养料。肺金来源即断，自然肺气虚出现了咳嗽、气短。肺的生理功能是主皮毛。肺气虚不能固表，人体第一道屏障受到破坏，外邪最易乘虚侵袭腠理。年过半百的魏某淋雨外感，本已不足的正气无力抗邪外出，用过一些药，外感症状虽然停止了，但风寒湿邪郁久化热，形成了风湿热滞留皮肤腠理，留而不去。风性善动，瘙痒游走不定，热邪令人心烦不安；湿性重浊黏滞，故而两腿沉重如注了铅。魏某本质是气虚，中气下陷，脾胃升清降浊功能失常，因而造成皮肤腠理风湿热，郁久留滞不去。治疗的关键是在调理脾胃中土，升清降浊这个枢纽。脾气升，肺气固，腠理密，咳嗽气喘就会愈而出汗止。同时浊邪降，风湿热从腠理皮毛排出体外，瘙痒止而病愈。

寒温并用退高热，温胃止咳病安康

——为十四岁初中学生久烧不退治疗记

廉某，男，14岁，家住山西省太原市东山。

初诊：2012年1月12日。

症状：廉某发热40℃5天，静脉滴注抗生素头孢哌酮钠、中药制剂双黄连注射液4天无效。今天换了阿奇霉素抗生素及中药制剂清开灵注射液继续静脉滴注，高热依然不退。

廉某身体消瘦，双眼淡淡充血，眼神疲倦，面颊发红，恶风，头痛、鼻塞流涕，咳嗽，扁桃体肿大、痛，嗓子中间只有筷子宽的间隙，色暗红，四肢乏力，四肢末梢冷，不想动。既往史：平素挑食，不爱吃蔬菜。触诊胃脘部痞满，但不痛。望舌、切脉而知，舌边尖红，舌苔薄白，右手腕后寸部脉象浮数较有力，关、尺部脉象沉细弱，左手腕后脉象沉细弱。

诊治：乳蛾。素体脾胃虚寒，正处寒冬腊月，感受风寒，郁久化热，侵袭肺系导致乳蛾。给予清解表热、消肿散结、温中祛寒、补气健脾。

方药：清解表热方、附子理中汤化裁。方药如下：

桑叶8g　菊花6g　桑白皮6g　黄芩4g　芦根10g　枇杷叶6g　石膏20g（先煎半小时）　山豆根10g　鱼腥草10g　马勃3g　浙贝母4g（捣）　生牡蛎20g（先煎半小时）　桔梗5g　皂角刺5g　党

参 8g　干姜 6g　甘草 4g　苍术 8g　附子 3g（先煎一小时）　苦杏仁 5g　生姜 1 片　红枣 3 个

2 剂，水煎服。

三棱针在四缝穴点刺放血，一则退热，二则强脾开胃，提高免疫力。

解析

廉某本是体弱之孩，加之隆冬上学紧张，饮食不节，感受寒邪，郁结化热，促使平时痰瘀郁结肿大的扁桃体进一步增生，引发高热，影响到肺系，出现咳嗽，这是弱土（脾胃）肺金旺，本虚标实，治疗本应标本兼治，扶正祛邪。

笔者所开方前半部分是《中医内科新论》自制的清解表热方，是取桑菊饮，银翘散二方之意，为高热、咳嗽并重研制之效方。

清解表热方用于温热之邪侵犯卫分之重证。《中医内科新论》说："凡感冒发热及上呼吸道炎症明显者，即可用此。一般收效甚捷。"也就是说高热、咳嗽并重的感冒用此方，效果是理想的。而廉某高热、咳嗽并重，用抗生素及中药清热解毒之剂，静脉滴注 5 天无效，疾病有进无退，眼睛中充血，面颊发红，右手腕后寸部脉象浮而较有力，右手腕后寸部在人体对应上焦肺系；浮表示病在表；数表示有热；较有力表示有实邪；这是笔者用这张方子的依据。

清解表热方方解：《中医内科新论》说："本方实质上是桑菊饮、银翘散的合方。温热之邪在表，亦须从皮毛开散。桑叶、菊花有开散皮毛、微发汗的作用，且性属凉润，力能散热，故宜用于清散表热；桑白皮、黄芩能清泄肺与上焦之热；山豆根、鱼腥草同为清热解毒之品，用以治上呼吸道感染，其作用较金银花、连翘为优；生石膏本为解肌清热之药，但表热较甚时使用之，亦可奏良效，因生石膏能清肺热，而肺与皮毛相合；芦根、枇杷叶宣肺润肺，以兼顾肺与皮毛之间的关系。”马勃、浙贝母、生牡蛎、桔梗、皂角刺是针对陈旧性扁桃体增生急性发作应用的。既可对急性期应用，又可对慢性期或者对平时无症状的扁桃体增生应用。

马勃归肺经，有散肺热、利咽喉及止血的作用，可治肺热咳嗽，咽喉扁桃体肿痛；桔梗开宣肺气、祛痰排脓、活血化瘀，可载药上行；皂角刺搜风、活血、化痰、散结；浙贝母、生牡蛎对痰瘀湿邪郁结的扁桃体增生有治疗作用，《朱良春用药经验集》说：“浙贝母配牡蛎治增生、肿瘤性疾病。”配合方中其他药品消肿散结。

所开方后半部分是附子理中汤，道理何在？左季云编著《伤寒论类方汇参》说：“（理中汤）此中焦虚寒，以失燮理之功。为制甘辛温补、扶助脾胃之阳之温方也。”理中者调理中焦，理中汤具有温运中阳调理中焦的功效。

廉某面颊虽红，目中充血，扁桃体肿大，但面容没有光泽，肿大的扁桃体不是鲜红色，而是暗红色；他频繁干哕，胃脘虽然痞满，但按之软。四肢疲乏，四肢末梢发冷，望舌边尖虽红但舌质是淡嫩的，脉象仅见右手腕后寸部浮数较有力，而其他部位是沉细无力的。右手腕后脉象寸部浮数属肺系有热，其他部位脉象无力是虚证。“虚则补之”是中医的治疗原则。多脏器亏损，理应全面开花，统统补之。为什么只从脾胃入手？《周易·坤卦》说“至哉坤‘元’，万物资生。”脾胃为后天之本，是一切的生化之源，中州调和，清升浊降，百病消。《临床应用汉方处方解说》说：“人参汤（别名理中汤）目标：

脉迟弱，腹证为全腹壁膨满或软弱。加减：人参汤加附子，为附子理中汤，用于人参汤证之手足厥冷甚、恶寒、脉微弱者。”

二诊：2012 年 1 月 16 日。

症状：13 日中午服下第 1 剂第 1 煎 2 小时后廉某微微出汗，体温由清晨 39.8℃，降到了 38.2℃，晚 9 点钟体温降到 37.5℃；晚 10 点服下第 1 剂第 2 煎中药，到次日清晨测量体温，已降到 36.7℃，有了食欲，2 剂中药服完，体温恢复到 36.3℃的基础温度。咳嗽减轻 60%，已能吃东西了。今天仍然咳嗽、无痰、乏力。望舌、切脉而知，舌体胖大嫩，舌苔薄白，右手腕后脉象沉细弱缓无力，寸部脉象略微有力而不沉，左手腕后脉象沉细弱缓无力。

诊治：脾胃虚寒，风寒袭肺，郁久化热伤阴。给予宣肺凉润止咳，温中祛寒，健脾补气。

方药：理中汤、桑杏汤化裁。方药如下：

党参 8g　干姜 6g　生、炙甘草各 3g　苍术 8g　桑叶 8g　苦杏仁 6g　炒栀子 2g（捣）　淡豆豉 4g　沙参 8g　浙贝母 3g（捣）　百部 10g　紫菀 6g　小梨 1 个（连皮带核切碎）　生姜 1 片　红枣 1 个

2 剂，水煎服。

解析

服用 1 诊药热退，咳嗽减轻 60%，能吃东西了。根据舌大嫩、脉象细弱无力，用理中汤调理后天之本，扶正祛邪。廉某仍有咳嗽，干咳无痰，手腕后诸脉象皆弱中，唯有右手腕后寸部脉象略微有力，《温病条辨》说：“秋感燥气，右脉数大，伤手太阴气分者，桑杏汤主之。”根据干咳无痰，右手腕后寸部脉象比其他部位略显有力，给予是方，清宣凉润，增加百

部、紫菀润肺止咳。

服了上药病痊愈，不咳嗽了。

医治思考、感悟

廉某服用中药汤药，为什么会有如此快的效果呢？张仲景的《伤寒杂病论》就是对急性传染病及杂病继往开来的一部临证医学大成之作。书中的理中汤从药物组成看，是治疗脾胃虚寒证的，它能治小便清长而口不渴，也能治上有口疮（脾虚湿邪滞留），下有腹泻。《伤寒论》第 386 条写道“霍乱，头痛、发热、身疼痛、热多欲饮水者，五苓散主之；寒多不用水者，理中丸主之。”霍乱病是以突发呕吐、下利为主的急性病，《伤寒论》第 386 条明确告诉医家，理中汤是可以治疗急性发作性疾病的。

中医治病的一大特色是标本兼治，既见树木，又不忘森林。廉某从面部看上去，眼睛中充血，面颊发红，扁桃体肿大是实证。但是扁桃红肿增生颜色不是鲜红，而是暗红，是陈旧色，廉某平时扁桃体大，已有八九年了，偏瘦、素来挑食、心下痞满不痛，切脉手腕后得知，只有右手腕后寸部脉象浮数较有力，是肺系有实邪，在表。手腕后其他部位脉象沉细无力，是体质薄弱。给予附子理中汤如久旱逢甘露，把久已虚寒亏损，无法正常运转的功能重新激活，恢复正常运化，使中焦升清降浊带动五脏六腑协调配合，升降出入，使滞留在上焦扁桃体的浊邪迅速离开。对于风温袭击肺系而解，更有了强大的后备力量，因此，诸药合用，相互配合，相互作用，相互化生，你中有我，我中有你，难以分离，达到了正气存内，逼邪外出，治疗时间之短，疗效尤佳之效。

从一个晚期癌症病人救治说起

——应用清燥救肺汤治疗咳嗽病危起死回生的实践与思考

许某，男，63 岁，退休工人。

初诊： 2001 年 5 月 28 日。

症状： 咳嗽加重 2 个月。近半个月病情加重，卧床不起。省某肿瘤医院 CT 诊断：肺癌。

1 年前咳嗽，久治不愈，单位医院胸部 X 线检查提示，肺部有阴影，建议去省级肿瘤医院检查。省级某肿瘤医院 CT 检查：在左肺门处有比核桃大的肿瘤。患者还患慢性胃炎、胆囊炎。近 2 个月咳嗽频繁，精神差，诸药不效。近半个月病情恶化，只能进点米汤，而卧床不起。夜里咳得不能合眼，咽部发红，经常咳嗽得干哕，面红。家属不停地为他捶背。他神志时而恍惚，答非所问，念叨着离世已久的亲朋和他谈论是非。10 天没有大便。许某病重，没有来诊室，上述症状是太原东山某乡医程大姐介绍给笔者的。笔者问到许某如何咳？程大姐说："是咕咕地咳一阵子，短暂停顿，又咕咕地咳一阵子，晚上咳嗽重，咳得 10 多天晚上不能合眼。白天眼睛干涩，又睡不着觉。"笔者问："吐痰吗？黄色、白色？"程大姐说："他觉得有痰，咽喉痒，想咳出来，又咳不出痰，有时咳出点沫沫，是白色。”笔者概括道：“他的咳嗽像百日咳，咽部一痒就发作，连续不停地咳。到能唾出少许白色泡沫痰，顿时咳止，停止的时间长短不一，有时咳得面颊发红、干哕，甚至喘作，是这样吗?”程大姐说：“对！就是这样的咳法，咳一阵子，咳得喘不过来。”笔者心中已经了然。但是对卧床不起、危在旦夕的重病人，不能望舌、切脉、观面，把握阴阳盛衰，一旦用药不当，是会出事的。程大姐看出笔者的担忧，落泪说：“棺材已做好，今天给他扯了黄马褂，请薛大夫放宽心，死马当活马医吧！”

诊治：肺痿。肺热燥甚，肺叶枯萎而不能发挥作用，肺气上逆而喘咳。给予清燥救肺。

方药：清燥救肺汤化裁。方药如下：

沙参 30g　炙甘草 12g　枇杷叶 15g　生石膏 30g（先煎半小时）　苦杏仁 12g　麦冬 30g　黑芝麻 30g（捣）　阿胶 10g（烊化兑服）　桑叶 15g　桑白皮 20g　山豆根 20g　鱼腥草 20g　太子参 15g　黄芪 25g　百部 30g　生山药 15g　小梨（连皮带核切碎）1 个

3 剂，水煎服。

解析

许某病重卧床。正如百年破室，风雨飘摇，随时可有倾倒之危。中医看病，不论外感、内伤，还是癌瘤肿块，“有是证，用是方”就有效，许某的咳嗽辨证属“燥火”，清代喻昌《医门法律》说：“唯肺燥甚，则肺叶痿而不用，肺气逆而喘鸣，食难过膈而呕出。”“自制清燥救肺汤治诸气膹郁，诸痿喘呕。”《中医内科新论》说：“燥热咳喘常见症状：咳喘无痰，或咳吐白色泡沫，质轻而黏，甚难咳出，常咳逆连声，状似顿咳，咽喉干痛，甚则引起干呕或咳血。病症分析①咳喘无痰：为干咳，乃因肺燥所致。②咳吐白色泡沫，甚难咳出，质轻而黏：由温燥之邪所引起，属阳属热，是‘肺热叶焦’造成的，比之干咳无痰，更为燥热，其与水泡痰之属于寒饮者不同。因水泡之痰，咳之易出，落地成水，乃水饮所成，因寒而生。二者一水一沫，必须严格区分。③咳喘连声，状似顿咳：这是因为无痰或吐白沫，常因病人自觉有痰，但咳之不出，故必连声咳，咳甚则致喘，有时似小儿顿咳（即百日咳）作痉挛性的咳嗽。④咽喉干痛：是因病属于燥咳，而连声不断，又易咳伤咽喉，故致咽喉干痛；甚则咳血及干呕，均由燥咳过甚所造成”。“治法：清肺润燥。方药：清燥救肺汤。沙参（《医门法律》创造方时用的是人参）、麦冬、石斛清肺润肺；桑叶、枇杷叶宣肺透邪；苦杏仁、生石膏清降肺气；黑芝麻、阿胶养阴润肺，兼能止血。”唐步祺著《咳嗽之辨证论治》说：“本方（清燥救肺汤）为喻嘉言所订，全用甘凉滋润之品，以清肺金，而避免苦寒下气伤胃之药。陈修园曰：‘喻氏宗缪仲淳甘凉滋润之法，制出此方，命曰清燥，实以滋水，即《易经》所谓润万物者，莫润乎水是也。名曰救肺，实以补胃，以胃土为肺金之母也’。”许某卧床，不能进食，咳嗽频繁，时有神志恍惚，说明病患邪实正虚，在救治中针对频繁咳嗽，给予清燥救肺汤润肺止咳，生山药滋养肺脾肾之阴；太子参补肺胃之气，养阴恢复津液的创伤；黄芪大补中气，升清固表；百部润肺止咳、杀虫、抗癌。小梨味甘甜，性凉，滋液润肺，协同诸多凉润之品，润肺止咳。

二诊：2001 年 6 月 1 日。

症状：程大姐再次踏入诊室说："你开的草药老许喝了5天，每天喝七八次，每次五六勺。喝了药，咳嗽次数渐渐减少，每次咳嗽时间也缩短了。能吃一些饼干、馍馍和菜了，夜里也能睡4个多小时，睡中咳醒，咳完一阵子，能再睡着，咳时出汗减少了。想不到中药有这样神奇的效果！"

方药：效不更方，初诊方再抓3剂。

三诊：2001年6月6日。

症状：许某今天活生生地来到笔者面前，让笔者都不敢相信10天前程大姐叙述的真实性了。

许某告诉笔者："薛大夫，在我无奈地就要到那边时，你挽救了我，给了我第二次生命。服药后，我脑子清醒，能吃东西了，精神好转，能起床了，咳嗽频率明显减少，咳嗽比10天前减轻了70%，胃里隐痛消失，晚上能睡5个多小时。"许某面色暗黑，呈顿咳，不定时；咳一会，吐少量白色泡沫痰。腿软，大便发黑（生病1年来，大便经常发黑）。望舌、切脉而知，舌体淡红嫩，舌苔薄白，右手腕后脉象沉细缓，左手腕后脉象沉细弦。

方药：清燥救肺汤化裁。方药如下：

沙参30g　炙甘草12g　枇杷叶15g　生石膏30g　苦杏仁10g　麦冬30g　黑芝麻30g（捣）　桑叶15g　阿胶10g（烊化兑服）　桑白皮12g　山豆根30g　鱼腥草30g　太子参15g　生山药15g　百部30g　香附10g　地骨皮12g　山萸肉25g　乌贼骨10g　煅瓦楞子10g（先煎半小时）　小梨（连皮带核切碎）1个

4剂，水煎服。

解析

今天许某能和妻子一同来见我，说明方药对证，病有所缓解。而大便发黑，推测是上消化道有溃疡出血，煅瓦楞子、乌贼骨收敛止血，修复上消化道的溃疡创面；左手腕后脉象弦，增加香附理气开郁，缓解心中压力；久病及肾，面色暗黑，增加山萸肉补肾涩精，强壮身体。

四诊：2001 年 6 月 12 日。

症状：许某再次来诊，咳嗽进一步减轻，因儿女之事，心情不好，新增加了舌僵不利，卧位时顿咳样咳嗽、痰少，时有一点白沫粘在口中。腿软，大便发黑。望舌、切脉而知，舌质淡嫩，舌苔薄白，右手腕后脉象沉细，左手腕后脉象弦，关部脉象如豆状。

方药：清燥救肺汤、逍遥丸（汤）化裁方药如下：

沙参 30g　炙甘草 12g　枇杷叶 15g　生石膏 30g　苦杏仁 8g　阿胶 10g（烊化兑服）　麦冬 30g　黑芝麻 30g（捣）　桑叶 12g　太子参 15g　鱼腥草 30g　百部 30g　生山药 15g　地骨皮 15g　桑白皮 10g　煅瓦楞子 12g（先煎半小时）　当归 8g　生白芍 15g　生白术 10g　柴胡 8g　薄荷 5g（后下）　白蒺藜 10g　香附 10g　小梨（连皮带核切碎）1 个

6 剂，水煎服。

解析

许某出现舌体发僵，左手腕后关部脉象如豆，右手腕后脉象沉细。给予逍遥散（汤）。笔者在《分担“支架”压力，固本治标，迂回化梗阻》中引用过的，说到“关脉如豆”是胃癌，另外笔者曾读过的一则医案中说一位古稀老妇，虽形瘦而精神好。有一年春节间，渐觉胃脘疼痛嘈杂，自服胃药不效，便去医院做胃镜检查，已是胃癌晚期，于是请到一位名中医为诊，见患者双手腕后关部脉象均有一突起如豆大、伴有胃脘胀满疼痛，如果患者打嗝、矢气后，胃脘可宽松一些，用抗癌的中草药无效，改用逍遥散（汤）方增减1个月，豆脉渐渐消失了，说明胃脘部的癌瘤可能消失了。中医有句名言“散者为气，聚者成形”，后来患者去医院切除了病灶，手术后不久即去世了。笔者想可能是这位古稀老妇求生欲望过强，不明白中国传统文化中所论述的“散者为气，聚者成形”头脑中认为癌瘤是存在的，只有手术切除，才能保住性命。殊不知，对一个古稀老人正气本已不足，手术后损伤了体内营阴，阳无依附，离位之阳，无法发挥生理作用抗邪，病灶切除，余毒犹存，肆虐扩散，进一步消耗仅存的一点营阴，营阴衰竭，阴阳离决，反送了老妪性命。

五诊：2001年6月20日。

症状：咳嗽减轻，舌体发麻减轻，饮食增加，大便发黑减轻，咳嗽减轻，现在感到乏力，卧床即咳，仍然呈顿咳样咳，咳吐白色黏液泡沫样痰，牙床有点痛，舌底两边有米粒大的小丘疹。大便成形，每日一次。望舌、切脉而知，舌质淡嫩，舌苔薄白，右手腕后脉象寸部很沉，似有似无，关部脉象沉较有力，左手腕后脉象弦，关部脉象弦略有豆象。

方药：清燥救肺汤、清肝抑肺汤、补中益气汤化裁。方药如下：

柴胡10g　黄芩8g　炒栀子5g　地骨皮6g　桑白皮6g　海蛤粉10g　桑叶10g　煅瓦楞12g（先煎半小时）　乌贼骨15g　沙

参30g　炙甘草12g　枇杷叶15g　生石膏30g（先煎半小时）　苦杏仁8g　阿胶10g（烊化兑服）　麦冬30g　黑芝麻30g（捣）　生山药15g　百部25g　太子参20g　五味子10g　黄芪50g　生白术10g　柴胡5g　升麻5g　陈皮6g　当归8g　山萸肉20g　大黄5g　生姜2片　红枣2个　小梨（连皮带核切碎）1个

3剂，水煎服。

以此方化裁加减服用12剂。

解析

病人仍然有顿咳样咳，咳吐白色黏液泡沫样痰，继续服用清燥救肺汤；舌底两边属肝胆，病人舌底两边有米粒大小的小丘疹，伴有牙疼，是肝经郁结化热所致；左手腕后脉象弦，《濒湖脉学白话解》说："弦脉迢迢端直长，肝经木旺土应伤。怒气满胸常欲叫，翳蒙瞳子泪琳琅。"因此用清肝抑肺汤治疗肝火犯肺导致的咳嗽，是方由柴胡、黄芩、炒栀子、地骨皮、桑白皮、青黛、海蛤粉组成。此方是已故名中医郝玉明老师制定的方剂，临床治疗肝火犯肺常用方。这张方是由泻白散合黛蛤散化裁而来。清肝抑肺汤临床用于咳嗽随情绪波动而加重，呈现顿咳样咳，痰滞咽喉难以咳出，量少质黏等。右手腕后寸部脉象似有似无，是肺气不足。明代乐山子著、陈治生注释《〈唱医雅言〉阐释》说："道医说'右手寸脉好，一般不会是恶病'，右寸候肺，肺又主气，主治节，'人活一口气'，一旦'气'出了问题，肺怎么能治理调节一身的宣发和肃降呢？"给予生脉散益气复脉，加用补中益气汤健脾补气升阳固表；是虚则补其母，补母促使儿强壮。乌贼骨通血脉、活经络、补肝血、祛寒湿，止血制约胃酸，修复胃黏膜。中医理论认为同气相求，吃骨补骨，肾主骨，乌贼骨具有补肾壮骨之效。《神农本草经》记载其“寒热癥瘕”，有软坚散结、消肿块作用，王三虎《中医抗癌临证新识》说：“应该将（乌贼骨）软坚散结抗癌放在首位。”三诊中谈到，煅瓦楞子能够制约胃酸，修复溃疡面。乌贼骨、煅瓦楞子可治疗柏油便（大便发黑），但这两味药容易导致大便发干，方中许多养阴润肺药，可以缓解大便干；大黄推陈致新，消除溃疡周边的瘀血，和煅瓦楞子、乌贼骨相辅相成，共同治愈溃疡，而制约煅瓦楞子导致的大便发干。海蛤粉软坚散结，消肿块，降逆止呕，清肺化痰而止咳。白术健脾燥湿，益气生血。而生白术适用于益气生血、通大便，炒生白术适用于健脾燥湿而止泻。生姜、红枣调和营卫，古人说：“和卫者必辛，调营者必甘。”生姜、红枣合用保护肠胃，利于药物吸收。

六诊：2001 年 7 月 14 日。

症状：舌体发僵不利消失，左手腕后脉象关部如豆状消失。咳嗽仍呈顿咳样。大便偏稀。望舌、切脉而知，舌边尖红，舌苔薄白，右手腕后脉象沉细，寸部脉象略弱，左手腕后脉象沉细。

方药：清燥救肺汤、生脉散、十全大补汤、补中益气汤、五叶汤化裁。方药如下：

沙参 30g　炙甘草 12g　枇杷叶 15g　生石膏 30g（先煎半小时）苦杏仁 10g　阿胶 10g（烊化兑服）　黑芝麻 30g（捣）　麦冬 30g　桑叶 10g　百部 30g　太子参 15g　五味子 10g　黄芪 40g　煅瓦楞子 12g（先煎半小时）　乌贼骨 15g　茯苓 10g　炒白术 10g　炒白芍 15g　当归 8g　肉桂 6g　川芎 4g　熟地黄 15g　柴胡 5g　升

麻 5g　陈皮 5g　山萸肉 20g　大青叶 15g　枣叶 30g　玉茭叶 60g　竹叶 6g　小梨（连皮带核切碎）1 个

用此方化裁进退 30 剂，水煎服。

解析

五叶汤是高允旺先生《偏方治大病》中治肺癌方，《偏方治大病》说：“五叶汤组成：玉茭子叶 60g，桑叶 15g，竹叶 6g，枣叶 30g，大青叶 15g。按：玉茭子叶经现代科学研究，具有抗癌作用的多糖类物质。动物实验证实，它可抑制癌瘤生长，尤其对肺癌有效。配大青叶清热消肿，加枣叶清热除瘤，桑叶具有降气化痰、断痰丝、化顽痰、清肺气、降肺火、通调水道、祛痰散结之功用。此方五叶，以叶治叶，触类旁通地起到治疗的作用。”许某大便偏稀，给予炒白术、炒白芍，炒白术适用于健脾燥湿止泻。健脾止泻用炒白芍。根据双手腕后脉象细，给予十全大补汤补气温阳，促使阳生阴长，补血功能加强。又依据右手腕后脉象寸部略弱，而知肺气不足，采用虚则补其母的方法，给予补中益气汤，健脾补气、升清固肺共同促使体内正气增强。清燥救肺汤、五叶汤才能扶正祛邪，相得益彰。

七诊：2001 年 9 月 24 日。

症状：咳嗽基本平息，偶有咳嗽，仍表现为顿咳样，偶有白沫痰，时而气短。望舌、切脉而知，舌质略红，舌苔薄白，右手腕后脉象细略弦缓，按之无力，左手腕后脉象沉弦略数。

方药：清燥救肺汤、五叶汤、消瘰丸（汤）、理中丸（汤）化裁。方药如下：

沙参 30g　炙甘草 10g　枇杷叶 15g　石膏 40g　苦杏仁 8g

阿胶 10g（烊化兑服） 麦冬 30g 黑芝麻 30g（捣） 桑叶 10g 五味子 8g 百部 20g 太子参 15g 鱼腥草 30g 柴胡 6g 生牡蛎 25g（先煎半小时） 乌贼骨 15g 玄参 12g 浙贝母 8g（捣） 干姜 6g 生白术 10g 竹叶 6g 枣叶 30g 玉茭叶 60g 黄芪 40g 大青叶 15g 生姜 2 片 红枣 2 个 小梨（连皮带核切碎）1 个

用此方化裁进退 20 剂。

解析

咳嗽基本平息，能劳作种田，左手腕后脉象弦略数，属肝经郁结有热，继续用清燥救肺汤甘凉滋润、消虚燥之火。消瘰丸软化癌瘤包块。根据右手腕后脉象细弦缓，按之无力，增加了理中汤可温补脾胃，脾胃不败，可吸收食物精华，身体就有抗病能力。

从 2001 年 5 月下旬到 10 月下旬，许某服了 70 剂中药后不愿再吃。笔者劝说过许某，最好不要停药，一旦死灰复燃，后果不堪设想。2002 年 4 月 20 日许某再次来到诊室。精神疲惫，面色苍白，顿咳加剧，几乎没有停歇，不思饮食。望舌、切脉而知，舌淡白而干，双手腕后脉象沉细略数，按之无力。依据四诊开出：清燥救肺汤、十全大补汤化裁，增加了石斛、生山药、鱼腥草、白花蛇舌草等。3 剂，水煎服。并建议：请西医做胸部 X 线检查。

2002 年 4 月 30 日许某未来，他儿子告诉笔者：在省级某中医研究院胸部 X 线提示胸部肺叶缩小 1/2，医生告诉患者，患者活不过 3 个月。

笔者以上方治疗不见好转，许某当年 7 月 8 日去世。许某的离世是十分可惜的，若他能坚持吃药，生命会更长。事后分析，古人在没有 X 线检查的情况下，提出了“肺热叶焦”导致肺痿（当代认为肺痿就是肺癌）疾病是伟大的创举，许某的 X 线结果反证了古人的论述是多么正确。

医治思考、感悟

许某服药起死回生也深深教育了笔者，不能谈癌色变，见癌就想到杀灭。目前，我们不能消灭癌瘤，但可改善患者身体的体内环境，抑制癌瘤的再生长。中国有句古语叫作“桔逾淮而成枳”，是说物种要有相应的环境才能长好。对病危体弱癌瘤患者可扶正、保住性命；再祛邪，或者说带瘤生存。改善体内环境后，内环境已经不适合癌瘤飞速生长繁殖，一时消灭不了它，可身体与癌瘤和平相处，通过服药、针灸提高身体免疫能力，增强身体素质，使其更加不利癌瘤生长，达到生命极限而寿终时，不也乐乎？

中医没有治疗肺癌的专用成方。我们根据患者特有的咳喘无痰，呈顿咳样咳（如百日咳样不停地咳），在咳嗽中咳出少量白色泡沫样痰，咳嗽会立即而止判断出这就是“燥火”，具备了这个特征，不论有无癌细胞，给予清燥救肺汤治疗“肺热叶焦”就有效，坚持服药，直到“肺热叶焦”的危象彻底得到纠正，才能病去安康。如果症状消失，不再服药，炉中火焰虽熄，灰中有火，稍不慎重，燎原再起，癌瘤肆虐，后果不堪设想。

从我对一个抑郁症病人治疗说起

刘某，女，57 岁，山西省太原市人。

初诊：2012 年 4 月 15 日。

症状："我得抑郁症 10 年了，10 年煎熬，生不如死，我经常想跳楼结束这种磨难造成的伤痛。我的眼睛发黏，胸部胃脘发麻，身体经常像触电一样难过。"刘某的叙说好像是在说别人的事情，高嗓门给人一种开朗豁达的印象，与她自身疾病、内心痛苦形成反差。刘某接着说："最近一段，心悸、气短、咳嗽，咽痒即咳，早晚重，如百日咳样，偶然吐出白黏样痰，伴干哕，胃脘难受，夜卧不安，梦多，劳累无力。"叩诊肝区痛，触诊胃脘筑筑而动，大便每日二次。望舌、切脉而知，舌体较大不厚，色淡暗，舌苔薄白，右手腕后脉象细弱，偶有结代脉，寸部脉象弱，左手腕后脉象细弦。

诊治：郁证。脾虚肝郁，气阴两伤，伤精耗血。给予疏肝健脾、益气滋阴、清燥润肺。

方药：炙甘草汤、清燥救肺汤、桂枝加龙骨牡蛎汤、逍遥散（汤）化裁。方药如下：

炙甘草 12g　太子参 15g　桂枝 10g　麦冬 25g　生地黄 30g　阿胶 10g（烊化兑服）　黑芝麻 30g（捣）　五味子 8g　黄芪 30g

葛根 30g　百部 20g　紫菀 15g　沙参 25g　枇杷叶 10g　生石膏 30g（先煎半小时）　苦杏仁 10g　桑叶 10g　生龙骨 30g（先煎半小时）　生牡蛎 30g（先煎半小时）　夜交藤 30g　肉桂 6g　当归 8g　茯苓 12g　生白术 10g　生白芍 15g　柴胡 6g　白蒺藜 10g　郁金 6g　丝瓜络 8g　小梨（连皮带核切碎）1 个　生姜 2 片　红枣 3 个

6 剂，水煎服。

解析

抑郁症以显著而持久的心境低落为主要临床特征，是心境障碍的主要类型，在刘某身上表现为过度关心自己的身体，有点小毛病就惊慌失措。为了健康，她游泳、打羽毛球，参加各种健身活动。口中念念有词："10 年煎熬，生不如死，经常想跳楼结束这种磨难。"

刘某目前主要的不舒服是心悸、气短、乏力、劳累，咳嗽，早晚重，顿咳，干哕，偶然咳吐白色泡沫黏痰，梦多，夜卧不安。给予炙甘草汤。《伤寒论》第 177 条说："伤寒脉结代，心动悸，炙甘草汤主之。"刘某出现了结代脉，心悸气短，这就是应用炙甘草汤的指征之一；《金匮要略》引用《外台秘要》说："炙甘草汤方治肺痿涎唾多，心中温温液液者。"清代徐彬著《金匮要略论注》说："（炙甘草汤）而但以生津润燥为主，盖虚回而津生。"可治疗咳嗽，这是应用指征之二。刘某早晚咳嗽，顿咳样，咳吐白色泡沫样黏痰，甚至干哕，是应用清燥救肺汤的指征。服用桂枝加龙骨牡蛎汤道理何在？《类聚方广义》说："妇人心气郁结，胸腹动甚，寒热交作，经行常愆期，多梦惊惕，鬼交漏精，身体渐就羸瘦。"刘某梦多劳累无力，脐部悸动，这是应用桂枝加龙骨牡蛎汤的指征。

逍遥散（汤）最初是为妇女疾病而设置的。是方实质是疏肝调脾，笔者依据刘某眼睛发黏，叩诊肝区痛，胃脘痛，右手腕后脉象细，左手腕后脉象弦，给予逍遥散（汤）的。中医说："肝开窍于目。"眼睛不舒服，从肝调治。

二诊：2012年5月13日。

症状：咳嗽消除，心悸减轻，胃脘发胀减轻，目前眼睛仍然发黏、心悸、劳累、梦多、乏力，胃脘发胀下移到肚脐上部了，触诊胃脘筑筑而动且痛，叩诊肝区痛，触按阑尾点痛，无反跳痛，腰困。望舌、切脉而知，舌大淡暗，舌苔薄白，右手腕后脉象沉细弱缓，尺部脉象弱，左手腕后脉象沉细弱弦，尺部脉象弱。

方药：十全大补汤、逍遥散（汤）、桂枝加龙骨牡蛎汤、桂附地黄丸（汤）化裁。方药如下：

党参10g　人参6g　茯苓20g　苍术10g　炙甘草6g　炒白芍7g　赤芍8g　当归8g　川芎5g　熟地黄13g　黄芪30g　肉桂8g　柴胡5g　桂枝8g　白蒺藜10g　葛根30g　羌活3g　生龙骨30g（先煎半小时）　生牡蛎30g（先煎半小时）　白芷10g　丝瓜络8g　郁金6g　夜交藤30g　生地黄13g　生山药13g　山萸肉13g　牡丹皮8g　泽泻8g　附子6g（先煎一小时）　菟丝子13g　怀牛膝13g　泽兰6g　陈皮6g　干姜6g　桑枝30g　防风3g　杜仲13g　淫羊藿13g　玉蝴蝶8g　蝉蜕8g　独活6g　车前子8g（包煎）　小茴香20g　生姜3片　红枣3个

6剂，水煎服。

解析

咳嗽消失，心悸减轻，仍然劳累、梦多。叩诊肝区痛，触诊胃脘筑动痛。去掉炙甘草汤，改用十全大补汤意义何在?《伤寒论》第177条说："伤寒脉结代，心动悸，炙甘草汤主之。"而"脉结代"是首句，安排在症状前是有特殊意义的，是应用炙甘草汤方的重要指征，结代脉消失了，呈现出右手腕后脉象沉细弱，左手腕后脉象沉细弱弦，是气血阴阳亏损在脉象的反映。《临床应用汉方处方解说》在讲解十全大补汤时引用《和剂局方·诸虚门》说："治男子妇人诸虚不足，五劳七伤，不进饮食，久病虚损，时发潮热，气攻骨脊，拘急疼痛，夜梦遗精，面色萎黄，脚膝无力，一切病后气不如旧，忧愁思虑伤动血气，喘咳中满，脾肾气弱，五心烦热，并皆治之。"刘某乏力，梦多胃脘痛，脉沉细弱，正是十全大补汤的适应证。梦多、腰困、双手腕后脉象尺部弱，是肾阴不足，无法敛阳，虚阳上扰，致上实下虚，桂附地黄丸（汤）能引火归元、筑基强肾。

三诊：2012年7月8日。

症状：胸部憋胀灼痛，项部发胀，烦躁，夜卧不安，出汗多，晚上矢气后，满腹不舒服，触诊脐部筑筑而动，大便不成形。望舌、切脉而知，舌质淡暗，舌苔薄白，右手腕后脉象沉细弱弦，尺部脉象弱，左手腕后脉象沉细弱弦，尺部脉象弱。

方药：二诊方去掉玉蝴蝶、生牡蛎、生龙骨，加煅龙骨30g、煅牡蛎30g、浮小麦50g、炙甘草12g、乌贼骨12g。

6剂，水煎服。

解析

胸部憋胀灼痛，项部发胀，烦躁，晚上矢气后，腹部不舒服，夜卧不安。仍是少阳失和，心神被扰，继续用二诊方调治，改用煅龙骨、煅牡蛎，使强壮性收敛作用增强，治烦躁、汗多、脐部筑动。炙甘草、小麦、红枣为甘麦大枣汤《金匮要略·妇人杂病脉证并治篇》说："妇人脏躁，喜悲伤欲哭，有如非己所作，数欠伸，甘麦大枣汤主之。"陆渊雷编著的《金匮要略今释》在引用《方函口诀》说："此方（甘麦大枣汤）虽为主妇人脏躁之药，凡上侧腋下脐旁拘挛有结块者，用之亦效。"《类聚方广义》说："甘麦大枣汤治急迫而狂惊者。此方治脏躁者，以能缓急迫也。"刘某项部发胀，烦躁，出汗多，矢气满腹不舒服，触诊肚脐处筑动是应用甘麦大枣汤的指征。乌贼骨治胸腹、胃脘烧灼。

四诊：2012 年 7 月 15 日。

症状：胸部不太难受了，而转移到胃脘烧灼样不适，整个腹部灼热，颈部及两胁部不适，时而上半身出汗，触诊肚脐部筑筑而动，大便不成形。望舌、切脉而知，舌头较大淡不厚，舌苔薄白，右手腕后脉象沉细弱弦，尺部脉象弱，左手腕后脉象沉细弦，尺部脉象弱。

方药：三诊方增加煅瓦楞子 15g，治疗胃脘烧灼、腹部烧灼。再进 6 剂，水煎服。

五诊：2012 年 7 月 22 日。

症状："胃脘烧灼感消失，昨夜夜半出汗。"刘某接着激动地说："10 年前，因为咳嗽吐痰，省级某中医医疗机构治疗没有疗效反而在加重；省级医院某西医大夫认为是念珠菌引起的疾病，静脉滴注氟康唑后，我的胸腹部奇痒无比，烧灼窜痛难安，挥之不去，困扰着我，从那时起，我经常有一种跳楼的冲动。"触诊肚脐筑动明显，触按左少腹痛。望舌、切脉而知，舌头较大淡不厚，舌苔薄白，右手腕后脉象沉细弱弦，尺部脉象弱，左手腕后脉象沉细弦，尺部脉象弱。

方药：二诊方化裁。方药如下：

党参 12g　茯苓 20g　苍术 10g　炙甘草 10g　炒白芍 15g　当归 8g　川芎 5g　熟地黄 13g　黄芪 30g　肉桂 6g　生地黄 13g　生山药 13g　山萸肉 13g　牡丹皮 8g　泽泻 8g　附子 6g（先煎一小时）菟丝子 13g　怀牛膝 13g　泽兰 6g　陈皮 6g　生龙骨 30g（先煎半小时）生牡蛎 30g（先煎半小时）　淫羊藿 13g　羌活 4g　独活 6g　柴胡 6g　桂枝 10g　煅瓦楞子 10g（先煎半小时）　葛根 30g　炒川楝子 6g　元胡 6g　浮小麦 50g　干姜 6g　防风 3g　杜仲 15g　生姜 2g　红枣 2 个

6 剂，水煎服。

六诊：2012 年 8 月 5 日。

症状：刘某说："7 月 25 日以来，我右半侧头痛，左边眼睛发黏，我的胸腹部奇痒无比，伴有灼热，后背头项部也不舒服，血压 150/100mmHg，手心发热，整整 3 天，非常痛苦，过去也发生过血压高的现象。"触诊胃脘筑动明显，触按左少腹压痛。望舌、切脉而知，舌头较大淡嫩不厚，舌苔薄白，右手腕后寸部脉象沉细弦，关部脉象沉细弱，尺部脉象弱，左手腕后脉象沉细弦，尺部脉象弱。

方药：柴胡加龙骨牡蛎汤、甘麦大枣汤、桂附地黄丸（汤）化裁。方药如下：

柴胡 10g　黄芩 8g　姜半夏 4g　炙甘草 10g　党参 10g　干姜 6g　茯苓 15g　桂枝 10g　大黄 5g　生龙骨 25g（先煎半小时）生牡蛎 25g（先煎半小时）　葛根 30g　白芷 10g　炒川楝子 6g　元

胡6g　生地黄15g　熟地黄15g　生山药13g　山萸肉13g　牡丹皮8g　泽泻8g　附子8g（先煎一小时）　肉桂6g　怀牛膝15g　车前子8g（包煎）　杜仲15g　羌活3g　独活6g　淫羊藿15g　巴戟天8g　浮小麦50g　生白术10g　生芍药15g　蔓荆子5g（后下）　川芎6g　生姜2片　红枣5个

6剂，水煎服。

解析

《伤寒论》第107条说："伤寒八九日，下之，胸满烦惊，小便不利，谵语，一身尽重、不可转侧者，柴胡加龙骨牡蛎汤主之。"刘某偏头痛，一只眼睛发黏，胸腹奇痒，左少腹压痛，都是在人体侧部，属于少阳证（也可说是肝经循行部位），是应用柴胡剂的指征。而胃脘筑动加用生龙骨、生牡蛎一则止汗，二则治疗胸腹悸动。葛根用于治疗项背不舒服。川芎血中气药，上行头目，下行血海，应用它可改善血行不畅，治疗头痛。

这次用方涵盖了桂枝加龙骨牡蛎汤、理中汤的成分；为什么要用理中汤呢？舌头较大淡嫩，右手腕后关尺脉象弱是中焦虚寒，是应用是方的指征。关于羌活、独活此处应用有安神定志之效。此外《石恩骏临床经验集》说："脾胃虚损之证，羌活流通之性，可引脾胃中清气上行而用补益药无呆滞之弊，而增补益之力。"

七诊：2012年8月12日。

症状：刘某兴奋地说："我特别爽，胸腹部奇痒无比一扫而光，身上烧灼感也消失了，仅留左眼发黏。"望舌、切脉而知，舌较大淡有齿印，舌苔白，右手腕后脉象沉细弦，尺部脉象弱，左手腕后脉象沉细弦，尺部脉象弱。

方药：六诊方增加蝉蜕 10g，6 剂，水煎服。蝉蜕祛风解痉，消除眼睛发黏。

八诊：2012 年 8 月 19 日。

症状：刘某情绪低落，唉声叹气，说："我近来后脑部不舒服，眼睛发黏，胸腹胀满，胃脘部有一个鸡蛋大的气状物游走到腋下了。"叩诊肝区隐隐作痛（B 超诊断：未见异常）。望舌、切脉而知，舌头较大淡不厚，舌苔薄白，右手腕后寸部脉象沉细弦，关部脉象沉细，尺部脉象弱，左手腕后脉象细弦较紧，关部脉象沉细弱弦，尺部脉象弱。

方药：十全大补汤、桂枝加龙骨牡蛎汤、桂附地黄丸（汤）、一贯煎化裁。方药如下：

党参 10g　茯苓 15g　苍术 10g　炙甘草 6g　炒白芍 15g　当归 8g　川芎 5g　熟地黄 13g　黄芪 30g　肉桂 6g　柴胡 4g　白蒺藜 8g　桂枝 10g　沙参 10g　枸杞子 15g　生地黄 13g　炒川楝子 6g　麦冬 10g　元胡 6g　生龙骨 25g（先煎半小时）　生牡蛎 25g（先煎半小时）　代赭石 15g（先煎半小时）　葛根 25g　浮小麦 50g　炒小茴香 20g　生山药 13g　山萸肉 13g　牡丹皮 8g　泽泻 8g　附子 5g（先煎一小时）　怀牛膝 13g　车前子 8g（包煎）　干姜 6g　陈皮 6g　防风 3g　麻黄 5g　生姜 3 片　红枣 5 个

5 剂，水煎服。

解析

《王绵之方剂学讲稿》说："（一贯煎）功用：滋阴疏肝。主治：肝肾阴虚，血燥气郁。胸脘胁痛，吞酸吐苦，咽干口燥，舌红少津，脉细弱或虚弦，及疝气瘕聚。"刘某体形清秀，肝区叩痛（B 超未见异常），特别是左手腕后关部脉象沉细弱弦，左手腕后关部脉象主肝，细弱弦是肝阴不足，在脉象上的反映，是笔者应用一贯煎的依据。加代赭石，入肝经，镇惊、安神，和其他药物协调，使头部浊物下降；而左手腕后寸部脉象细弦较紧，是风寒侵袭上焦。《濒湖脉学白话解》第三版中，解释"'寸紧人迎气口分'，人迎紧盛伤于寒，气口紧盛伤于食"。麻黄可消除头部风寒，又能消散体内游走不定之物。（《神农本草经》说："麻黄……破癥坚积聚。"）

九诊：2012 年 9 月 2 日。

症状：刘某情绪平稳，说："我胸部所有的结都散了，感觉头重脚轻，眼睛发黏，乏力，后脚跟困，大便不成形，每日一至二次。"望舌、切脉而知，舌头较大淡，舌苔薄白，右手腕后寸部脉象沉细弦，关部脉象沉细，尺部脉象弱，左手腕后脉象寸部沉弦，力度较大，关部脉象沉细弦，尺部脉象弱。

方药：八诊方增加覆盆子 13g、五味子 8g、菟丝子 13g、独活 6g、桑寄生 13g。

6 剂，水煎服。

解析

五子衍宗丸（汤）填补肾中精气，秘摄元阳，中医说"诸子入目"，和其他药方共同医治眼睛发黏不适症，同时筑基强肾。

十诊：2012 年 9 月 16 日。

症状：近来头重脚轻，眩晕，眼睛发黏，大椎穴周围不舒服、发麻，胃脘难受，腰困腿软。望舌、切脉而知，舌头较大不厚，有齿印，舌苔薄白，右手腕后寸部脉象沉细弦，关部脉象沉细，尺部脉象尤其不足，左手腕后寸部脉象弦，关部脉象沉细弦，尺部脉象尤其不足。

方药：柴胡加龙骨牡蛎汤、旋覆代赭汤、桂附地黄丸（汤）、一贯煎汤化裁。方药如下：

柴胡10g　黄芩6g　半夏8g　炙甘草6g　人参8g　茯苓15g　桂枝10g　大黄5g　生龙骨30g（先煎半小时）　生牡蛎30g（先煎半小时）　旋覆花15g（包煎）　代赭石15g（先煎半小时）　沙参10g　枸杞子15g　当归8g　生地黄15g　炒川楝子6g　麦冬10g　熟地黄15g　生山药15g　山萸肉15g　牡丹皮10g　泽泻10g　附子8g（先煎一小时）　肉桂6g　怀牛膝15g　炒芍药15g　羌活3g　独活6g　杜仲15g　白芷10g　葛根25g　干姜6g　细辛2g　生姜5片　红枣3个

5剂，水煎服。

解析

旋覆代赭汤可和解表里、斡旋中焦、升清降浊。旋覆花舒肝下气化痰，散结消痞；代赭石重镇降逆，平肝和胃；人参、红枣、炙甘草温补脾胃。诸药共同促中焦升降枢纽恢复正常后，引领他药发挥各自作用。

十一诊：2012年9月30日。

症状：头晕减轻，眼睛发黏也减轻了；服用第十诊药的第4剂药后，又出现下午头重脚轻，项脖困僵，肩背困，肚脐周围不舒服，伴有气短，每天下午五六点非常痛苦，触诊胃脘、肚脐筑动明显。望舌、切脉而知，舌胖大有齿印，舌苔薄白，右手腕后脉象沉细弦，关部脉象沉弱，尺部脉象弱，左手腕后脉象沉细弦，关部脉象沉弱，尺部脉象弱。

方药：一贯煎、桂附地黄丸（汤）、附子理中汤化裁。方药如下：

沙参10g　枸杞子15g　当归8g　生地黄20g　炒川楝子6g　麦冬10g　生山药15g　山萸肉15g　牡丹皮10g　泽泻10g　茯苓10g　附子6g（先煎一小时）　肉桂8g　怀牛膝15g　菟丝子13g　泽兰6g　陈皮6g　半夏6g　羌活3g　独活6g　杜仲13g　党参10g　干姜6g　苍术10g　葛根20g　生姜3片　红枣3个

15剂，水煎服。

解析

久病往往虚实相兼，燥湿共存。相互凝结，极难剥离。刘某舌体胖大，有齿印，是脾虚有湿浊；而左手腕后关部脉象细弦，尺部尤不足，是阴血不足，治疗就得滋阴养血和健脾化痰相结合，滋阴不忘化痰，祛湿不忘养阴。针对舌体胖大，有齿印。给予二陈皮汤，由陈皮、半夏、茯苓、甘草组成。二陈汤理气和中化痰，与滋阴养血药共同作用，相辅相成，滋阴不留邪，化痰不伤正。

十二诊：2013年7月14日。

症状：刘某说："去年9月带走药，服完药后，这10个月来，我胸憋、窜痛减轻，发病频率在减少，依然时有发作，心中不爽，喜悲伤欲哭，跳楼的念头时时还在涌动。最近1个月咳嗽，早晨咳得重，咳得胸骨后发热，咽痒就咳，咳咳咳，咳吐白色黏痰，有泡沫，咳得干哕后，吐一点白黏泡沫痰后，咳嗽即止，许久不咳，时有心悸，乏力，我想起了10年前就是这种咳嗽病，求救于中西医，静脉滴注氟康唑后，引发了胸部烧灼、窜痛、奇痒，蠢蠢欲动想跳楼，久治不愈，省级某医院诊断为抑郁症。"

当笔者问清楚是顿咳样咳嗽，咳吐白色泡沫黏痰。望舌、切脉而知，舌体较大淡不厚，舌苔薄白，右手腕后脉象较细，尺部脉象较弱，左手腕后脉象细弦，尺部脉象弱。

诊治：咳嗽。肺热叶焦，虚劳损伤气血、病久损伤肾中阴阳；给予滋阴润肺救燥，补益气血，益肾助阳，引火归元。

方药：清燥救肺汤、十全大补汤、桂附地黄丸（汤）化裁。方药如下：

沙参 30g　炙甘草 12g　枇杷叶 12g　生石膏 30g（先煎半小时）　苦杏仁 10g　麦冬 20g　阿胶 10 克（烊化兑服）　黑芝麻 30g（捣）　桑叶 12g　百部 30g　紫菀 10g　生地黄 26g　生山药 13g　山萸肉 13g　牡丹皮 8g　茯苓 10g　泽泻 10g　附子 5g（先煎一小时）　肉桂 6g　怀牛膝 13g　太子参 12g　生白术 10g　生白芍 15g　当归 8g　川芎 5g　黄芪 30g　淫羊藿 13g　干姜 6g　小梨（连皮带核切碎）1 个　生姜 2 片　红枣 3 个

4 剂，水煎服。

解析

刘某病情反复无常，与最初燥火咳嗽，吐白色泡沫痰，错误地应用热药，以热制热，肺热叶焦；西医认为是霉菌，给予氟康唑后，出现胸腹部奇痒无比，烧灼窜痛难安，挥之不去，经常有一种跳楼的冲动。恐惧的阴影在潜意识里不能释放，最终发展为抑郁症。笔者接诊后宏观把握，以四诊为依据，脉诊为准绳，紧扣“祛有余，补不足”，以中为度原则，经过 1 年拨乱反正，疾病再现 10 年前的咳嗽情景。

根据燥咳特有症状：咳吐浊唾白的泡沫黏痰，开出清燥救肺汤清肺火，用大量滋阴养液药滋润肺叶。双手腕后关尺部脉象细，尺部脉象弱，开出了十全大补汤、桂附地黄丸（汤）协助温补气血、滋阴助阳、引火归元，促使体内平衡，疾病消。

十三诊：2013 年 7 月 21 日。

症状：咳嗽明显减轻，咳嗽由顿咳（如百日咳）变成咽痒咳几声，能咳出痰块，咳嗽不难受了，气往下走，今天早晨咳嗽半小时，顿咳，咳出几口痰，是痰块，胸腔后部发烧减轻，现在咽部不利即咳，但爽快多了。望舌、切脉而知，舌略大，苔薄白，右手腕后脉象细弦，尺部脉象弱，左手腕后脉象沉细弦，尺部脉象弱。

方药：十二诊原方，4 剂，水煎服。

服完上药，正如"久旱逢甘露"。咳嗽消失，身体异常消失，心情好了，如梦方醒，想到以往欲跳楼结束生命，感慨实为幼稚表现。从此结束了 10 年病痛沧桑，1 年后，再见到，旧貌换新颜。

医治思考、感悟

从刘某病案看，燥火咳嗽误治后，使单纯原始的疾病变得扑朔迷离、面目皆非，形成郁证（抑郁症），给治疗带来困难，10 年来，屡治屡败。笔者遵照《伤寒论》"观其脉证，知犯何逆，随证治之"的原则，从错综复杂中，理清头绪，通过服用 72 剂气血双调、补肾健脑、疏肝理气、安神之品，正应了《医学心悟 · 惊悸恐》中"予尝治惊悸恐惧之症，有用大补数十剂，或百余剂而后愈者，毋谓七情之病而忽视之也。"使体质增强，病邪由里一步一步出表，再现了 10 年前被遏制的咳嗽症状，正确应用了清燥救肺汤来清肺润燥，宣肺透邪，使深藏在潜意识的病根随邪从表而去。

抑郁症属于社会心理疾病，刘某是中西医误诊、误治而发生抑郁症的病案。随着原始生理疾病治愈而病愈了。这个病案耐人寻味，发人深思，值得玩味。

眼明心亮定自强

——应用中医科学观治疗眼底静脉出血的实践与思考

吴某，男，55岁，河北省井陉县人。

初诊：2006年2月6日。

症状：右眼视野缩小，远近视物模糊，不能辨别颜色20天。

吴某过度劳累，在春节前10余天，他的右眼渐渐不适、模糊，逐渐加重，视野在缩小。春节过后的2月5日（正月初八）到省级某眼科医院，经检查诊断为：右眼底静脉出血。

吴某从小体弱多病，其母曾经断言他难以长大成人，就这样病恹恹。20岁去云南当兵，环境潮湿对他影响很大，退伍后发现，在阑尾上一点的部位长有1.2厘米×1厘米的息肉（凸凹不平），还有难治愈的慢性结肠炎。

吴某除眼睛模糊外，伴有头重脚轻，腿软，晚上口干，心情不畅，肛周痛。每日大便三至四次。望舌、切脉而知，舌头大而不厚，色淡，苔薄白，右手腕后脉象沉细弦，尺部脉象尤细弱弦，左手腕后脉象弦细，比右手腕后脉象更细。

血生化化验：空腹血糖和血脂略高出正常值。西医认为高血压病、糖尿病最容易诱发眼底出血。

诊治：暴盲。先天禀赋不足，后天失养，久而久之气阴两亏，肝血不足，血不循经而溢于脉外之出血（眼底）。给予滋阴疏肝、填补精血、益气温阳。

方药：一贯煎、桂附地黄丸（汤）、五子衍宗丸（汤）化裁。方药如下：

沙参10g　枸杞子15g　当归8g　炒川楝子6g　麦冬10g　生地黄13g　熟地黄13g　生山药13g　山萸肉13g　牡丹皮8g　茯苓8g　泽泻8g　附子6g（先煎一小时）　桂枝5g　菟丝子13g　车前子8g（包煎）　五味子8g　覆盆子13g　鸡血藤10g　川芎5g　党参10g　黄芪25g　怀牛膝12g　生姜1片　红枣2个

3剂，水煎服。

解析

吴某从小体弱多病，在云南当兵复员后，留下了两大病症：阑尾偏上部的息肉和慢性结肠炎，时时担心，肠道出问题会危及生命。他的心理负担很重。长期的慢性结肠炎导致大便次数多，经常力不从心，疲软无力。

2006年春节前，右眼模糊，视野逐步在缩小，正月初八（阳历2月5日）省级某眼科医院诊断为右眼底静脉出血。贫病交加，心中焦虑，找到笔者，要求保护住眼睛，防止失明。《素问·五脏生成篇》说："肝受血而能视。"《灵枢·脉度篇》说："肝气通于目，肝和则目能辨五色矣。"眼睛出现问题，中医都从肝入手治疗，依据吴某右眼视野缩小、模糊，晚上口干，心情不畅，左手腕后脉象弦细，比右手腕后脉象更细，是肝血不足，开出了一贯煎方，用于肝肾阴虚、血燥、气郁，表现为胸脘胁痛、咽干口燥等症的。肝肾阴血补足后，可上注于目，则目可明。

吴某出现头重脚轻，腿软，右手腕后脉象沉细弦，尺部脉象弱，左手腕后脉象尤沉细弦，是肝肾阴血不足，无法敛藏肾阳，肾阳离位，上冲头目，导致眼底出血，开出桂附地黄丸（汤）滋阴助阳，引火归元，消除头重脚轻、腿软。怀牛膝补肝肾，引药下行；车前子可利小便、实大便、明目。桂附地黄丸（汤）可治疗肝肾不足、肾阳虚衰的内障目疾。日本《抗衰老妙方》说："八味丸（即桂附地黄丸）能治老花眼""八味丸对白内障、前列腺肥大、糖尿病等症疗效卓著"。桂附地黄丸（汤）还能治疗肾阳不足，无法温煦脾阳，脾失运化，糟粕滞留的血脂偏高症。

五子衍宗丸首见于明代张时彻所辑的《摄生众妙方》，具有滋肾填精、扶阳助阴、滋水抑火的功效，对精亏、气血皆有补益功能。又能充养形体、振奋精神、乌须黑发、强壮筋骨，对气血不足者都有治疗作用。《灵枢·大惑论篇》说："五脏六腑之精气，皆上注于目。"古人认为"诸子入目"，多种子类药物具有治疗眼疾作用。清太医院著《药性通考》说："五味子尤能补虚、明目、强阴、涩精。"五味子对心、肺、肾有补益增强之力，而且具有滋肾水、生津、缩瞳明目作用，治疗眼底出血。《本草备要》说："覆盆子平补肝肾甘酸微温。益肾脏而固精，补肝虚而明目……"覆盆子甘酸，甘能补精气明目，酸能收敛缩瞳，防治眼底出血。《神农本草经》说："菟丝子味辛，平。主续绝伤，补不足，益气力，肥健。久服，明目、轻身、延年。"《本草备要》说："枸杞子平补而润甘平。润肺清肝，滋肾益气，生精助阳，补虚劳，强筋骨，去风明目，利大小肠。”《朱良春用药经验集》说：“朱老通过大量的临床实验，认为此品（枸杞子）具有止血之功。”菟丝子、枸杞子平补肾中精气、疗损而明目。《日华子本草》说：“车前子，通小便淋涩，壮阳，治脱精，心烦，下气。”《药性赋白话解》说：“车前子止泻利小便兮，尤能明目。”故而知道，车前子有祛湿、壮阳、固精而明目的作用。

借它山之石可以攻玉。省某眼科医院用现代手段诊断为眼底静脉出血。笔者把它作为一个症状，在中医辨证思想指导下，考虑用药。手腕后脉象细属不足，虚则补之。黄芪能补气固摄而统血，治疗眼底出血。应用补气益精摄血过程中，会有留瘀之弊，而鸡血藤去旧血，生新血。

二诊：2006 年 2 月 11 日。

症状：头重脚轻缓解一些，右眼仍视野小，视物不清，自觉胸部、胃脘满胀，晚上口干，每日大便三次。望舌、切脉而知，舌头大不厚，舌苔薄白而干，右手腕后脉象沉细较有力，尺部脉象弱，左手腕后脉象沉细弦。

方药：桂附地黄丸（汤）、五子衍宗丸（汤）化裁。方药如下：

生地黄 15g　熟地黄 15g　生山药 15g　山萸肉 15g　牡丹皮 10g　茯苓 10g　泽泻 10g　附子 6g（先煎一小时）　肉桂 6g　怀牛膝 15g　车前子 8g（包煎）　菟丝子 13g　鸡血藤 20g　炒白芍 12g　当归 10g　川芎 6g　枸杞子 13g　补骨脂 8g　覆盆子 13g　五味子 8g　女贞子 13g　陈皮 6g　黄芪 25g　生姜 1 片　红枣 2 个

3 剂，水煎服。

解析

王三雨著《王三雨治病法轨》说："唯脉左虚于右者，补精血为主。右虚于左者，补元气为主。无不手到春回!"在论述桂附地黄丸之功效说："左（脉）虚于右（脉），或尺脉无根者，每用桂附八味丸治之，无不效验如神。"女贞子养阴益精，平补肝肾而明目；补骨脂温热，补肾阳，固下元，暖脾胃，止泄泻，固精明目。可治疗吴某陈年旧疾结肠炎而致脾肾阳虚，引起的每日大便次数多。陈皮理气、燥湿化痰，少量可反佐防止滋腻之品引起纳呆。

三诊：2006年2月18日。

症状："头重脚轻，继续减轻，眼疾没有往深发展，双目困，右眼视野仍小，右眼视物不清；感到全身乏力。"望舌、切脉而知，舌头大不厚，舌苔白，右手腕后脉象沉细弦缓，尺部脉象弱，左手腕后脉象沉细微弦。

方药：桂附地黄丸（汤）、五子衍宗丸（汤）、十全大补汤化裁。方药如下：

生地黄15g　熟地黄15g　生山药15g　山萸肉15g　牡丹皮10g　茯苓10g　泽泻10g　附子6g（先煎一小时）　肉桂6g　怀牛膝15g　车前子8g（包煎）　菟丝子12g　枸杞子12g　五味子8g　覆盆子12g　鸡血藤20g　炒白芍15g　当归8g　川芎8g　陈皮6g　黄芪30g　党参15g　炒白术10g　炙甘草6g　生姜1片　红枣3个

6剂，水煎服。

解析

头重脚轻减轻，目疾已经控制，目前全身乏力。双手腕后脉象细是气血不足，给予十全大补汤，治疗气血两虚导致的头晕眼花、四肢乏力。方中黄芪、肉桂补气温阳，促使阳生阴长，气旺血必生长，治疗吴某气血俱虚而体质偏寒。吴某素来身体不佳，体重 90 千克，血脂略高，笔者认为是气血两亏，不能运化，糟粕滞留在体内所致。补足气血，运化好了，糟粕无法滞留，血脂可恢复正常。

四诊：2006 年 3 月 12 日。

症状：右眼稳定，近距离视物清晰，远距离视物模糊，视野仍小，没有往深发展，两胁下部叩诊痛，腰困腿软，每日大便二至三次。望舌、切脉而知，舌大不厚淡红，舌苔薄白，右手腕后脉象沉细缓，尺部脉象弱，左手腕后脉象沉细缓弦，尺部脉象弱。

方药：逍遥散（汤）、桂附地黄丸（汤）、十全大补汤化裁。方药如下：

当归 10g　茯苓 15g　炒白术 10g　赤芍 12g　炙甘草 6g　柴胡 8g　桂枝 6g　党参 15g　白蒺藜 10g　木贼 8g　木瓜 8g　鸡血藤 10g　黄芪 25g　炒扁豆 10g　熟地黄 15g　山萸肉 8g　生山药 8g　牡丹皮 5g　泽泻 5g　附子 6g（先煎一小时）　肉桂 4g　川芎 5g　车前子 5g（包煎）　怀牛膝 10g　女贞子 10g　枸杞子 10g

解析

右眼稳定，近距离视物清晰，通过服药，眼底出血得到控制。双手腕后脉象细，尺部脉象不足，继续服十全大补汤、桂附地黄丸（汤）气血双补、滋肾助阳。左手腕后脉象弦是肝郁脾虚，给予逍遥散（汤）方疏肝解郁、健脾和营，治疗两胁下部作痛，头痛目疾，可缓解吴某心中不畅而致的目疾。方中健脾运化之品可进一步统摄血管，防止进一步出血。白蒺藜专入肝经，疏肝解郁，明目，活血化瘀，对眼底出血而致的瘀血有治疗作用。右手腕后脉象缓，是脾虚有湿，炒扁豆可以补气健脾祛湿。木瓜舒筋活络，和胃去湿。木贼宣透解毒、明目退翳、止血。四药合用治疗眼底出血。

五诊：2006 年 3 月 26 日。

症状：右眼视野稳定，3 米以内视物清晰，但远处视物不清，多少有好转，心情不好时双眼发困，右眼视物不清加重。望舌、切脉而知，舌头大不厚、淡暗，舌苔白，右手腕后脉象沉细缓，尺部脉象更沉一些，左手腕后脉象沉细弦，寸部脉象短。

方药：逍遥散（汤）、生脉散（汤）、五子衍宗丸（汤）、十全大补汤、桂附地黄丸（汤）化裁。方药如下：

当归 10g　茯苓 15g　炒白术 10g　赤芍 7g　炒白芍 8g　炙甘草 6g　柴胡 5g　桂枝 6g　人参 10g　黄芪 30g　川芎 4g　熟地黄 20g　麦冬 15g　五味子 8g　车前子 8g（包煎）　菟丝子 15g　枸杞子 15g　覆盆子 15g　山萸肉 12g　生山药 12g　牡丹皮 6g　泽泻 6g　附子 6g（先煎一小时）　肉桂 4g　白芷 3g　鸡血藤 20g　白蒺藜 8g　生姜 1 片　红枣 3 个

9 剂，水煎服。

六诊：2006 年 5 月 4 日。

症状：右眼视野稳定，3 米远处鸡蛋大的字能看清楚，但长久看，右眼发胀、头晕、心悸，精神欠佳。望舌、切脉而知，舌头大不厚，舌淡暗，舌苔薄白，右手腕后脉象沉细弦缓，尺部脉象沉一些，左手腕后脉象沉细弦，寸部脉象弱。

方药：逍遥散（汤）、生脉散（汤）、十全大补汤、五子衍宗丸（汤）化裁。方药如下：

人参 10g　麦冬 10g　五味子 8g　当归 8g　茯苓 15g　炒白术 10g　赤芍 7g　炒白芍 8g　炙甘草 6g　柴胡 8g　桂枝 5g　黄芪 30g　川芎 6g　熟地黄 15g　肉桂 4g　车前子 8g（包煎）　菟丝子 13g　枸杞子 13g　覆盆子 13g　白蒺藜 8g　白芷 6g　藿香 4g　炒扁豆 10g　淫羊藿 8g　生姜 3 片　红枣 3 个

3 剂，水煎服。

七诊：2006 年 5 月 10 日。

症状：右眼视力显著提高，但 3 米之外处还是模糊；从生眼疾以来，双目不能辨别颜色，现左眼能辨别颜色，右眼近处可辨别颜色，五六米以外处不能鉴别颜色，睡觉起来后双目发困，时有心悸，烧心，叩诊右胁下部痛。望舌、切脉而知，舌头大不厚，淡暗红，舌苔薄白，右手腕后脉象沉缓，尺部脉象弱，左手腕后脉象沉弦细。

方药：六诊方增加煅瓦楞子 12g（先煎半小时）、炒川楝子 5g、元胡 5g。

9 剂，水煎服。

解析

吴某右眼视力提高了，特别能辨别颜色，是右眼底出血进一步吸收。胃脘发烧，煅瓦楞子止胃酸过多而止烧心；炒川楝子、元胡治疗右胁下部叩痛。

2006 年 12 月 13 日，半年过去，吴某的眼睛基本恢复正常了，右眼远近都能看清、能鉴别颜色了，仅仅是右眼视野略小于左眼；依据他的双手腕后脉诊，开出了五子衍宗丸、桂附地黄丸，服用 1 个月。

2007 年清明过后，吴某再次进入诊室，调理他的结肠导致的排便次数多，笔者问他的眼睛，他说："眼睛完全恢复了正常，右眼远近距离，完全与左眼视野相同，视物清楚。"吴某每年春、秋两季，或者有点小毛病，吃几剂中药调整。笔者根据他的情况，以四诊为依据，脉诊定夺，从肝、脾、肾着手。

2013 年春天吴某去省级某医院，肠镜检查阑尾略上息肉及慢性结肠炎，报告：未见异常。吴某说："我多年的心理包袱解除了，20 年了！没想到经过几年间断的中药调理，肠道部位的疾病（凸凹不平的疑似肠癌）也治愈了。还消灭了生病前的眼前飞蚊症。"

医治思考、感悟

调肝养脾补肾，协调体内平衡，是法中大法。调肝必须以贮藏血液为前提，血液贮藏充足，就可濡养肝体，涵养精神情志。肝血贮备不足，情志失养易怒，必然克制脾土。

中医理论强调，"百病皆生于气"。清代叶天士《临证指南医案》也有"盖肝为起病之源，胃为传病之所"一说。脾胃为后天之本，脾胃升清降浊功能正常，饮食精微物质才能充分吸收，濡养四肢百骸。肾为立命之本，来源于父母的先天之精，需要脾胃水谷精微的不断化生与补充。肾阴充足，命火旺，又可温煦脾阳，脾主运化功能正常，就可以防止留而不去则为"实"，引发的脑梗死、心肌梗死、结节、肌瘤、肿瘤等诸多疾病发生。

中医学能治大病、难病、顽病。在解决重症、亚健康、慢性退行性疾病、癌瘤、诸多难缠疾病、延缓衰老、诸多养生方面，任重道远，有着勃勃生机，它的神奇，使人不得不叹为观止。

我对慢性咽炎的认识、治疗过程的体会

郝某，女，14 岁，山西省太原市人。

初诊： 2005 年 10 月 5 日。

症状： 患者咽痒、略痛，咽部暗红，鼻塞，干咳，吐少量黄痰且不利。此女这种症状，在 1 年中发作 4～5 次，而咽部经常不利。每次都缠绵难愈，从小因这种病无法治愈，必须吃佩夫人止咳露，这种药是卢森堡大药厂生产的止咳化痰药，通过作用于神经中枢而达到镇咳效果，对各种原因引起的咳嗽都有良好的控制或缓解作用。这种药主要适应证为咳嗽、咽喉痛。不良反应是头晕、嗜睡。佩夫人止咳露目前已被美国等国家列为禁止销售药品，它的主要成分为可待因、扑尔敏、麻黄碱等，久服可成瘾。

郝某近年来，服用这种药也不管用了。望诊、切脉而知，面色淡黄，舌大，舌边尖暗红，舌苔薄白兼淡黄，右手腕后寸部脉象弱，关、尺部脉象弦缓，左手腕后寸部脉象弱，关、尺部脉象弦缓。

诊治： 咳嗽、咽痛。饥饱无度，损伤脾胃，清阳无力上升固秘腠理，风燥之邪侵袭皮毛肺系。给予补中益气、升阳，托邪外出，宣肺散风热。

方药： 补中益气汤、桑菊饮化裁。方药如下：

党参8g　黄芪20g　苍术8g　炙甘草6g　柴胡4g　升麻4g　当归8g　陈皮4g　桑叶10g　菊花8g　苦杏仁6g　防风5g　桔梗6g　百部20g　紫菀8g　蝉蜕6g　生姜2片　红枣2个

3剂，水煎服。

解析

郝某正读初三，早起晚睡，身体已经透支。

此女饭量大，食欲好而偏食，爱吃肉食，不爱吃蔬菜。《素问·痹论篇》说："饮食自倍，肠胃乃伤。"久而久之，必然阴阳失衡，气血不均。望舌见舌边尖淡暗红，淡是气血不足，暗红是有瘀滞，切脉双手腕后脉象寸部不足，是脾胃虚寒，清阳不升。《内外伤辨惑论》说："脾胃之气下流，使谷气不得升浮，是生长之令不行，则无阳以护其荣卫，不任风寒，乃生寒热，皆脾胃之气不足所致也。唯当以甘温之剂，补其中，升其阳，甘寒以泻其火则愈。今立补中益气汤。"它是治疗内伤脾胃而外感风寒的一张效方。是方在应用补气之品的同时，妙在升麻、柴胡轻轻引导补气之品上升，正气足，邪从肌表而散。

给郝某治疗咽部不舒服和咳嗽时，为什么要加用桑菊饮呢？中医说："气有余便是火。"那么，气不足，便是虚。在吃补中益气汤时，补足中气，可能就会生有余之火，火性易升，郝某咽部发痒是感受风邪引起，咽部暗红，红是火，如果是鲜红是实火；暗红是陈旧性的；因而加用少量辛凉轻剂桑菊饮，《温病条辨》说："太阴风温，但咳，身不甚热，微渴者，辛凉轻剂桑菊饮主之。"《中医内科新论》说："咳嗽少痰，痰出不爽，咽痛，微恶风寒，微发热，口微渴，脉浮或有微数……

治法：宣肺散风热。方药：桑菊饮。”由桑叶、菊花、苦杏仁、甘草、薄荷、桔梗、连翘、芦根组成。笔者给郝某应用此方时去了薄荷、连翘、芦根。薄荷辛凉解表，连翘苦辛寒，此二药是清热解毒药，不符合病机，芦根甘寒滋润，影响补中益气汤的升清作用。而是加了防风辛温解表，和苍术、黄芪组成玉屏风散，治疗虚人感冒反复发作。桑菊饮方中桑叶、菊花轻清宣透，以防甘温升补之品化热加重疾病；在临床中病人往往是寒热错杂、虚实相兼，不会是纯粹的实证或虚证。因此寒热并用，补清同用，效果理想。然而必须依据四诊，把握补清之度。苦杏仁宣肺止咳、桔梗载诸药上行，止咳化痰，能协助补中益气汤中的柴胡、升麻升举清阳。桔梗对慢性咽炎，久病入络瘀滞暗红有治疗作用。蝉蜕祛风解痉，可开音、利咽，治疗咽部不适。百部润肺止咳，对新久咳嗽都有治疗作用。紫菀辛温，化痰止咳。

2005 年 10 月 8 日郝某再次踏入诊室，其母对笔者说：“中药作用就是神奇，女儿当晚吃了药，咽痒、咽痛、咳嗽就减轻了，3 剂药下肚，基本不咳了。”

依上法再进 10 余剂，服药后，使郝某有 2 年没有咽部不适、咳嗽。到 2008 年春天，此证再度发作，笔者依据上法又给吃药 10 余剂，咽部不适消除，咳嗽愈，至今未发作。

多年来，用此法治愈的慢性咽炎、咳嗽，不下几百例。

医治思考、感悟

《王旭高临证医书合编·医方证治汇编歌诀》说：“补中益气汤原为外感中有内伤一种者设，所以补伤寒之未及，非补虚方也。今人于外感中毫不敢用，而于内伤辄任意用之，则失东垣之遗意矣。虽曰补气而非发汗，然实有不散而散之意，故于劳倦感寒，或气虚痎疟，及脾气下陷等证，则最所宜也。”现代人，包括中医界的部分同仁，并不知道它能治疗感冒，仅仅停留在补中益气，治疗中气下陷而致的脏器下垂。当代社会节奏加快，焦虑、紧张是人们的普遍现象。早不起夜不睡；早不吃晚暴饮；追求服装时尚，“乞丐服”流行，前胸、后背、肚脐、腰眼、膝关节都暴露，容易损伤脾胃，招致外感。补中益气汤有广泛的用途。

在临床中，遇到慢性咽炎引发的咽部不适，咳嗽反复不愈。只要患者双手腕后寸部脉象不足，首先应用补中益气汤，如果是干咳无痰或少量黄痰，则加用小量桑菊饮化裁剂，效果良好。如果是咽部有吐之不出，咽之不下，吃饭不受影响，而咽红暗，双手腕后寸部脉象不足，用补中益气汤加半夏厚朴汤，疗效是理想的。

二十年咳嗽一月治愈

——治疗月子病后遗症纪实

梁某，女，45 岁，山西省太原市某钢铁厂工人。

初诊：2009 年 8 月 7 日。

症状：呛咳顽疾缠身 20 载，每每咽喉不利，咽痒即咳，咳吐浊唾涎沫，呈泡沫痰，甚少痰，无痰，动则咳嗽加剧，加重 1 个月。

梁某常常头顶憋闷，面色发暗偏黑，鼻青眼睑浮肿，佝偻驼背，腰困乏力腿软，步履艰难，行走常常欲扑倒地。西医全面检查，X 线告知：仅是肺部纹理粗，抗生素静脉滴注，年年治疗，都不见好。

梁某的病，渐显源自 20 年前，人工流产 1 个月后的夏至前后某日急匆匆回娘家看望病重的母亲。下了公交车，步行在乡村小路上，不巧遇着倾盆而降的雷阵雨，将梁某浇成落汤鸡。进家门不久，弥留之际的母亲，撒手离世。梁某号啕痛哭，浑身哆嗦。当晚，梁某两颊通红，恶风，烦躁不安地发热，体温升至 40℃，当夜请医生对症治疗，静脉滴注，1 周之后，高热已降，感冒渐渐退去，却留下咳嗽顽症。20 年来为治疗它，打针、静脉滴注、中西药品、单方、验方、汤剂都尝试过了，病却加重了。

梁某病休在家，不能出门活动，现在一咳嗽就尿裤子，夜里更是尿4～5次。大便3天一次。触诊胃脘部发硬，叩诊肝区，隐隐作痛。望舌、切脉而知，舌边尖红且暗，舌根部少苔，其他部位苔薄白，双手腕后脉象寸、关、尺三部，从寸部到尺部为滑梯样递减之脉，这寸部脉象较有力，超出本位，尺部脉象不足，不及本位，并且左手腕后脉象力度略大于右手腕后脉象。

诊治：咳嗽。人流伤肾，暴雨袭击，风寒湿邪侵袭腠理，郁久化热，热入血室，导致外实内虚，上实下虚，无法自拔。给予和解少阳，调和营卫，降逆下气，滋阴助阳，筑基强肾。

方药：麦门冬汤、桂附地黄丸（汤）、桂枝加龙骨牡汤、生化汤、逍遥散（汤）化裁。方药如下：

半夏3g　党参12g　炙甘草6g　麦冬30g　百部25g　当归8g　茯苓10g　生白术10g　生白芍8g　赤芍8g　柴胡8g　桂枝8g　郁金6g　丝瓜络8g　生龙骨30g（先煎半小时）　生牡蛎30g（先煎半小时）　桃仁8g　川芎6g　炮姜6g　生地黄20g　熟地黄20g　生山药15g　山萸肉15g　牡丹皮10g　泽泻10g　附子8g（先煎一小时）　肉桂8g　怀牛膝15g　车前子8g（包煎）　枸杞子15g　菟丝子15g　陈皮6g　生姜2片　红枣3个　胡桃3个　粳米20g

4剂，水煎服。

解析

呛咳喘促，佝偻驼背，动辄加重，步履艰难而发颤，鼻青，眼睑轻度浮肿。切脉而知，双手腕后寸部脉象超出本位，是长脉，且较实有力，双手腕后尺部脉象不足又不及本位，是短脉，寸、关、尺三部整体呈现出滑梯样，是由强到弱递减样脉象；从脉象探测得出：上部极实，下焦极虚，犹如树根土壤包裹极度减少，大树将有倾倒之势；对人而言是上实日久，耗损肾中精气，恶性循环，使肾阴不足，无法涵阳，阳气上冲，进一步加重了上焦邪实。

双手腕后寸部脉象长脉是上焦有余之证，有实邪存在，病人表现为呛咳吐浊唾涎沫，甚至无痰，咳得两眼火冒金花，头顶憋闷，面颊发暗、发黑、发青，眼睑浮肿。《金匮要略·肺痿肺痈咳嗽上气病脉证治篇》说："大（中国汤液经方是'火'，笔者认为'大'符合临床实际情况）逆上气，咽喉不利，止逆下气，麦门冬汤主之。"《金匮要略语译》对该条的语译是："肺胃的气向上面冲逆得很厉害，咽喉部感到干燥不舒服的，以止逆下气的方法治疗，用麦门冬汤主治。"《金匮要略今释》在解释麦门冬汤时，引用《方函口诀》云："此方治大逆上气，咽喉不利，盖无论肺痿、顿咳、劳嗽、妊娠咳逆，有大逆上气之状者，用之大效。故此四字，简古有深旨也。"在清代喻昌《医门法律》云："此胃中津液干枯，虚火上炎之证，治本之良法也……于麦冬、人参、甘草、粳米、红枣，大补中气，大生津液，此中增入半夏之辛温一味，其利咽下气。非半夏之功，实善用半夏之功，擅古今未有之奇矣。"而笔者用这张方，是来解决上逆呛咳，眼睑浮肿，头顶憋闷，手腕后寸部脉象超出本位之证的。

梁某的脉象还有一个特征：双手腕后尺部脉象不及本位。依据脉学理论而言：短脉不及本位是虚证、不足之证，是肾中阴阳亏损严重，表现在患者身上是动辄咳喘加重，腰困腿软，步履艰难，行走常常欲扑倒地，夜尿多，脚部怕冷。给予桂附地黄丸（汤）补下元亏损，滋阴助阳，引火归元，从而下焦暖，夜尿减。桂附地黄丸（汤）补足下元可帮助麦门冬汤治大逆的呛咳，胡桃可以纳肾定喘。

应用生化丸的道理何在？梁某说道："20年前，自己小产1个月后，接到母亲病重急讯，匆忙回娘家。"笔者认为她的疾病属于月子里的病。月子，其实质是影响到冲脉、子宫。中医理论认为，冲脉起于胞中，冲脉又为血海。要知道，子宫和血海的起源处是人体命根所在，这个部位强健，人体健康长寿。人工流产本是不得已而采用的补救措施。对人体是有伤害的，而梁某"室漏又遇连阴雨"。当人流1个月后子宫复原期，又遭到了大雨侵袭，风寒湿邪必经腠理，从三阴经进入人体薄弱环节的子宫、血海。郁久化热，随着子宫复原，六淫七情侵袭，紧紧包裹在血海起源命根重要之处，尘封已久。生化丸出自《傅青主女科》，用于产后血块、腹痛及恶露不行等证，能促使恶露消除，子宫复原。生化丸也是打开血海命根尘封已久的金钥匙。

应用逍遥散的道理何在？梁某20年前回家途中遭受大雨袭击，当夜出现怕冷、高热，虽然经过治疗，热退后，使外感痊愈，可遗留下呛咳难缠之患。梁某最后一次就诊，说过一句一带而过的话："在每月月经来潮时，似乎有点轻微感冒，鼻子多少有点不舒服，随着月经过后，这些不适也随之而退了。"《伤寒论》第144条说："妇人中风七八日，续得寒热，发作有时，经水适断者，此为热入血室，其血必结，故使如疟状，发作有时，小柴胡汤主之。"《伤寒论》中提出"热入血室"，用"小柴胡汤主之"；笔者在前文《冲破迷雾，认清证候本质，才可正确施方用药》中谈到“逍遥散属于柴胡剂”，比小柴胡汤柔和，适合于病久体弱之人，因而对热入血室、体弱久病之人应该是有效的。笔者为梁某初诊时应用这张方的依据是右手腕后脉象弱，左手腕后脉象弦。辨证属于邪陷少阳，治疗当和解少阳，托邪外出。逍遥散在《方剂学》中属于和法。在临床实践中，除了调和肝脾之效外，笔者认为，还有黏合、润滑的作用，好比把散落的山楂果串到一起，紧紧相连，成为糖葫芦；又像扁担担东西抓住两头，用肩膀贯为一体，逐步调整两边箩筐的东西，使扁担中点担在肩膀上，达到和为贵。

梁某的病起初与淋雨外感有关，桂枝汤调和营卫、扶正祛邪，使久已沉居腠理，无力外出的风寒之邪，随微汗而解。

二诊：2009 年 8 月 16 日。

症状：浮肿的核桃眼不见了，发青、发暗、发黑的面目、颊部、鼻部也悄悄地隐藏起来。咳嗽明显减轻，特别是动则咳喘迅速减轻，发软的腿部有力，夜间小便由原来 4 ~ 5 次减到 2 次，大便 2 日一次。”触诊她的胃脘部不硬了，叩诊肝区，仍隐隐作痛。望舌、切脉而知，舌边尖淡红，舌根部少苔，薄白，她脉象呈现出双手腕后寸部脉象有力减轻，超出寸部的脉象收敛；而不及本位的尺部脉象向尺部延生了。

方药：初诊方加旋覆花 15g（包煎）、代赭石 15g（先煎）。4 剂，水煎服。

解析

加入旋覆花、代赭石，和原方中的其他成分，构成了旋覆代赭汤，能够调节中焦，更好地降浊，使上实得到遏制。

三诊：2009 年 8 月 22 日。

症状：药进病退，顽症步步退让，咳嗽减轻70%，腿上更有力了。面颊也变红润，浮肿的眼睑在不知不觉间散去，双棱大眼泛出光彩。夜间小便仅仅一次，大便每日一次。触诊她的胃脘时，变得柔和，叩诊肝区隐隐痛，但痛的力度很轻。望舌、切脉而知，舌根部有了薄薄白苔，舌边尖淡红，双手腕后寸部脉象弦较有力，回到本位，原本尺部脉象不及本位，也回到本位，但呈现出较弱。

方药：二诊（8 月 16 日）用方去掉旋覆花、代赭石，增加桑寄生 15g、杜仲 15g、淫羊藿 13g。

12 剂，水煎服。

解析

桑寄生、淫羊藿、杜仲可以祛风湿，强筋骨，筑基强肾，进一步改善上实下虚，为她彻底治愈疾病，并将引领她走向健康。因梁某要离开太原一段时间，故带了 12 剂中药。

2009 年 11 月 8 日上午，梁某来看我，她高雅、亮丽、健康，与吃药前判为两人。

医治思考、感悟

梁某经历了 20 年病痛沧桑煎熬，为什么能在短短 1 个月中阴霾散尽，心理、生理仿佛回到了生病之前，有了无限活力？这中间有非常重要的一环，就是加用了傅山先生的生化汤，《方剂心得十讲》说："我在治疗与产后有一定关系的内科杂病时，也常在应证汤药中，结合生化汤意加减用药，常收佳效。"而梁某的病根与小产有关，笔者在救治时，加用了生化汤，目的是打开尘封已久的血海命根生病之源，把月子里风寒湿入侵血海，郁久化热之邪拖出、由里出表而解，这一点很重要。

从救治梁某的顽疾，也可看出中华历代医学，在医治疾病过程中继承与创新，点点滴滴顽强的献身精神，丰富着博大精深的中医这座殿堂。我们应当继承，发扬光大。

方证是辨证的尖端

谢某，男，85 岁，山西省太原市退休职工。

初诊：2013 年 5 月 19 日。

症状：谢某左小腿浮肿，按之如泥，凹陷不起 5 年。近来加重，右脚也出现浮肿，已 1 个星期，按之凹陷。

伴有头晕、心悸，走路步履艰辛加重，腿软，手脚冷。触诊胃脘、肚脐略跳，叩诊左胁下部疼痛，小便不利，晚上小便 2~3 次，量少，大便两三天一次，每次欲大便而不能。血压 140/80mmHg。望舌、切脉而知，舌边尖淡暗，较大，舌苔薄白，右手腕后脉象沉细弦，偶然有结代，尺弱，左手腕后脉象沉细弦，偶尔有结代，尺弱。

诊治：水肿。气阴两虚，脾肾阳虚，膀胱气化不利。给予益气滋阴、疏肝解郁、健脾温肾、利水消肿。

方药：逍遥散（汤）、炙甘草汤、五苓散（汤）、真武汤、桂附地黄丸（汤）化裁。方药如下：

当归 8g　茯苓 15g　生白术 10g　生白芍 15g　炙甘草 12g　柴胡 5g　桂枝 10g　太子参 15g　麦冬 25g　生地黄 15g　熟地黄 15g　黑芝麻 15g（捣碎）　阿胶 10g（烊化兑服）　生山药 13g　山萸肉 13g　牡丹皮 8g　泽泻 10g　附子 8g（先煎一小时）　肉桂 6g　菟丝子 13g　怀牛膝 13g　泽兰 6g　陈皮 6g　猪苓 10g　淫羊

藿 15g　葛根 25g　白茅根 26g　狗脊 20g　车前子 8g（包煎）　独活 6g　黄芪 26g　防风 3g　丝瓜络 8g　生姜 3 片　红枣 5 个

4 剂，水煎服。

解析

谢某服下 4 剂，心悸除，水肿消，腿上有了力，这源于方证对应。《伤寒论》第 177 条说："伤寒脉结代，心动悸，炙甘草汤主之。"笔者依据谢某脉象沉细，偶有结代，心悸，动则加重，应用是方后，心悸除，动则加重除。

《伤寒论》第 82 条说："太阳病发汗，汗出不解，其人仍发热，心下悸、头眩、身瞤动，振振欲擗地者，真武汤主之（注：'振振欲擗地'谓身体振战而要倒地）。"第 316 条说："少阴病，二三日不已，至四五日，腹痛、小便不利、四肢沉重疼痛、自下利者，此为有水气……真武汤主之。"《经方方证纵横》在论述真武汤辨证要点说道："真武汤功能温阳散寒，化气行水。《伤寒论》用本方治疗肾阳虚而水泛之证。其要点在于阳虚与饮停并存。若仅有阳虚而无停饮，或仅有停饮而无阳虚，皆非本方的对之证。病位方面，以肾为主，兼及心脾。"谢某有眩晕、心悸、步履艰难都符合原文第 82 条、第 316 条提出的情况，治应温阳利水，除心悸。

《经方的魅力》说："五苓散是一张调节人体水液分布异常的方剂。但'蓄水'时水液并非仅仅停留在下焦的膀胱，可以停留在人体的任何部位。蓄于下则小便不利。"

体虚、高龄之人，皮毛腠理密闭功能减弱，风寒湿等外邪，极易侵袭腠理，致气化不利，五苓散证为"外邪内饮"，饮邪蓄聚下焦，呈现小便不利。是方（五苓散）可以疏散腠理之邪，恢复膀胱气化功能，利小便而消水肿。

《金匮要略·血痹虚劳病脉证并治篇》说：“虚劳腰痛，少腹拘急，小便不利者，八味肾气丸（桂附地黄丸）主之。”笔者应用这张方的依据是小便不利、两腿软弱、双手腕后尺部脉象弱。

我们没有谈论苓桂术甘汤，谢某的方中其实有这张方的成分。《经方方证纵横》说：“苓桂术甘汤主治脾虚水停证，病以脾虚不能制水，而见胃脘逆满，气上冲胸，头眩为主要特点，重以健脾利水。”脾胃为后天之本，脾胃恢复健康，药物吸收才能引领诸药直达病处，发挥最佳疗效。而应用逍遥散（汤）是根据左胁下部叩痛，触诊胃脘、肚脐略跳，病人偏瘦。

2013 年 6 月 23 日，谢某的女儿赵女士来看病，说谢某 4 剂中药服了 1 个月，心悸消失，腿肿消失，腿上有力了，吃饭有了饭香味。

二诊：2014 年 7 月 23 日。

症状：心悸，左小腿再次浮肿，按之如泥，行走困难两个月。伴有视物不清、背困痛、打嗝、左少腹压痛，夜间小便 3 ~4 次，血压 170/90mmHg。望舌、切脉而知，舌体较大淡暗，舌苔薄白，右手腕后脉象沉细弦，寸部脉象偶尔有结代，尺部脉象弱，左手腕后寸部脉象沉细微弦，偶然有结代，关部脉象沉细，尺部脉象弱。

方药：初诊用方，去丝瓜络，增加炒川楝子 4g、元胡 4g、五味子 7g。

4 剂，水煎服。

三诊：2014 年 7 月 29 日。

症状： 两条腿在早晨按之如泥消失了，到傍晚两条腿水肿，用手按压凹陷，随手指离开，凹陷部位能慢慢恢复升起。仍然心悸，正处盛夏出汗多，背困，夜间小便减到两次。望舌、切脉而知，舌苔淡红，舌苔薄白，右手腕后脉象沉细弦，关部脉象沉细微，偶有结代，左手腕后脉象沉细弦，寸部脉象偶有结代，关部脉象沉细，尺部脉象弱。

方药： 二诊方加浮小麦40g、川芎5g，调整柴胡为3g、黄芪为30g、附子为10g（先煎一小时）、红枣为6个。

4剂，水煎服。

四诊： 2014年8月14日。

症状： 早晨两腿水肿消失，到晚上两腿会出现水肿，按之如泥，但慢慢会升起，恢复正常的；头晕，背困，气短，视物不清，大便偏干，触诊胃脘略跳，血压130/80mmHg。望舌、切脉而知，舌淡苔薄白，右手腕后脉象沉细弦，偶有结代脉，关部脉象沉细弦微，尺部脉象弱，左手腕后脉象沉细微弦，尺部脉象弱。

方药： 初诊方去丝瓜络、柴胡，增加人参5g、干姜5g、川芎5g、杜仲10g、白芷10g，调整剂量太子参为10g、泽泻为13g、附子为10g（先煎一小时）、黄芪为30g。

4剂，水煎服。

2014年10月的某天，谢某的女儿打电话，咨询妇科囊肿问题，笔者问到谢某的情况，回答：心悸除，腿肿消，精神了。

医治思考、感悟

中医的精髓是辨证，胡希恕先生说：“方证是辨证的尖端。”在临床上如果遇到疑难棘手问题，我们可以抛开中西医病名，用经方医学，“有是证，用是方”之法，往往能收到满意效果。

经方药味偏少，作用专一，效果宏大。在临床，病情往往是错综复杂的，我们应当根据病情、证型合理组合经方，往往效如桴鼓，出乎预料。我对半百以上，50 多位腿肿按之如泥的病人，用桂附地黄丸（汤）、五苓散（汤）、真武汤组合剂，效果神奇。

应用藿香正气汤治愈抗生素无法控制的顽固腹泻

刘某，男，43 岁，河南省林州市。

初诊： 2000 年 8 月 5 日。

症状： 每日腹泻 10 余次而不止，已经半个月。伴有面颊发黑而淡，走路无力。

他的病源自 2000 年 7 月 20 日，在这骄阳似火的盛夏，在工地 4 楼砌墙后回到驻地，汗流浃背，汗水浸透了背心、短裤，打开一瓶啤酒，瓶口对嘴，脖子一仰，瓶底朝上，仅仅几秒钟，整瓶啤酒下肚，吞下半截黄瓜，午饭后午休，腹中扭痛，去厕所，到晚上睡前，腹泻三次。第 2 天腹泻在加重，去一诊所诊断为肠炎，给予诺氟沙星胶囊口服，先锋必、左氧氟沙星注射液静脉滴注，3 天无效，病在加重，上述注射液静脉滴注增加到日二次，又滴注 5 天，腹泻日十余次。改换氨苄西林、阿米卡星注射液静脉滴注，口服双黄连、泻痢停等，腹泻不止。转投省医科大某医院做细菌培养、药敏试验，应用硫酸妥布霉素注射液，静脉滴注 5 天，还在腹泻，没有减轻。半个月过去了，病情依旧。

刘某头晕、头闷胸闷，伴有胃脘、腹部扭痛，腹泻，水样便；气短。望舌、切脉而知，舌体较大，略白润，脉象细略缓。

诊治：泄泻。内伤暑湿兼毒邪，外感风寒。给予解表和中、理气消暑祛毒。

方药：藿香正气汤加味。

藿香 15g　白芷 10g　紫苏叶 15g　陈皮 6g　甘草 6g　桔梗 6g　茯苓 20g　苍术 12g　厚朴 10g　半夏 8g　大腹皮 15g　党参 15g　干姜 6g　炒薏苡仁 25g　炒扁豆 15g　生姜 3 片　红枣 4 个

1 剂，水煎服。

解析

刘某在盛夏喝啤酒、吃生黄瓜后，腹泻不止，是外感风寒，内伤于暑湿。刘某舌苔白、腹部扭痛是寒邪所致，寒为阴邪，易伤阳气。寒性凝滞，气血阻滞不通，不通则痛。头闷、胸闷、水样便、舌苔白略润、缓脉，是湿邪所致。湿为阴邪，易阻遏气机，损伤阳气。脾喜燥恶湿，湿邪困脾，而使脾阳不振，运化无权，水湿停聚而发生腹泻。综合四诊辨证为寒湿泄泻，而藿香正气汤正是用于外感风寒、内伤湿滞所引发的头闷、胸闷、呕吐、泄泻、苔腻。刘某临床症候与藿香正汤气汤证相投，自然取效。刘某腹泻已经半个月，正气随便而去，乏力，手腕后脉象细，党参、茯苓、苍术、甘草构成四君子汤，可补气健脾，治疗刘某头晕、头闷、气短、乏力。对恢复体力，消除疾病，有积极意义。干姜、党参、苍术、甘草组成理中汤。《伤寒论》第 386 条说：“霍乱，头痛发热、身疼痛、热多欲饮水者，五苓散主之。寒多不用水者，理中丸主之。”理中丸（汤）能鼓舞胃气，治疗心下痞、大便溏泻。炒扁豆补气去湿。炒薏仁健脾祛湿。

二诊：2000 年 8 月 6 日。

症状：下午李某再次踏入诊室，眉心舒展，说："那玩意（中药汤药）不好喝，管用，昨天中午喝了一次，晚上睡前喝了一次，夜里没有再拉肚，今天早晨到现在正常大便一次，没有再拉，肚子不痛了，头不闷了，不想再喝汤药了。"望舌、切脉而知，舌大淡，舌苔薄白，手腕后脉象沉细略缓。

方药：藿香正气水 3 盒，每次 2 支，每日二次，早晚口服。

服完病愈。后来刘某多次和笔者说起："如果能早点找到你，少花多少冤枉钱，少受多少折磨。"

医治思考、感悟

藿香正气汤出自《太平惠民和剂局方》，治疗外感风寒、内伤湿滞、霍乱吐泻、发热恶寒、头痛、胸膈满闷、脘腹疼痛等症的一张名方。是方是由化痰基础方二陈汤增味而成的芳香化湿方。中医讲，怪病多痰，痰湿可在体内滞留，运行缓慢不畅。如果湿浊弥漫全身，出现头闷乏力，脘闷不饥，两腿沉重。如果湿浊聚集在身体某部，形成囊肿或包块。因此，芳香化浊法是诸多慢性病的克星，可使诸多疾病消灭在萌芽阶段，意义重大。临床只要辨证准确，往往药到病除。

藿香正气水已经成为每个家庭夏季必备良药，可以预防中暑，治疗水土不服的吐泻；外用治疗老年瘙痒症、湿疹、蚊虫咬伤、脚气等诸多疾病。在岭南一代口服藿香正气水能够降低山岚瘴气对人体的伤害。

从文化视野看古老而年轻的疾病

——应用中医科学观治疗一青年女子白塞氏综合征的实践与思考

冯某，女，20岁，山西省榆社县人。

初诊：2011年4月14日。

症状：得白塞氏综合征6年。最近去北京爬长城劳累后，体温达38℃，口腔、阴部溃疡再度出现而疼痛。

面部施着粉黛，仍遮不住熊猫眼似的黑眼圈。右腿后边下部有一巴掌大溃破，颜色暗滞，表层有脓，4个月不能愈合。

她的病源自于14岁（2005年）那年的五一劳动节前夕，骑自行车劳累后，发热，体温在38℃～40℃之间徘徊，西医治疗1个月，发热不能控制，服了市级某中医院中药汤剂后，热退了，从此全身四肢反复出现蚊虫叮咬样发红皮丘疹，久久不能愈合而形成溃疡，继而眼睛红肿，内外眦溃破，口舌糜烂，外阴两边溃疡反复发作，游走不定。而形成一道特有的来潮前夕的溃疡光临，月水过后，溃疡匆匆离去。此外腿上肿胀，肌肉骨头酸痛。

2007年患者在省级某医院确诊为白塞氏综合征。吃过中西药品，6年不能愈合，她的额部、腿上皮肤留下了溃疡愈合后斑斑痕迹，只要有点劳累，就发热。

她的目外眦有大米粒大的溃疡，脱发严重，不思饮食，月经紊乱，经量减少，由原来 7 天减到不足 3 天，白带多半年余。今天体温 38℃。触诊胃脘有一个鸡蛋大圆球滚动，叩诊两胁下部疼痛，腰困腿软，大便偏稀。望舌、切脉而知，舌苔淡红薄白，前部有一条裂纹，右手腕后脉象沉细略缓，左手腕后脉象沉细弦。

诊治：狐惑病，虚劳病。先天禀赋不足，外感风寒湿毒内陷，虚实错杂，燥湿相兼，滞留半表半里。给予补气养血，滋阴助阳，和解少阳，托邪外出。

方药：逍遥散（汤）、桂枝汤、十全大补汤、桂附地黄丸（汤）、五子衍宗丸（汤）化裁。方药如下：

当归 8g　茯苓 20g　苍术 12g　炒白芍 15g　炙甘草 6g　柴胡 5g　桂枝 10g　白蒺藜 10g　炒川楝子 6g　元胡 6g　白芷 10g　党参 12g　川芎 5g　熟地黄 13g　黄芪 30g　肉桂 6g　生地黄 13g　生山药 13g　山萸肉 13g　牡丹皮 8g　泽泻 8g　附子 6g（先煎一小时）　菟丝子 13g　怀牛膝 13g　泽兰 6g　陈皮 6g　狗脊 20g　独活 6g　五味子 8g　车前子 8g（包煎）　枸杞子 13g　覆盆子 13g　五倍子 10g（捣）　骨碎补 10g　生薏苡仁 15g　黑荆芥穗 8g　防风 3g　蛇床子 10g　地肤子 10g　炒扁豆 10g　生姜 3 片　红枣 3 个

4 剂，水煎服。

解析

廖厚泽编著的《伤寒金匮汇证诠解》说：“狐惑病也是急性热病的一种，故曰‘状如伤寒’。此病以咽喉及前后二阴的蚀烂为主要证候，据近人经验，本病不仅由于伤寒失汗所致，凡是发疹性疾患，特别是麻疹，如被寒凉药抑遏，容易导致本病的发生。”《金匮要略今释·百合狐惑阴阳毒病证治篇》说：“而发表即所以排毒也。”

冯某先天禀赋不足，14 岁正当青春年少，一场突如其来的发热，给予抗生素，解热镇痛药，1 个月未果。服用清热解毒中药汤剂，推波助澜，使本已差的体质更差，无力抗邪表散外出，毒邪内陷深藏在体内，诱发了狐惑病，毒邪侵扰内脏而时时发病，难怪《伤寒论今释》说：“然温药难用，不若凉药易于苟安，盖温药苟不中病，则下咽即烦躁不适，人皆知为药误，然挽救甚易，凉药虽反病情，犹能镇静一时，不易发觉药误，逮其发觉，辄已无可挽救。”

冯某右手腕后脉象沉细缓，尺部脉象弱，右手腕后寸关部属于肺胃。细脉，属不足，是虚证。“虚则补之”是《黄帝内经》治病法则。冯某左手腕后脉象沉细弦，尺部脉象弱，左手腕后寸关属心肝，弦脉，属有余证，主肝、主寒、主痛；左手腕后脉象略弦，右手腕后脉象细，是邪陷少阳在脉象上的反映，是应用逍遥散（汤）的依据。而白塞氏病的特点：眼睛、口腔、外阴为主要症状的病变，在人体属于少阳。中医说：“肝开窍于目”“肝经环阴器”“脾开窍于口”。逍遥散（汤）可治眼睛、口腔、外阴疾病。逍遥散（汤）是调节肝脾、和解少阳，治疗体质偏虚证的一张良方。《张仲景用方解析》说：“本方（桂枝汤）既是发汗解热剂，又是安中养液方药，也就是后世医家所谓的‘甘温除热’。甘温除热之热不是一般的热，而是胃气不振，津血有所伤所致之热。”

刘志杰主编的《金匮要略增补·狐惑病》说：“桂枝和白芍的配伍，是专门治疗痈脓的好方子。内外的疮疡痈脓都可以的。其实，很多轻症疮疡，桂枝汤的疗效是很神的。因此桂枝汤绝不是太阳专方，它是和解营卫、气血、阴阳的。所以有人说它是方剂之祖，是有深意的。”《金匮要略集注》引用清人程林《金匮要略直解》说：“（狐惑）初得犹状伤寒，病后犹肠胃空虚而有热。”而桂枝汤中的白芍、炙甘草酸甘化阴以调营，使营分充实；桂枝、炙甘草辛甘化阳以调卫，使滞留肌表的邪气而散去。桂枝汤和其他药共同作用，能够把体内毒邪拖出肌表而散之。《金匮要略增补》说：“溃疡疮肿的机制，就是营卫不和了。”

冯某双手腕后出现细脉，经量明显不足，月经来潮时间缩短，乏力，是气血不足，给予十全大补汤补气生血，温阳散寒，补足气血更有利于祛邪外出。《神农本草经》说：“黄芪味甘，微温。主痈疽久败疮，排脓止痛，大风癞疾，五痔鼠口，补虚，小儿百病。”黄芪可治疗右腿巴掌大的溃破，可脱疮生肌。

手腕后脉象尺部沉弱，以及与生俱来的熊猫眼，是先天肾气不足，后天失养，不能培育、充养先天之精，从而先天肾精更加亏损，导致肾中阴、阳不足，给予桂附地黄丸滋阴助阳，温暖下焦，促使老树生新根。

张润杰、甄秀彦、朱雅卿编著的《歧轩脉法·缓脉辨》说：“缓脉之名最早见于《内经》，在《灵枢·邪气脏腑病形》说：‘调其脉之缓急、小大、滑涩，而病变定矣。’可以看出‘缓’是与‘急’脉相对而言的……这更可以看出缓急就是指的紧张度而言。”“我们主张把缓脉当作……‘张力’或‘弹性’低下为构成条件，其实质是脉体‘柔软、舒缓’或‘缓纵’……（缓脉是）湿气浸淫，湿性黏腻而濡，浸淫脉体，可令脉体紧张度下降，湿为阴邪易伤阳气，阳气受损，鼓动无力，脉体难以充实而有足够张力，而显缓象。”缓脉是“湿”，用蛇床子、地肤子能燥湿止痒。《神农本草经》说：“蛇床子味苦，平。主妇人阴中肿痛，男子阳痿、湿痒，除痹气，利关节，癫痫恶疮。”五倍子收湿敛疮。白蒺藜疏肝解郁，散肝风，明目，《神农本草经》说：“蒺藜子味苦，温。主恶血破癥结积聚，喉痹，乳难。久服，长肌肉，明目，轻身。”《名医别录》说：“蒺藜子……主治身体风痒，头痛……痈肿，阴㿉。”白芷散风、除湿、通窍、排脓止痛。《神农本草经》说：“白芷味辛，温。主女人漏下赤白，血闭，阴肿，寒热，风头侵目泪出。长肌肤，润泽。可作面脂。”笔者认为蛇床子、白蒺藜、白芷对冯某的溃疡有治疗作用；荆芥穗辛温，解表散头部风邪，炒炭后有止血、收敛作用，可解表散风，止血、收敛溃疡；五味子、车前子、枸杞子、菟丝子、覆盆子为五子衍宗丸，可补肾增精，调节月经，孕育生理功能，促进卵泡发育，增加月经量，消除目眶发暗而明目。

二诊：2011 年 4 月 21 日。

症状：体温由 38℃ 降到 36.4℃，眼睛难受减轻了。面色无华，手脚心热，全身肌肉痛，骨骼痛，前阴特别不舒服，白带多。望舌、切脉而知，舌边尖淡红，舌苔薄白，右手腕后脉象沉细缓，尺部脉象尤沉弱，左手腕后脉象细弦，尺部脉象尤沉弱。

方药：初诊方加藿香 5g。

8 剂，水煎服。

三诊：2011 年 5 月 5 日。

症状：精神好，饭量增加，眼睛溃疡愈合，手脚憋胀消失，外阴不憋胀了，右下小腿后面巴掌大的溃破结痂，颜色变淡，月经量明显比前几个月增加；在左腿膝关节下阴陵泉穴位附近出现了黄豆大的、散在的、皮丘疹四五粒；右小腿足三里穴位附近也有四五粒黄豆大皮丘疹；叩诊肝区疼痛。望舌、切脉而知，舌边尖淡红，舌苔薄白，右手腕后脉象沉弦细缓，尺部脉象弱，左手腕后脉象弦缓。

方药：二诊原方。

4 剂，水煎服。

四诊：2011 年 5 月 13 日。

症状：熊猫眼样黑眼圈缩小，发黑的面色变白，视力提高，身上的肌肉变软，腿上的皮肤变白了。叩诊肝区隐隐作痛，触诊胃脘部筑动明显，每日大便 1 ~ 2 次。望舌、切脉而知，舌边淡红，舌苔薄白，右手腕后脉象沉弦略缓，尺部脉象弱，左手腕后脉象沉弦缓，尺部脉象弱。

方药：初诊方去黑荆芥穗。

8 剂，水煎服。

五诊：2011 年 6 月 17 日。

症状：参加高考累着了，头顶偏左一点生出了黄豆大的圆丘疹，外阴及肛周也有疮口破裂，全身骨骼、肌肉疼痛，按压更是痛不可以忍受，白带多，每日大便 2 次。望舌、切脉而知，舌边尖红，舌苔薄白，右手腕后寸部脉象弦缓，关部脉象沉细，尺部脉象弱，左手腕后脉象弦缓重，尺部脉象弱。

方药：逍遥散（汤）、十全大补丸（汤）、桂枝汤、桂附地黄丸（汤）化裁。方药如下：

当归 8g 茯苓 20g 苍术 10g 炒白芍 15g 炙甘草 6g 柴胡 8g 桂枝 10g 白蒺藜 10g 白芷 10g 党参 10g 黄芪 30g 生地黄 13g 熟地黄 13g 生山药 13g 山萸肉 13g 牡丹皮 8g 泽泻 8g 附子 6g（先煎一小时） 肉桂 6g 车前子 10g（包煎） 菟丝子 13g 怀牛膝 13g 泽兰 6g 陈皮 6g 五倍子 10g（捣） 骨碎补 13g 地肤子 12g 蛇床子 12g 炒扁豆 15g 桑枝 30g 狗脊 30g 羌活 4g 独活 8g 制何首乌 20g 生薏苡仁 30g 藿香 6g 香附 6g 淫羊藿 13g 生姜 3 片 红枣 3 个

4 剂，水煎服。

解析

高考劳累，旧疾复发，出现缓脉，重用祛风湿、补肝肾的狗脊；生薏苡仁利湿、排脓、舒筋；藿香芳香化浊；车前子利尿通淋，可去体内湿浊。《石恩骏临床经验集》说：“脾胃虚弱诸证，健脾益气方中加车前子，可除脾胃之湿痹而振作其正气。”《名医别录》说：“淫羊藿……下部有疮，洗出虫。”淫羊藿能治疗下部溃疡伤口。

六诊：2011 年 6 月 22 日。

症状：脱发减轻，全身压痛减轻。但头部偏左生出的黄豆大的皮丘疹还在，胃脘从昨天开始憋胀痛，外阴左侧大阴唇部，生出两枚黄豆大的溃疡，疼痛难忍，走路困难，全身乏力，腰困，大便偏稀。望舌、切脉而知，舌边尖红，舌苔薄白，右手腕后脉象沉弦缓，尺部脉象弱，左手腕后脉象弦重缓，尺部脉象弱。

方药：逍遥散（汤）、桂枝汤、十全大补汤、桂附地黄丸

（汤）、藿朴夏苓汤化裁。方药如下：

当归10g　茯苓20g　苍术12g　炒白芍15g　炙甘草6g　柴胡10g　桂枝10g　白蒺藜12g　白芷12g　党参10g　黄芪20g　生地黄15g　熟地黄15g　生山药15g　山萸肉15g　牡丹皮10g　泽泻10g　附子8g（先煎一小时）　肉桂6g　菟丝子13g　怀牛膝13g　泽兰6g　陈皮6g　五倍子10g（捣）　骨碎补10g　地肤子12g　蛇床子12g　生薏苡仁20g　车前子8g（包煎）　藿香6g　厚朴6g　半夏6g　猪苓8g　淡豆豉5g　草果8g（捣碎）　苦杏仁6g　淫羊藿13g　生姜3片　红枣3个

4剂，水煎服。

解析

参加高考熬夜，疾病反复，头顶偏左生出了黄豆大的皮丘疹，大阴唇、肛周有溃破。服用五诊方有效，仍不尽人意，在五诊方中，增加藿朴夏苓汤，是出现了缓脉，缓脉主湿。藿朴夏苓汤能宣透气机、燥湿利水，治疗肢体倦怠等。藿朴夏苓汤能宣上调中利下，治疗湿邪弥漫三焦所致全身破溃。

七诊：2011年6月27日。

症状：脱发明显减轻，胃脘部不胀，头顶的疮口愈合，外阴的溃疡减少、不痛了，也没有以前那么痛得不能走路了，白带少了。望舌、切脉而知，舌边尖淡红，舌苔薄白，右手腕后脉象弦细缓，尺部脉象弱，左手腕后脉象弦缓，尺部脉象弱。

方药：六诊方。

8剂，水煎服。

解析

冯某体质极虚，瘟毒、湿毒内陷，腠理闭塞，无法从表而散，在体内游走不定作祟，致使多脏器受损。冯某手腕后出现缓脉，说明古人是在千百万例病案缜密观察得出狐惑病，病性属湿，邪在少阳半表半里。中医认为，湿病缠绵难愈，反复无常，容易复发。治疗是一场持久战，扶正祛邪，逐步使滞留在少阳半表半里的邪毒托出体外。

八诊：2011 年 7 月 26 日。

症状：近来后脑勺疼痛，劳累不想动，不思饮食，白带多。外阴生出多粒溃疡而疼痛，腿肿发胀，冯某说："我参加高考了，艺术类。看来上不成了（经济不允许），又憨憨一笑，眼中含着泪花……"望舌、切脉而知，舌边尖红，舌苔薄白，右手腕后脉象弦缓，寸部脉象弱，尺部脉象弱，左手腕后脉象沉细弦缓，尺部脉象弱。

方药：六诊方加生脉散（党参 10g，麦冬 10g，五味子 8g）、葛根 25g。

4 剂，水煎服。

解析

冯某疾病加重有两个原因，第一考上大学，但家境不允许上学，那种失意无法排遣。第二，正处盛夏，空气中湿度较大，以助内湿，疾病加重，湿热蒸腾，肺主皮毛，出汗多，因而肺气虚，右手腕后寸部脉象出现不足，加用生脉散益气复脉。

九诊：2011 年 8 月 4 日。

症状：肚子发胀减轻，外阴溃疡消退。睡觉不好，全身疼痛，触诊胃脘筑动明显，大便偏稀。望舌、切脉而知，舌边淡红，舌苔薄白，右手腕后脉象弦缓细，尺部脉象弱，左手腕后脉象弦缓，尺部脉象弱。

方药：六诊方去掉骨碎补，加狗脊30g、羌活5g、独活8g、生龙骨25g（先煎半小时）、生牡蛎25g（先煎半小时）、皂角刺6g。

16剂，水煎服。

解析

脐腹筑动明显，增加生牡蛎、生龙骨，方中就有了桂枝加龙骨牡蛎汤，治疗亡血失精虚劳病。冯某先天禀赋不足，后天失养，长期熬夜学习，精血亏损严重，是方能改善冯某虚劳失精。缓脉是体内有湿，双手腕后尺部脉象弱，是肾中精气不足，狗脊可补肝肾、祛风湿；羌活、独活祛风寒湿，动中求静，达到安神。

十诊：2011年9月17日。

症状：身体皮肤溃疡消失，肌肉、骨头痛消失。冯某说："我考上大学了，可条件不允许哦。我的工作夜班多，夜里工作时间长。"笔者对她说："最好不做熬夜工作。"冯某说："没办法，我得积累资金，才能实现梦想。"望舌、切脉而知，舌边尖淡红，舌苔薄白，右手腕后脉象细缓，尺部脉象短，左手腕后脉象细弦缓，尺部脉象弱。

方药：九诊方淫羊藿改为15g、附子改为15g，加桑枝30g。

4剂，水煎服。

十一诊：2011年12月31日。

症状：3个月来没有生过溃疡，过去月经来潮前外阴溃疡出现，来潮后迅速消退的现象消失。现全身疼痛，腿上有点肿，脚时冷时热，时有皮肤痒；触诊肚脐周围筑筑而动，每日大便一次。望舌、切脉而知，舌质淡，苔薄白，中间有裂纹，右手腕后脉象弦细略缓，尺部脉象弱重，左手腕后脉象弦细缓，尺部脉象弱重。

方药：逍遥散（汤）、十全大补汤、藿朴夏苓汤、桂附地黄丸（汤）化裁。方药如下：

当归 10g　茯苓 15g　炒白术 10g　炒白芍 15g　炙甘草 6g　柴胡 8g　桂枝 10g　白蒺藜 10g　白芷 10g　党参 12g　黄芪 30g　生地黄 20g　熟地黄 20g　生山药 15g　山萸肉 15g　牡丹皮 10g　泽泻 10g　附子 15g（先煎一小时）　肉桂 6g　狗脊 25g　羌活 5g　独活 8g　五倍子 10g（捣）　地肤子 10g　蛇床子 10g　生薏苡仁 15g　车前子 8g（包煎）　藿香 5g　厚朴 5g　半夏 4g　猪苓 8g　淡豆豉 5g　草果 5g　苦杏仁 5g　淫羊藿 15g　皂角刺 6g　生龙骨 25g（先煎半小时）　生牡蛎 25g（先煎半小时）　防风 3g　骨碎补 10g　生姜 3 片　红枣 3 个

12 剂，水煎服。

解析

中医讲："三分治疗，七分养。"冯某为梦想积累资金，做着熬夜工作，每夜 2 点后入睡，对她的早日康复影响很大。晚上 11 点至 3 点入睡，可养肝排出体内浊邪，此时不睡必然耗损肝血，肝肾同源，肾阴必然受损，左手腕后尺部脉象弱重，是真阴耗损的反映，加重生地黄、熟地黄用量，补肾滋阴养血，祛瘀滞，能流畅血脉；阴损及阳，右手腕后尺部脉象弱重，是肾阳明显不足，加重附子通瘀祛病、温阳散寒。

十二诊：2012 年 9 月 16 日。

症状：8个月以来，没有溃疡。工作忙，经常到凌晨四五点。力不从心，精神疲惫，有点熬不住了。咽部干燥，舌边尖有溃疡，偶然咬舌头，身体偶然疼痛。触诊胃脘筑动明显，每日大便一次。望舌、切脉而知，舌边尖淡红，舌苔薄白，右手腕后脉象细略缓，尺部脉象弱重，左手腕后脉象细弦，伴有摇摆不定，寸部脉象弱，尺部脉象弱。

方药：逍遥散（汤）、生脉散（汤）、炙甘草汤、桂附地黄丸（汤）化裁。方药如下：

牛子6g（捣） 桔梗6g 当归8g 茯苓12g 炒白术10g 炒白芍15g 炙甘草12g 柴胡5g 桂枝10g 白芷10g 白蒺藜10g 生地黄40g 生山药13g 山萸肉13g 牡丹皮8g 泽泻8g 附子15g（先煎一小时） 肉桂6g 太子参15g 黄芪30g 五倍子10g（捣） 防风3g 葛根25g 生龙骨25g（先煎半小时） 生牡蛎25g（先煎半小时） 麦冬25g 阿胶10g（烊化兑服） 黑芝麻30g（捣） 五味子8g 淫羊藿15g 生姜3片 红枣5个

12剂（说明：前4剂有牛子、桔梗，后8剂没有牛子、桔梗。牛子散风、除热、解毒，治疗喉痛、咽痒；桔梗宣通肺气、解表、活血、利咽、排脓，治疗咽痛。咽部干燥是标，轻轻点到为止。仅服4剂），水煎服。

解析

长久的熬夜内耗，旧疾再次发作，笔者在原有用方基础上，根据左手腕后伴有摇摆不定脉（属于结代脉），寸部脉象弱，增加了炙甘草汤，目的是养血复脉，增强心脏动力，消除熬夜暗耗心血对她造成的伤害（关于“摇摆不定之脉”，参阅笔者《蜡炬将尽动根基，相火上扰难入眠》一文）。

十三诊：2013 年 1 月 6 日。

症状：患者长久熬夜，吃了少量鱼肉，饮了少量红葡萄酒，旧疾复发，夜间流口水严重，牙龈出血严重，口腔舌头、外阴两边溃疡红肿疼痛再次出现，右小腿后面下部本已愈合的皮肤，又撕开口子，巴掌大，有脓，疼痛，不能久立，触诊胃脘、肚脐跳动。望舌、切脉而知，舌边尖红，舌苔薄白，右手腕后脉象沉细弦，关部脉象沉细，尺部脉象弱，左手腕后脉象沉细弦缓，尺部脉象弱。

方药：逍遥散（汤）、附子理中汤、桂枝加龙骨牡蛎汤、桂附地黄丸（汤）化裁。方药如下：

当归 10g　茯苓 20g　苍术 10g　炒白芍 15g　炙甘草 6g　柴胡 6g　桂枝 10g　生龙骨 25g（先煎半小时）　生牡蛎 25g（先煎半小时）　白蒺藜 10g　五倍子 10g（捣）　党参 12g　干姜 6g　地肤子 12g　蛇床子 12g　黄芪 30g　葛根 30g　白芷 12g　白鲜皮 12g　生地黄 20g　熟地黄 20g　生山药 13g　山萸肉 13g　牡丹皮 8g　泽泻 10g　附子 15g（先煎一小时）　肉桂 6g　菟丝子 13g　怀牛膝 13g　泽兰 8g　陈皮 6g　狗脊 25g　羌活 4g　独活 8g　桑枝 30g　皂角刺 6g　枸杞子 13g　骨碎补 12g　生薏苡仁 20g　淫羊藿 13g　车前子 8g（包煎）　生姜 3 片　红枣 3 个

4 剂，水煎服。

解析

中医理论认为，湿性病，犹如用油和面，面中油物极难吸出，缠绵难愈，容易复发；病性决定了必须禁忌酒水、海鲜、黏腻之物，可是，冯某不听医嘱，触碰了禁忌，给自己带来了伤痛，多处溃疡复发，本已痊愈的右小腿后面的巴掌大的伤口再次撕开，脓血相兼，再用上法施治。冯某今天说，她还有一个毛病，从小到现在夜间常常流口水，而她父亲也有这毛病，加用了葛根，《神农本草经》说：“（葛根）味甘，平。主消渴，诸痹。起阴气，解诸毒。”《名医别录》说：“葛根主治伤寒中风头痛，解肌发表出汗，开腠理，疗金创，止痛，胁风痛。”葛根对酒毒、疹毒有特异性作用，能消除酒毒对人造成的伤害，把肌表疹毒透发体外而散之。笔者认为葛根在同其他药品共同作用下，能够托毒外出，冯某家族有心脑血管病史，葛根对心脑血管疾病有治疗作用，葛根还有通痹之效，《说文解字》“痹”又通“闭”，是指闭阻不通，葛根能畅通闭阻。可缓解冯某全身肌肉疼痛。

十四诊：2013 年 2 月 8 日。

症状：右腿后面下部的溃破处结痂了，缩小到 1 元硬币大，现梦多，时有肩部、脐周难受，前阴部有溃疡，肛门有痔疮疼痛，每日大便两次。望舌、切脉而知，舌边尖红，舌苔薄白略润，右手腕后脉象弦缓，关部脉象沉细，尺部脉象弱，左手腕后脉象沉细弦缓，尺部脉象弱重。

方药：逍遥散（汤）、桂枝加龙骨牡蛎汤、藿朴夏苓汤、桂附地黄丸（汤）化裁。方药如下：

当归 10g　茯苓 15g　苍术 10g　炒白芍 15g　炙甘草 6g　柴胡 6g　桂枝 10g　党参 12g　白蒺藜 10g　葛根 25g　白芷 12g　生龙骨 25g（先煎半小时）生牡蛎 25g（先煎半小时）　枸杞子 10g　五倍子 10g（捣）　藿香 6g　厚朴 6g　半夏 6g　猪苓 8g　淡豆豉 6g　草果 8g　土茯苓 10g　生薏苡仁 10g　泽泻 8g　苦杏仁 6g　干姜 6g　黄芪 30g　地肤子 10g　蛇床子 10g　地榆 10g　生地黄 20g

熟地黄20g　山药13g　山萸肉13g　牡丹皮8g　附子15g（先煎一小时）　肉桂6g　菟丝子13g　怀牛膝13g　泽兰6g　陈皮6g　狗脊20g　羌活4g　独活6g　淫羊藿13g　皂角刺6g　车前子6g（包煎）　防风3g　桑枝30g　骨碎补10g　生姜3片　红枣3个

8剂，水煎服。

十五诊：2013年2月24日。

症状：口腔、外阴溃疡消退了，今晨出现双目发红，仅是黑眼珠发红，像兔子眼睛。触诊脐周筑动明显，肚脐左侧压之略硬痛，左少腹压痛，每日大便2次。望舌、切脉而知，舌边淡红，舌苔薄白，右手腕后脉象沉细弦，关部脉象沉细弱，尺部脉象弱，左手腕后脉象沉细弦较重略缓，尺部脉象沉弱。

方药：逍遥散（汤）、十全大补汤、桂枝加龙骨牡蛎汤、桂附地黄丸（汤）化裁。方药如下：

1方：当归8g　茯苓15g　苍术10g　炒白芍15g　炙甘草6g　柴胡8g　桂枝10g　白蒺藜10g　党参10g　川芎5g　熟地黄13g　黄芪30g　肉桂6g　生牡蛎25g（先煎半小时）　生龙骨25g（先煎半小时）　炒川楝子6g　元胡6g　桑枝30g　葛根30g　白芷10g　生地黄13g　生山药13g　山萸肉13g　牡丹皮8g　泽泻8g　附子8g（先煎一小时）　菟丝子13g　怀牛膝13g　泽兰6g　陈皮6g　狗脊20g　羌活4g　独活6g　蛇床子10g　地肤子10g　皂角刺6g　藿香5g　干姜6g　地榆10g　车前子8g（包煎）　防风3g　骨碎补10g　淫羊藿13g　桃仁5g　制何首乌20g　生姜3片　红枣3个

12剂，水煎服。

2方：桑叶15g。

12剂，水煎熏眼部外用，每日两次。

解析

方中涵盖了《金匮要略·妇人妊娠病脉证并治篇》的桂枝茯苓丸（汤）的成分，是根据左少腹压痛，肚脐左侧压之发硬给药的。《经方的魅力》说："桂枝茯苓丸则是全身血液循环障碍的调整剂，是经方中祛瘀血剂的代表。（《金匮要略》）中将本方用于治疗妇科癥病。""桂枝茯苓丸运用范围是全身性的，但所治的病变部位又是局部性的，人体常以少腹部的压痛为着眼点。"

桑叶水煎外用熏眼睛，桑叶具有疏散风热、清肝泻火的作用，外用直接熏眼睛，可以消除眼睛发红。

十六诊：2013 年 5 月 8 日。

症状：右腿后下部溃破处彻底愈合了，双腿不痛，变得柔软了（笔者治疗前双腿发硬、发痛）。月经来潮前也没有溃疡，痔疮疼痛消失了，肚脐左侧按压发硬消失，左少腹压之不痛了。触诊胃脘跳动，每日大便 1 次。望舌、切脉而知，舌边尖淡红，舌苔薄白而干，舌尖到舌根的中部有一条裂纹，右手腕后寸部脉象沉细弦缓，关部脉象沉细，尺部脉象短，左手腕后脉象沉细弦，尺部脉象弱。

方药：十五诊方去炒川楝子、元胡、车前子、皂角刺、地榆、桃仁、骨碎补，生地黄改为 20g、熟地黄改为 20g、附子改为 30g，加杜仲 13g、枸杞子 13g、防风 6g。

10 剂，水煎服。

解析

冯某的肚脐左侧按之发硬消失，左少腹压痛消失了，去掉了桃仁、皂角刺、炒川楝子、元胡；痔疮疼痛消失，去掉了地榆；舌苔发干，去掉了车前子；舌苔发干、舌中有裂纹说明胃阴受损，根据舌苔干、舌中有裂纹，加之双手腕后脉象尺部不足，加重生地黄、熟地黄用量，能够滋润、补充营阴不足而治舌干有裂纹，《唐宋医方钩沉》说："唐宋医方的主要特点之一，就是重用甘寒滋润，其中以生地黄为最，它普遍应用于临床各科。"既能滋阴养肺胃之液，还能滋补肾阴。枸杞子滋肾养肝；而右手腕后尺部脉象短，疾病旷日持久，长期熬夜，必然损伤肝肾之阴，阴损及阳，肾阳受损严重，在滋补肝肾之阴的同时，重用了附子（右手腕后脉象尺部短、不及本位是重用附子的依据之一），温通经脉，阳气一升，阴霾散，利于疾病消除。防风、苍术、黄芪组成玉屏风散，能够治疗虚人感冒，预防感冒；防风、炙甘草能够制约、减轻附子的毒性。

十七诊：2013 年 6 月 9 日。

症状：右眼红肿消退了，只有眼睛有点溃疡，其他处没有。目眶发黑，上唇淡白，睡眠不佳，触诊胃脘筑动明显，有白带，小腹略痛，大便偏稀。望舌、切脉而知，舌边尖红，舌苔薄白，右手腕后脉象沉细弦缓，尺部脉象弱，左手腕后脉象沉细弦缓而较有力，尺部脉象弱。

方药：逍遥散（汤）、桂枝加龙骨牡蛎汤、藿朴夏苓汤、桂附地黄丸（汤）化裁。方药如下：

当归 8g　茯苓 15g　苍术 12g　炒白芍 15g　炙甘草 6g　柴胡 8g　桂枝 10g　生龙骨 30g（先煎半小时）　生牡蛎 30g（先煎半小时）　党参 12g　生地黄 15g　熟地黄 15g　生山药 13g　山萸肉 13g　牡丹皮 8g　泽泻 10g　附子 10g（先煎一小时）　肉桂 6g　菟丝子 13g　怀牛膝 13g　泽兰 6g　陈皮 6g　车前子 10g（包煎）

五倍子10g（捣） 淫羊藿13g 炒小茴香20g 葛根25g 白芷10g 炒扁豆15g 藿香6g 厚朴6g 半夏6g 猪苓8g 白蔻仁6g（后下） 生薏苡仁15g 苦杏仁6g 淡豆豉5g 桑枝30g 白蒺藜10g 蛇床子8g 地肤子8g 生姜3片 红枣3个

12剂，水煎服。

解析

本次方中出现了附子、半夏同用（半夏反乌头，而乌头为毛茛科植物，母根叫乌头，侧根叫附子）属于十八反的内容，“有是证，用是方”“有是证，用是药”是《伤寒论》用药一大特色。右手腕后尺部脉象弱，是肾阳不足，久病有瘀，应用附子温肾助阳，引火归元；双手腕后脉象缓，是身体内有湿邪存在，脾虚运化不好，应用半夏，和其他药组成二陈汤，可去湿化痰健脾。

十八诊：2013年7月14日。

症状：工作到凌晨四五点睡觉，熬不住了，感到疲劳。熊猫眼再次出现，右眼目外眦处有绿豆大的溃疡，陪她来看病的好朋友白某告诉笔者：“她晚上睡觉可不稳呢，时时在惊动，晚上睡觉头枕的枕头，到第二天早晨，脚放枕头上了。”面部、上半身背部有米粒大的丘疹，痔疮增大，触诊肚脐筑筑而动。望舌、切脉而知，舌质淡暗，舌苔薄白，有裂纹，右手腕后脉象沉细缓弦，尺部脉象弱，左手腕后脉象沉细弦较重，尺部脉象弱。

方药：十七诊方加地榆12g、皂角刺6g、黄芪25g、枸杞子13g、杜仲13g、炙甘草12g、小麦40g、桑寄生15g、石菖蒲8g。

4剂，水煎服。

解析

冯某曾经给笔者发信息问："我是不是心理有病，我很不想吵架也不想生气，更不想发脾气，可那股劲来了就不是自己了，怎么愚蠢就怎么去做。"又根据夜间睡觉时时惊动、不稳，给予甘麦大枣汤。甘麦大枣汤是治疗脏躁证的，金寿山《金匮诠释》说："本人经验，甘麦大枣汤一方，不仅可治脏躁，对神志不宁、失眠、心悸、多汗以及一切精神神经性症状，如阵咳、呃逆、嗳气、四肢抽筋拘挛，发作无定，用过诸药无效者，可用此方……往往收到满意效果。"

《朱良春用药经验集》谈道："桑寄生降压平肝，兼疗胸痹，（用于）多种病毒性疾患。"《神农本草经》说："菖蒲味辛，温。主风寒湿痹，咳逆上气。开心孔，补五脏，通九窍，明耳目，出声音。"笔者认为桑寄生的平肝、抗病毒和石菖蒲治风寒湿痹、补五脏、通九窍作用对狐惑病，有治疗作用。

十九诊： 2014 年 5 月 24 日。

症状： 昨日夜半发热，体温 38℃，今晨体温 37. 8℃，特别是眼睛烧得难受，头晕，头闷，咽喉痛，色暗红，浑身没劲，背困、腰困，不想吃，大便干。触诊胃脘跳动。望舌、切脉而知，舌边尖淡红，舌苔白略润，右手腕后寸部脉象浮细弦缓，关部脉象细弦缓，左手腕后寸部脉象沉细弦缓，关、尺部脉象尤细微。

方药： 一贯煎、桂枝加龙骨牡蛎汤、藿朴夏苓汤化裁。方药如下：

桂枝 15g　生白芍 15g　炙甘草 8g　生龙骨 25g（先煎半小时）　生牡蛎 25g（先煎半小时）　沙参 13g　枸杞 13g　当归 8g　生地

黄20g　麦冬13g　藿香6g　厚朴6g　茯苓10g　半夏5g　淡豆豉6g　苦杏仁6g　桔梗6g　牛子5g（捣）　苍术10g　葛根15g　桑枝20g　防风3g　羌活3g　生姜2片　红枣2个

2剂，水煎服。

解析

冯某先天禀赋不足，又遇8年时好时坏、不能治愈的狐惑病，加之从事夜间工作。她被拖垮，5月23日病倒了，发热，体温38℃，头晕，极度疲劳，依据脉证，辨为虚劳病兼湿温。

依据左手腕后脉象关、尺细微是长久熬夜暗耗心血损及肝肾之阴，必然出现背困、腰困，血亏不能养筋导致触诊胃脘跳动，复加发热，给予一贯煎、桂枝加龙骨牡蛎汤中，方中生白芍、炙甘草酸甘化阴，滋补肝肾之阴，滋阴降火，调和营卫之营阴，而治疗咽喉部疼痛、触诊胃脘跳动。根据右手腕后寸部脉象浮细弦，浮脉主表，病在上焦，表现头晕，眼睛难受，咽喉痛，给予桂枝汤，方中桂枝、炙甘草辛甘化阳，引邪达表外出。生龙骨、生牡蛎治疗胃脘跳动、重镇安神，使“上实”趋于下行。

依据右手腕后脉象细弦缓，左手腕后脉象寸部细弦缓，舌苔白润，38℃的发热，头晕、头闷、乏力，不想吃，是湿温发热（舌苔白润、缓脉是湿），给予藿朴夏苓汤芳香化浊、行气渗湿而退热。牛子、桔梗解表散风，治疗咽喉疼痛。

冯某体内既有肝肾亏损严重、精气受损一面，又有脾虚，不能运化，湿邪弥漫三焦引起的发热，这是虚实夹杂，燥湿相兼。湿温发热，需要宣透三焦，燥湿利水而退热。肝肾亏损、精气匮乏严重，单纯宣透，燥湿利水，会耗损肝肾之阴，阴竭，命之亡也。治疗必须滋养肝肾之阴与宣通三焦，燥湿利水，芳香化浊相结合，才可使正安邪退。

二十诊：2014 年 5 月 27 日。

症状：服药后热退，体温降到 36.2℃，但面颊部出现米粒大小、高出皮肤的小红丘疹。愈合 4 个月的口腔溃疡再次出现，睡中躁动不安，流口水，冯某感觉手腕后脉搏跳动得超级痛。凌晨 2 点 30 分鼻腔出血了，并且久久不能安神入睡，害怕，产生幻觉，感觉有个老鼠在头上抓。触诊胃脘筑动明显，左少腹压痛。望舌、切脉而知，舌边尖淡红，舌苔白略润，右手腕后脉象弦细缓兼颤动，尺部脉象弱，左手腕后脉象弦细缓兼颤动，寸部脉象弱。

方药：炙甘草汤、生脉散（汤）、桂枝加龙骨牡蛎汤、逍遥散（汤）、藿朴夏苓汤化裁方。方药如下：

炙甘草 12g　人参 12g　桂枝 15g　麦冬 20g　生地黄 30g　阿胶 10g（烊化兑服）　黑芝麻 30g（捣）　黄芪 30g　五味子 8g　藿香 6g　厚朴 6g　半夏 4g　茯苓 10g　淡豆豉 5g　草果 6g　白芷 10g　葛根 25g　浮小麦 40g　生牡蛎 25g（先煎半小时）　生龙骨 25g（先煎半小时）　附子 10g（先煎一小时）　当归 8g　苍术 8g　炒白芍 15g　柴胡 4g　白蒺藜 8g　五倍子 10g（捣）　炒川楝子 6g　元胡 6g　夜交藤 30g　丝瓜络 8g　防风 3g　生姜 3 片　红枣 5 个

4 剂，水煎服。

解析

体温降到正常，但凌晨 2 点 30 分鼻腔少量出血，心悸害怕，右手腕后脉象弦细缓兼颤动，左手腕后脉象沉细缓兼颤动，寸部脉象弱，是血亏亡血之象。十九诊病案中，应用一贯煎汤就是滋补肝肾之阴的，肝肾之阴难以速补，不用藿朴夏苓汤湿温不去，发热不退，必然进一步耗损体内营阴，危在旦夕。而颤脉是脉象一会儿大，一会儿小，一会儿浮，一会儿沉，是脉律不齐，属于结代脉。《临床应用伤寒论解说》说："伤寒解而后（注：宋本、成本、玉函均无'解而后'三字，康平本有'解而后'）脉结代，心动悸，炙甘草汤主之。"冯某颤动脉，夜里恐惧不安，这是虚劳导致的心血亏损，是典型的炙甘草汤证，方中应用了生脉散，在陈可冀主编的《清宫医案集成·清宫濒临死亡者生脉散之应用》中说："我们发现清宫对此方也甚为重视，于帝后王公濒临死亡时，恒用生脉散或其加减方救治。""而生脉散，尤其是生脉注射液对于各种原因所致之休克和心力衰竭均有一定效果，现已为当今各地实践所证明……临床及实验研究均表明，生脉散（汤）有提高抗休克耐力功效，延长失血性休克心脏存活时间，心肌糖原含量增加。"生脉散（汤）能益气生津，敛阴生脉。冯某长期熬夜，心血不足，肝肾亏阴，是相当严重的，笔者应用炙甘草汤、生脉散、桂枝加龙骨牡蛎汤是刀下留人之举；应用少量藿朴夏苓汤使湿温之邪从上、中、下三焦及肌表宣透而解。人参能大补元气，补五脏，安精神，益气生津，健脾补肺，人参在抢救重症病人，其他药不可与它同日而语；附子辛温、大热，走而不守，对心动过缓引发的血瘀具有化瘀之效，并且强心、回阳救逆，消除颤脉，意义重大。

服用上药后面颊部米粒大小、高出皮肤的小红丘疹褪去了，心悸消除，脉象安静，情况良好。

冯某平安脱离了危险，她表示不再熬夜。

2015 的春天，冯某为梦而动，来到广东省某市，从事教育工作，业余时间全部投入到绘画艺术中（冯某毕业于山西省某幼师美术专业）。2016 年秋天考入广东省某市的中医学校成为中医学子。

初到广东，气候寒冷潮湿，口腔、阴部溃疡再度发作。根据症状、微信传递的舌象，指导用药，溃疡和诸多不适逐渐消失，已经 1 年半了，只要不是长久通宵熬夜，溃疡和狐惑病的其他症状，是不会发生的。

2016 年 6 月份的一次电话沟通中，无意中冯某说起，在广东经常吃鱼、偶然饮点红酒，身体没有异常发生。

2019 年秋天在电话中告诉笔者，她的病彻底痊愈了。

医治思考、感悟

何谓古老而年轻的疾病？所谓古老者，是指在古代文献中有诊治记载，在世界医学史上是首创的，如《金匮要略·百合狐惑阴阳毒病脉证治篇》说："狐惑之为病，状如伤寒，默默欲眠，目不得闭，卧起不安。蚀于喉为惑，蚀于阴为狐，不欲饮食，恶闻食臭……甘草泻心汤主之。"另一条说："目赤如鸠眼。"《脉经》说："狐惑病者，猪苓散主之。"对于狐惑病有人认为是湿热生虫、下疳、梅毒所致；有人认为是温毒内陷、链球菌、结核感染造成；还有的学者认为与自身免疫（低下或缺陷）有关等，莫衷一是，没有一个统一的定论。所谓年轻者，是指至今病因不明，无法解决的问题，如白塞氏综合征。张再良《金匮要略释难·狐惑病是否就是白塞氏综合征》说："白塞氏综合征由土耳其医生 Behcet 氏于 1937 年首先报道，是以眼、口腔、生殖器为主要病变的独立性综合征。该病的临床表现有主、次两个方面。主症：①反复发作的口腔溃疡；②多发性生殖器溃疡；③眼部损害，如结膜炎、虹膜睫状体炎、眼色素膜炎、视神经炎等；④各型皮肤损害，如结节性红斑或多型红斑、毛囊炎样或痤疮样皮疹及皮下血栓性静脉炎。次症：①关节痛或关节炎，肌肉酸痛；②低热、反复发热或间断发热；③消化道溃疡；④血管及心脏症状；⑤神经系统症状。”蒋明《我读〈金匮〉》说：“狐蜮（惑）病表现最相符的即是白塞病，而白塞病是一个多器官损害、多病邪夹杂、反复发作、缓解、又发作，病程漫长的病种，所需的治疗相当复杂，《金匮》狐蜮病所出治方只能是其治疗的一部分而非全部。”

在临床中，笔者曾遇到这古老而年轻的疾病。虽然《金匮要略》有“甘草泻心汤主之”，《脉经》有“猪苓散主之”，可是冯某生病的机理与上二方不是完全符合，只好另辟蹊径。笔者认识到，狐惑病是急性热病，温邪不能表散外出，毒邪内陷，邪滞少阳，病久及肾。《伤寒论》有“观其脉证，知犯何逆，随证治之”原则，根据肝藏血，开窍于目，肝经环阴器；脾为气血生化之源，开窍于口；肾藏精，开窍于二阴。白塞氏综合征侵袭部位主要在眼、口腔、生殖器，因此从少阳入手，调节肝、脾、肾，使三脏平衡，营阴强盛，祛邪从肌表外出，可使病愈。

肾亏与当代社会

——应用中医科学观，探赜索隐，论述了时代与疾病的关系，回归自然，达天年

病案1　续某，75岁，山西省太原市退休职工。

初诊：2006年6月18日。

症状：头晕偶然发作，伴夜尿4次。在71岁时，因直肠癌做过造口手术。

续某家境殷实，每天吃着蛋白粉，看上去精神、容貌都小于她的实际年龄，过着衣来伸手，饭来张口的悠闲日子。

续某的长子是针灸医生，不懂脉学，请笔者为续某诊脉。诊脉后，笔者告诉他："续某应该有头部不清利，伴有腰困、脚冷、夜尿多。"续某说："偶然有头部晕，每天夜尿4次，别的毛病没有。"望舌、切脉而知，舌体瘦小红暗，舌苔偏干，右手腕后脉象弦而较有力，略顶指，尺部脉象短，左手腕后脉象细弱。

诊治：虚劳病。虚劳兼有中风倾向。给予发表散邪，益气养血；滋阴助阳，引火归元，振奋肾气。

方药：《古今录验》小续命汤、桂附地黄丸（汤）化裁。方药如下：

麻黄6g　桂枝10g　太子参15g　炙甘草8g　干姜6g　石膏

30g（先煎半小时） 当归 12g 苦杏仁 8g 川芎 6g 生地黄 15g 熟地黄 15g 生山药 15g 山萸肉 15g 牡丹皮 10g 茯苓 10g 泽泻 10g 附子 15g（先煎一小时） 肉桂 6g 川牛膝 15g 杜仲 15g 生姜 2 片 红枣 2 个

10 剂，水煎服。

解析

续某就诊时，仅有头晕，伴有夜尿 4 次，没有其他不适，精神好，吃饭好，但切脉诊断却不尽人意。这可能是保健品中含有类似激素样作用，把肾中一点真阳放大发挥作用，而不再很好封藏，呈现出表面繁荣，却在内耗肾中精气；加之住着高层住宅，开了窗户，输送到家中的不是微风，而是大风，是虚邪贼风，极易侵袭高龄体虚之人。而续某左手腕后脉象沉细弱，是真阴精血亏损；右手腕后尺部脉象短，是真阳（元阳）不能敛藏肾中，离位上冲头部，给予桂附地黄丸（汤），滋补肝肾之阴，引火归元，治疗肾亏而致上实（头晕），而右手腕后寸、关脉象弦而较有力且顶指（弦脉主寒、主痛、主肝），右手腕后寸部属于气口，一般为外邪所致，结合舌质暗，是外有风寒兼血运不畅。顶指脉是因左手腕后脉象沉细弱，是营阴精血亏耗，不能敛藏阳气，必致外露，呈现右手腕后顶指现象（动脉硬化）。从双手腕后脉象综合分析，兼舌体瘦小，是体内阴血不足，虚阳外越兼外邪侵袭，给予《古今录验》续命汤补虚扶正，表散外邪，消除脑血管动脉梗阻。《张仲景用方解析》说："本方是麻黄汤加石膏又加人参、干姜、当归、川芎而成的。用麻黄（汤）加石膏解表清里。用参姜归芎补内之虚。"

当危险一步一步向续某逼近而不自知，笔者诊脉发现异常，告诉病家情况严重，续某一家却把中医的脉诊结论当耳旁风，只吃了5剂药，消除了当时的外风，动脉硬化及体内亏损之阴，得到部分修复，没有根本解决，如果续某心梗发作半年前，能够根据脉象多吃一段中药调理，笔者认为半年后的心梗是可以避免的。数月后，续某突发心梗，抢救及时，安放支架，保住生命。续某放支架半年后，笔者再次诊脉，脉象平和了。2013年又一次为续某诊脉，同样脉象平和。

姚荷生、藩佛巘、廖家兴编著的《脏象学说与诊断应用的文献探讨——肾脏》说："对《命门考》的自我鉴定。'命门'在人身为生命之门，顾名思义，其重要不待多言；但历代对它的明确数目与部位，除'命门一穴……在第十四椎节下间……督脉气所发'外，其余种种不同的说法与部位（包括最早经文记载的'命门者目也'），都一直争辩不休，没有得到统一的结论，几达两千年以上，导致后学对奇经八脉的病变机理（包括小儿先天性、老年衰退性的疾病）认识模糊，因而对治疗也就很难提出较多的有效方法。"

"我们综考历代文献……（提出了）两目内眦夹于鼻根之命门；因而肯定'上命门'的部位为两目中央，也是督脉所主。""'下命门'在身后者居脊骨十四椎下名命门穴并无争论，但在身前者：……（因）而肯定《铜仁》'任脉有石门穴……名命门……在脐下二寸'的确切依据。""至于……'中命门'之明文……援引葛洪'丹田（即命门）有三'的依据，确定心下膻中穴为'中命门'，上下七节之争，自可不解自解。""上、中、下三命门都在人身前面，但最终归结于后面督脉所主的命门穴，这就说明：命门尽管有四个据点，分属于任、督两大经络各二，都当以督脉为主。并且通过它的各个部位了解到它内通的脏器分别为：大脑、心、心包络、肾、胞宫（精室），因此而牵涉到内分泌的腺体系统，中医又把这些脏器分属到心肾两脏，心、肾上下交通，有如人身的南北两极，督、任前后环周，有如人身的子午线，上、中、下三命门，有如轨道上的站次，十四椎之命门穴有如栈道的总枢纽。这样才把历代争论不休的命门的数目、部位、作用考证得比较清楚，认识得比较全面，因而对……心血管病变有时可以治肾取效，得到比较明确的解释。”

病案 2　刘某，男，30 岁，山西省太原市某公司总会计师。

初诊：2010 年 7 月 5 日。

症状：刘某带领新婚妻子宫女士（27 岁，西安人）找笔者治疗痤疮。根据四诊资料，双手腕后脉象尺部不足，投桂附地黄丸（汤）化裁方滋阴助阳、引火归元，治疗痤疮。其道理，笔者在《桂附地黄丸（汤）反其道治疗痤疮的点滴体会》已经阐述。刘某给笔者讲了发生在他身上的一件怪事，他的办公室在高层建筑 22 层，每当来到 22 层楼里，感到胸憋、略微气短，西医实验医学检查，未经发现异常；请笔者切诊他的手腕后脉象，寻找心脏有无异常，按照中医诊断，应该属于什么病？望舌、切诊而知，舌边尖略暗，舌苔薄白，双手腕后脉象平和，仅仅是双手腕后脉象尺部不足。

诊治：胸痹。先天禀赋不足，工作费脑伤肾。给予滋阴助阳，振奋肾阳而强心阳。

方药：桂附地黄丸（汤）加味：

生地黄 15g　熟地黄 15g　生山药 15g　山萸肉 15g　牡丹皮 10g　茯苓 10g　泽泻 10g　附子 15g（先煎一小时）　肉桂 6g　川牛膝 15g　菟丝子 15g　没药 6g　陈皮 6g　羌活 5g　独活 6g　杜仲 15g　皂角刺 6g

4 剂，水煎服。

解析

刘某正处壮年，本不应该发生异常，根据自述，生母自幼年患有风湿性心脏病（简称“风心病”），在他出生 1 岁时，抢救无效离开人世，刘某先天禀赋不足（肾气不足），而后天失养。中医讲，肾主骨生髓，脑为髓海。刘某从事会计工作，费脑费神（用脑过度）而伤肾，使本已不太足的肾气，进一步受损，加上高层建筑，远离地面，吸收地气较差，（土养脾，土中水养肾），因而进一步伤脾伤肾，《脏象学说与诊断应用的文献探讨——肾脏》说：“前人对先天元气的作用提到最高度。许叔微谈到‘真气完壮者易医，真气虚损者难治。谚云：伤寒多死下虚人’（《伤寒发微论》）。许氏所说的真气，联系‘下虚人’无疑是指先天元气。周慎斋曰：‘元气藏于肾中……肾者肝之母也，元气足，则肝子足，以承乎心。心为主，神明出焉，元气不足，心神失养，相火抗拒，脾土受亏，金衰木旺，诸脏皆病矣’（《医家秘奥》）。引申周氏之意，肾中元气，滋养五脏，维持着整体的生理活动。”引文中说道“元气不足，心神失养”，那么元气不足，心气自然不能得到充足供给，会出现胸憋、气短。刘某拿上处方，没有吃药。新婚妻子看到丈夫治胸痹的处方与自己治疗痤疮的处方同出一辙，而他的妻子出生于中医世家，门里出生，自带三分，知道是异病同治。回到家中，自己吃药治疗痤疮，中药第一煎、第二煎自己服，第三煎多多熬一大盆，让丈夫泡脚。

刘某泡足、洗足 1 个月后，通过脚底部的涌泉（足少阴肾经的穴位）直接吸收，肾气得到强壮，五脏皆得滋养，在不知不觉中治愈了在 22 层楼的胸憋、气短。

病案 3　郭某，男，59 岁，山西省太原市东山某村人。

初诊：2012 年 9 月 6 日。

症状：郭某找笔者就诊，医治半年体重减轻 15 千克。也就是说：无原因而致体重由原来 65 千克，减到了 50 千克，他吃饭正常，精神、睡眠良好。西医各项检测未见异常。望舌、切脉而知，脉象平和，仅仅左手腕后脉象尺部不足，舌体偏小，舌苔薄白。

诊治：消瘦。肾阴不足。给予滋补阴肾。

方药：六味地黄丸 30 盒，每日两次，早、晚各服 1 丸。

解析

郭某妻子病亡，在他 50 岁时，和丧偶女子组成再婚家庭，郭某谈到再婚妻子，在性方面是要强的，给她满足后，把丈夫视为上宾，供养起来；反则，怒气难消。郭某再婚的前几年，感到欣慰，可后来，渐渐力不从心，同房后，几天身体缓不过来，腰困、腿软，怕天黑，怕妻子缠他。通过脉诊探测得知：左手腕后尺部脉象不足，是虚证——肾阴不足。

肾阴不足为什么能够导致体重减轻？笔者认为体重与脾肾有密切关系。《脏象学说与诊断应用的文献探讨——肾脏》说：“肾水与脾土，也是脾肾相关的另一方面。王肯堂曰：

‘以水与土言之：水不得土，何处发出？何处安着？土不得水，却是一个燥坌，物事如何生出？万物以水土相滋……医家所以谓脾为太阴湿土，湿之一字，分明土全赖水为用也（《灵兰要览》）。柯韵伯曰：‘人知火能生土，而不知水能生土；知土为水仇，而不知水为土母……太阴湿土，真阴之所生，是水之子也。真阴之主，故名太阴（罗东逸《古今名医汇粹》转引）’。王九峰更明白地指出：‘（脾）阴赖肾水以濡润’（《王九峰医案》）。”

上文说明：肾水为脾土（脾阴）之母，母衰子自然不健康，脾阴不足，自然消瘦。给予六味地黄丸，补命门真水，为补肾阴之方。肾水充足后，脾土（脾阴）自然会强壮，母壮儿肥嘛！肾阴充足，骨骼强壮，脾阴充足，肌肉发达，体重自然增长。

二诊： 2013 年 11 月 8 日。

症状： 郭某再次找到笔者，告诉笔者，去年（2012 年 9 月 6 日）经笔者诊疗，服用六味地黄丸 3 个月后，体重增加到 60 千克，性生活得到增强，今天找笔者的目的：“冬天到了，看看需要吃些什么补药……”笔者切诊他双手腕后脉象寸关尺平和，仍然是左手腕后脉象尺部不足，幅度比去年轻。

方药： 六味地黄丸 30 盒，每日两次，早、晚各服 1 丸。

解析

2012 年 9 月后，服用六味地黄丸 3 个月后，肾阴不足得到补充，可满足妻子的要求后，自己心中也十分痛快，体重渐渐增加了。从上说明，经中医四诊合参，脉诊定夺，诊断郭某为肾阴不足，给予六味地黄丸填补亏损，病痊愈了，体重增加了。

2014年5月6日，郭某的长女邀请笔者去家中做客，郭某也在女儿家，高兴地告诉笔者："他冬天服用了3个月六味地黄丸，体重又增加了2.5千克，现在62.5千克了。"

病案4　刘某，男，23岁，在山西省太原市某酒店工作。

初诊：2013年10月16日。

症状：精子成活率低于正常，仅达到20%，结婚2年不能受孕，伴有经常头沉重、乏力，反复不愈的麦粒肿，眼睛疲劳，视物不清，眼前有飞蚊。胃脘痛波及食管，触诊胃脘跳动明显。叩诊左胁下部疼痛，腰困，发酸；双手十指指甲无月丘，冬天脚冷。每日大便一次，偏干。望舌、切脉而知，舌体胖大，色淡暗，舌苔薄白，舌中部有一条深深的裂纹，右手腕后寸部脉象弦较有力，关部脉象沉细，尺部脉象弱，左手腕后寸部脉象沉细弦较有力，关部脉象沉细弦而较紧，尺部脉象弱。

诊治：精子减少不育症。虚劳，精气匮乏，寒滞肝脉，脾失所养。给予补益精气、滋阴助阳、振奋肾气、调卫散寒、协调肝脾。

方药：逍遥散（汤）、桂枝加龙骨牡蛎汤、桂附地黄丸（汤）、五子衍宗丸（汤）化裁。方药如下：

当归8g　茯苓20g　苍术10g　生白芍8g　赤芍7g　炙甘草6g　柴胡8g　桂枝10g　生龙骨25g（先煎半小时）　生牡蛎25g（先煎半小时）　白蒺藜10g　皂角刺6g　生地黄13g　熟地黄13g　生山药13g　山萸肉13g　牡丹皮8g　泽泻8g　附子6g（先煎一小时）　肉桂6g　菟丝子13g　怀牛膝13g　泽兰6g　陈皮6g　狗脊20g　独活8g　五味子8g　车前子8g（包煎）　枸杞子13g　覆

盆子 13g　蝉蜕 10g　女贞子 13g　淫羊藿 13g　干姜 6g　桑枝 30g　川芎 6g　葛根 25g　白芷 10g　羌活 5g　防风 6g　党参 10g　黄芪 30g　桑螵蛸 12g　生姜 2 片　红枣 3 个

8 剂，水煎服。

解析

刘某晚上上网不早睡，早晨不到 10 点不起床，早饭不吃，午饭简单填个肚，晚饭鸡鸭猪肉吃个饱，长久违背了早睡早起，早饭吃饱、午饭吃好、晚饭吃少，顺应自然的养生原则。晚上 10 点本该入睡，人卧血归肝而解毒。反之，免疫力在降低。中医说，肝开窍于目，晚睡肝的免疫力降低，自然出现眼睛疲劳，视物不清，眼前飞蚊。在冬天尤其要早睡，可使肾中精气封藏。而晚睡肾中精气不能封藏而在消耗，长久精气亏损，精子成活率自然降低。刘某胃脘疼痛，触诊跳动明显，叩诊左胁下部疼痛是肝郁脾虚，舌体胖大是脾虚不能运化而有湿，右手腕后寸部脉象弦较有力，关部脉象沉细，左手腕后寸部脉象沉细弦较有力，关部脉象沉细弦而较紧，《濒湖脉学白话解》说："弦脉迢迢端直长，肝经木旺土应伤。""寸弦头痛膈多痰，寒热癥瘕察左关""紧为诸痛主于寒……当关心腹痛沉沉。"《金匮要略·腹满寒疝宿食病脉证治篇》说："腹痛，脉弦而紧，弦则卫气不行，即恶寒。"紧脉主寒、主痛、主食积，那么左手腕后寸、关部脉象沉细弦紧较有力，是肝气郁结有寒而卫气运行不畅，右手腕后关部脉象沉细是脾胃虚。给予逍遥散（汤）疏肝解郁、明目、健脾，缓解胃脘疼痛，方中柴胡有解表散寒和里之效。笔者应用逍遥散（汤）是去掉薄荷，加桂枝，就含有了桂枝汤，加生龙骨、生牡蛎后就是桂枝加龙骨牡蛎汤。桂枝汤中，芍药、炙甘草酸甘化阴，滋补营阴，缓急止痛，治疗胃脘痛；桂枝、炙甘草辛甘化阳，解表散寒，使卫气运行畅通；合并羌活、独活、防风、白芷使外邪滞留而散，紧脉消失；生龙骨、生牡蛎可平复胸腹悸动。桂枝加龙骨牡蛎汤是《金匮要略·血痹虚劳病脉证并治篇》治疗“失精家”之方，可治疗刘某头沉重，视物不清，精子成活率低等症状。双手十指指甲无月丘，孙秉严、孙丽瀛著《孙秉严 40 年治癌经验集》说：“健康甲印，双手数目应为 8 个，即除去 2 个小指之外，其余 8 指都应有甲印。甲印大小从甲根向甲缘量起应在 2mm 左右（大拇指可到 2 ~ 3mm，其余依次减少到 2mm 左右）。甲印边缘整齐、清晰，中部凸出显得饱满。此种甲印多见于身体健康无恙者……甲印偏小或有甲印的指数减少，均属寒型甲印……10 指均无甲印为大寒型。寒型甲印是体内阳气虚衰而阴寒盛的表现。”它是指导应用温热药的依据之一。根据双手腕后尺部脉象不足，给予桂附地黄丸（汤）可治疗虚劳腰痛，下焦虚寒，对改善因下虚而致上实所致的虚火可引火归元。而五子衍宗丸（汤）具有补精填髓、种嗣衍宗之效，可治疗精子成活率低下，并且“诸子入目”，可治疗目疾。桑螵蛸补肾固涩、固精缩尿，《神农本草经》说“（桑螵蛸）益精生子”，对精子减少症有增强作用。

二诊：2013 年 11 月 2 日。

症状：胃脘疼痛波及食管处痛消失，有精神了，右眼上睑的麦粒肿缩小，现在眼睛依然疲劳，视物不清，眼前有飞蚊存在，喜欢饮酒。叩诊两胁下部痛，触诊胃脘筑筑而动，平素有柏油样大便，每日大便 2 次。望诊、切脉而知，舌胖大淡暗有齿印，舌苔薄白，舌中部有一条深深的裂纹，右手腕后脉象沉细弦较有大，尺部脉象弱重；左手腕后脉象寸部沉细弦，关部脉象沉尤细弱，尺部脉象弱。

方药：一贯煎、十全大补汤、桂附地黄丸（汤）、五子衍宗丸（汤）化裁。方药如下：

沙参13g　枸杞子13g　当归8g　生地黄15g　炒川楝子6g　麦冬10g　元胡6g　煅瓦楞子10g（先煎半小时）　乌贼骨10g　熟地黄15g　生山药13g　山萸肉13g　牡丹皮8g　茯苓15g　泽泻8g　附子10g（先煎一小时）　肉桂6g　菟丝子13g　怀牛膝13g　泽兰6g　陈皮6g　五味子8g　车前子8g（包煎）　覆盆子13g　女贞子13g　补骨脂8g　蛇床子13g　白芷8g　淫羊藿13g　皂角刺6g　桑枝40g　防风5g　党参10g　苍术10g　炙甘草6g　炒白芍15g　川芎5g　黄芪30g　葛根25g　杜仲13g　桑寄生15g　桑螵蛸12g　生姜3片　红枣3个

5剂，水煎服。

解析

胃脘疼痛消失，右眼上眼睑的麦粒肿缩小。根据左手腕后关部脉象尤沉细、尺部脉象弱，是肝血受损严重，病久及肾，肾阴匮乏，投一贯煎汤滋补肝肾，在上能养肝明目，在下与桂附地黄丸（汤）、五子衍宗丸（汤）共奏填精补肾、阴足涵阳、引火归元之效，这就是“善补阳者，必于阴中求阳，则阳得阴助而生化无穷。”脉细给予十全大补汤气血双补，阳生阴长，促使补血功能加强。炒川楝子、元胡理气活血止痛，治疗两胁下部疼痛。蛇床子能温肾助阳、除湿。平素有柏油样大便，舌中部出现裂纹、舌质暗，属于“上消化道出血”，煅瓦楞子、乌贼骨止血，修复上消化道溃疡而致的出血。

三诊： 2013 年 11 月 28 日。

症状： 麦粒肿消失，眼睛疲劳消失，叩诊肝区痛消失，眼前飞蚊减少，视力较差，触诊右少腹痛。望舌、切脉而知，舌大暗，舌苔薄白，舌中间有裂纹，右手腕后寸部脉象弦缓，关部脉象沉细弦缓，尺部脉象弱，左手腕后寸部脉象细弦缓，关、尺部脉象沉细略弦。

方药： 二诊方 5 剂，水煎服。

四诊： 2013 年 12 月 16 日。

症状： 精神好，视力提高，饮酒后，左眼下眼睑又生出麦粒肿。触诊胃脘筑动消失，两少腹压痛消失。望舌、切脉而知，舌大苔薄白，舌中有裂纹，右手腕后脉象弦兼紧略细，尺部脉象沉细弦；左手腕后寸部脉象沉弦，关部脉象细略弦，尺部脉象弱。

方药： 二诊方去掉元胡、煅瓦楞子、乌贼骨，加羌活 4g，散上焦风寒之邪，而消除紧脉（紧脉主寒主痛）。

5 剂，水煎服。

刘某服用 23 剂中药，2013 年 12 月 23 日，刘某去太原某生殖医院检查，精子成活率达到 65%。麦粒肿消失，眼前飞蚊症消失。

2014 年初春，身体康健，诸疾除，精强、目明，妻子受孕，喜上眉头！

病案 5　马某，女，23 岁。

初诊： 2013 年 10 月 28 日。

症状： 结婚快 2 年，有正常的性生活而不孕。西医检查，子宫内膜薄。临床表现：月经不能按时来潮，往往一个半月到两个多月，才能勉强来潮，经量很少，1～2天。伴有项强，轻微咳嗽无痰，不能吃冷物，手脚冷，触诊胃脘痛，跳动明显，按压两少腹痛，全身乏力，腿软。望舌、切脉而知，舌体边尖淡暗，舌苔薄白，有齿印，右手腕后寸、关部脉象沉细，尺部脉象弱，左手腕后寸、关部脉象沉细弱，尺部脉象弱。

诊治：不孕症。气血虚弱，阴阳两亏，肝肾不足。给予补气益血，滋补肝肾，引火归元。

方药：十全大补汤、一贯煎、桂枝加龙骨牡蛎汤、桂附地黄丸（汤）化裁。方药如下：

党参12g　茯苓20g　炒白术10g　炙甘草6g　炒白芍15g　当归8g　川芎5g　熟地黄13g　黄芪30g　肉桂6g　柴胡3g　桂枝10g　生龙骨25g（先煎半小时）　生牡蛎25g（先煎半小时）　沙参10g　枸杞子13g　生地黄13g　炒川楝子6g　麦冬10g　葛根25g　白芷10g　干姜6g　生山药13g　山萸肉13g　牡丹皮8g　泽泻8g　附子8g（先煎一小时）　紫石英12g（先煎半小时）　菟丝子13g　怀牛膝13g　泽兰6g　陈皮6g　淫羊藿13g　杜仲13g　炒小茴香20g　羌活4g　独活6g　桑枝30g　百部20g　紫菀10g　苦杏仁8g　防风3g　生姜2片　红枣3个

5剂，水煎服。

解析

马某夜不睡，早不起，早饭不吃，常常午饭、晚饭以垃圾食品来充饥，冷饮四季常不断，进一步损伤肾阳不能温煦脾阳，加之水谷精微摄入又少，更不能运化水谷精微，日久可累及肝肾，使肝肾阴亏，天癸乏源，冲任血海空虚。加之肾阳不足，如此必将造成生长期的女子宫寒、子宫内膜薄，月经不能正常来潮，即使来潮也是草草完事。马某全身乏力，舌淡，脉细，是气血不足，给予十全大补汤补气温阳益血，触诊胃脘疼痛伴有筑动明显，给予干姜温中散寒治胃痛，用桂枝加龙骨牡蛎汤中的桂枝汤调和营卫、缓急止痛，生龙骨、生牡蛎涩精、缓解胃脘筑动，全方共奏补虚填精之效。两少腹疼痛属肝经，左手腕后脉象细弱，是肝阴不足，给予一贯煎滋养肝阴。肝经环阴器，一贯煎可填补肝肾阴血，阴血足后，子宫内膜就可增厚；腿软，尺部脉象弱，是肾亏，应用桂附地黄丸（汤）滋阴助阳，振奋肾气，使阴足涵阳，寒气散，腹痛除，炒小茴香疏肝理气，暖肾散寒，止胃脘痛，两少腹痛。《神农本草经》说："紫石英味甘，温。主心腹咳逆，邪气。补不足，女子风寒在子宫，绝孕十年无子。"张瑞贤、张卫、刘更生主编的《神农本草经译释》说："现代药理研究报道表明，紫石英用于排卵功能低下的妇女及无排卵性月经的妇女。动物实验及临床证实，此药确有兴奋卵巢功能、提高性欲的作用。"针对无痰小咳，给予百部、紫菀、苦杏仁合并紫石英润肺止咳。

二诊：2013 年 11 月 8 日。

症状：手冷症状消除，但自觉有上火倾向，咽部不舒服，口腔中不舒服，腰部左侧发困，膝关节疼痛。触诊胃脘、脐周筑动明显，叩诊右胁下部痛，右少腹压痛。望舌、切脉而知，舌淡大，有齿印，舌苔薄白，舌中有裂纹，右手腕后寸部脉象沉细弦缓，关部脉象沉细弱弦缓，尺部脉象弱，左手腕后脉象沉细弦较重兼缓，尺部脉象弱。

方药：逍遥散（汤）、桂枝加龙骨牡蛎汤、桂附地黄丸

（汤）、五子衍宗丸（汤）化裁。方药如下：

当归 8g　茯苓 20g　炒白术 10g　炒白芍 15g　炙甘草 6g　柴胡 5g　桂枝 10g　生龙骨 25g（先煎半小时）　生牡蛎 25g（先煎半小时）　党参 12g　白芷 10g　炒川楝子 6g　元胡 6g　皂角刺 6g　生地黄 13g　熟地黄 13g　生山药 13g　山萸肉 13g　牡丹皮 8g　泽泻 8g　附子 8g（先煎一小时）　肉桂 6g　菟丝子 13g　怀牛膝 13g　泽兰 6g　陈皮 6g　狗脊 15g　羌活 4g　独活 6g　杜仲 13g　桑寄生 13g　川芎 5g　防风 3g　豨莶草 10g　炒小茴香 20g　五味子 8g　车前子 8g（包煎）　枸杞子 13g　覆盆子 13g　补骨脂 8g　蛇床子 13g　淫羊藿 13g　白蒺藜 8g　紫石英 12g（先煎半小时）　藿香 5g　炒扁豆 15g　半夏 6g　生姜 3 片　红枣 3 个

5 剂，水煎服。

解析

服用初诊方，出现了咽部、口腔中不舒服，是上实下虚，虚燥上扰所致，双手腕后脉象细，是气血不足，应用十全大补汤去掉黄芪，以防止黄芪补气升阳、咽喉、口腔不利之弊；右手腕后脉象细弱弦，左手腕后脉象细弦较重，是肝郁脾虚，给予逍遥散（汤）疏肝健脾，脾健任脉通。双手腕后尺部脉象不足，给予五子衍宗丸（汤）填补肾中精血，和桂附地黄丸（汤）一同应用，滋肾阴填精血，引火归元，温暖下焦，冰释宫寒而促使子宫内膜增厚，促进排卵。蛇床子能温肾去湿，《名医别录》说："蛇床子味辛、甘，无毒。主温中下气，令妇人子藏热。"脉缓、舌边有齿印是体内有湿浊之邪，加用藿香 5g、炒扁豆 10g、半夏 5g 化浊去湿健脾。

三诊：2013 年 11 月 28 日。

症状：睡眠好，膝关节痛消失，近来咽部有异物感存在，好像有黏痰粘在上边，刺激得恶心，触诊胃脘筑动明显，叩诊肝区痛消失，右少腹压痛消失。望舌、切脉而知，舌边尖淡暗，舌苔薄白，右手腕后脉象弦缓，尺部脉象弱，左手腕后脉象沉细弦缓，尺部脉象弱。

方药：二诊方去掉炒川楝子、元胡、豨莶草，增加厚朴4g、枳壳6g、紫苏叶4g，涵盖了半夏厚朴汤成分，可消除咽部异物感。

5剂，水煎服。

四诊：2013年12月16日。

症状：咽部恶心异物感消失，全身乏力消除，今天月经来潮，推迟了半个月，色暗，伴乳房发胀不舒服，小腹阵发性疼痛。望舌、切脉而知，舌淡红暗，舌苔薄白，有齿印；右手腕后脉象沉细弦略缓（比11月28日缓脉减轻），尺部脉象弱；左手腕后脉象沉细弦兼略缓，尺部脉象弱。

方药：二诊方去掉豨莶草、皂角刺，增加黄芪25g，炒小茴香改为25g，元胡改为3g。

5剂，水煎服。

服用20剂中药，2014年2月15日，马某的婆母打电话，告诉笔者马某怀孕1个多月了，省级某医疗机构妇科B超检查，胎儿发育良好。2014年10月份生下一个健康的男婴。

笔者应用上方化裁治疗不孕症，成功怀孕生子的不下400例。最严重的1例，男性，仅有1%的活精子。经过近两年吃药调理，2018年喜得龙凤胎，2020年11月份见到小宝贝们已经两岁了。

病案6　张某，女，27岁，山西省榆社县人。

初诊：2014年3月4日。

症状：定时发热不愈10年及结婚3年不孕。

她的病源自于10年前，在某警校上学，因高难度的训练感冒，体温达到40℃，吃药、输液1周病愈后，从此，逐渐形成每个月高热发作1次，伴随四肢出现皮丘疹，玫瑰色，疼痛，大的如核桃，小的如黄豆，部分连成片状，偶有心悸。在10年间，为医治这个顽疾，往返北京近20次，未确定发热原因，治疗效果差。

张某今天除上述症状外，体温39℃，伴有面色苍白，目眶发暗，失眠，彻夜没有睡意，因而手机上网不离手，白天又昏昏欲睡不能睡着，吃饭一般，触诊肚脐跳动，按压双少腹痛，腰困，月经周期正常；结婚3年，有正常的性生活，但一直未能受孕，夫妻到生殖科检查，未见异常；夜尿1次，大便每日1次。望舌、切脉而知，舌质边尖淡暗，舌苔薄白，右手腕后脉象沉细弱弦，尺部脉象不足，左手腕后脉象沉细弱弦，比右手腕后脉象弦的力度大一点，寸部脉象不足，尺部脉象弱。

诊治：少阳病、虚劳病。邪陷少阳，正气屡屡受挫。给予扶正祛邪，和解少阳。

方药：十全大补汤、生脉散（汤）、桂枝加龙骨牡蛎汤、逍遥散（汤）、桂附地黄丸（汤）化裁。方药如下：

党参12g　茯苓20g　炒白术10g　炙甘草6g　炒白芍15g　当归8g　川芎6g　熟地黄13g　黄芪30g　肉桂6g　柴胡5g　桂枝10g　生龙骨25g（先煎半小时）　生牡蛎25g（先煎半小时）　夜交藤30g　酸枣仁20g（捣）　麦冬13g　五味子8g　葛根20g　桑

枝20g 炒川楝子6g 元胡6g 生地黄13g 生山药13g 山萸肉13g 牡丹皮8g 泽泻8g 附子6g（先煎一小时） 菟丝子13g 怀牛膝13g 泽兰6g 陈皮6g 杜仲13g 白芷10g 白蒺藜8g 干姜6g 狗脊20g 独活6g 羌活3g 防风3g 紫石英12g（先煎半小时） 淫羊藿13g 炒小茴香20g 生姜2片 红枣4个

5剂，水煎服。

解析

张某10年前在警校上学，高难度、超负荷的训练，大量出汗，致使腠理空虚，风寒邪毒乘虚袭击，邪正相争，表现出高热、皮肤出现丘疹，得病初期，病邪本在太阳肌表，应该服用中药汤剂，顺势引邪外出，解表散寒，一汗而解。

而西医给予抗生素静脉滴注1周，毒邪内陷，正气奋起抗争，邪正交争而发热。抗生素属于中医苦寒药，损伤了身体正气，毒邪潜伏在体内。当月水走后半个月，身体体质增强，正气再次抗争内陷疹毒，正邪交争，形成了如潮水般、定期30天左右发热、丘疹出现少阳疾病轨迹。

拨开云雾，认清30天左右的定期发热是“寒热往来”的一种变形，疾病属于虚劳病，少阳病治疗当和解少阳，扶正气把内陷疹毒托出，经少阳枢纽出表。张某面色苍白，长久的失眠，脉象沉细弱，给予十全大补汤补气温阳，促使阳生阴长，补血功能加强。左手腕后寸部脉象不足，给予生脉散（汤）恢复脉搏跳动，增强心脏的动力。体质极虚，胃脘、肚脐跳动，给予桂枝加龙骨牡蛎汤恢复身体健康，方中炒白芍、炙甘草酸甘化阴，营阴强壮，邪不可干；桂枝、炙甘草辛甘化阳，宣散在表之邪，《张仲景用方解析》说：“桂枝汤的主要性能是甘温健胃，通过调和营卫使精气胜而表固，邪气不再入侵，故使汗止而热除。”因此桂枝汤对多种慢性病、疑难病有不可估量的作用。

应用逍遥散（汤）是依据定期发热，两少腹压痛，左手腕后脉象沉细弱弦，并且略强于右手腕后脉象，这是邪陷少阳、正气不足之象，用它扶正祛邪，托邪外出，和解少阳，恢复健康。

久病及肾，长久夜里不能睡眠，肾阴不足不能敛阳，肾阳上扰清窍，导致夜不得眠，依据双手腕后尺部脉象不足，给予桂附地黄丸（汤）补足肾阴，引火归元，而改善睡眠。《中药大辞典》总结紫石英功用为：“镇心，安神，降逆气，暖子宫。”酸枣仁养血安神，少量羌活、独活、防风辛温解表祛风之品，以帮助诸药恢复正气之际，祛邪外出，同时用风药可以动中求静，在疏泄中寓安神镇静之功。

二诊：2014 年 3 月 14 日。

症状：高热退了，皮疹基本也消退，仅仅右前臂生出过 1 角硬币大的皮疹，色沉着有点硬，目眶发暗，夜里能睡两小时了。吃饭一般，阑尾点压痛，无反跳痛；夜尿 1 次，大便每日一次。望舌、切脉而知，舌边尖暗红，舌苔薄白，右手腕后脉象沉细弱，尺部脉象弱，左手腕后脉象沉细弱弦，寸部脉象略弱，尺部脉象弱。

方药：十全大补汤、逍遥散（汤）、桂枝加龙骨牡蛎汤、桂附地黄丸（汤）化裁。方药如下：

人参 6g　党参 9g　茯苓 20g　炒白术 10g　炙甘草 6g　炒白芍 15g　当归 8g　川芎 6g　熟地黄 13g　黄芪 30g　肉桂 6g　麦

冬15g　五味子8g　柴胡3g　桂枝10g　炒川楝子5g　元胡5g　炒小茴香20g　酸枣仁20g（捣）　夜交藤30g　生龙骨20g（先煎半小时）　生牡蛎20g（先煎半小时）　葛根20g　白芷10g　生地黄13g　山萸肉13g　生山药13g　牡丹皮8g　泽泻8g　附子6g（先煎一小时）　菟丝子13g　怀牛膝13g　泽兰6g　陈皮6g　淫羊藿13g　白蒺藜6g　桑枝30g　干姜6g　炒谷芽15g　杜仲13g　紫石英12g（先煎半小时）　防风3g　浮小麦40g　生姜2片　红枣4个

8剂，水煎服。

2014年3月24日，张某的哥哥来看病，张某的丈夫开车送来，介绍道："张某吃了二诊药（中药没有吃完，还在继续吃），没有发过烧，睡眠得到彻底改善，午饭后非常想睡，睡到晚上6点，晚饭后，8点多又睡了到第二天8点，质量特别高，这是多年没有的现象。这几天右腿膝关节处生过皮疹，有黄豆大。"

2014年5月10日张某的丈夫打来电话，告诉笔者，二诊中药服药中，没有来过月经，怀孕发热了，还有两剂药，能吃吗？笔者说可以吃，服药后，热退了。在整个怀孕过程中，还出现过发热，温度不是太高，因路途远，怕来之不易的胎儿颠簸流产，在当地对症处理，2014年12月1日剖宫生下一个健康女婴。生产后半个月再度发热38℃。

三诊：2015年1月26日。

症状：头晕，面色苍白，体温40℃。膝关节周围再度出现皮丘疹，玫瑰色，大的有核桃大，小的如花生米，微痛，生产后，恶露未干净，大便3天一次。望舌、切脉而知，舌质边尖红，苔薄白，右手腕后脉象沉细弦，尺部脉象弱，左手腕后脉象沉细弦，寸部脉象略弱，尺部脉象弱。

方药：十全大补汤、生脉散（汤）、桂枝加龙骨牡蛎汤、逍遥散（汤）、桂附地黄丸（汤）、独活寄生汤、生化汤化裁。方药如下：

党参13g　麦冬13g　五味子8g　茯苓20g　生白术10g　炙甘草6g　生白芍15g　当归8g　川芎5g　熟地黄13g　黄芪30g　肉桂6g　葛根25g　白芷10g　柴胡4g　桂枝10g　生龙骨25g（先煎半小时）　生牡蛎25g（先煎半小时）炒川楝子6g　元胡6g　少小茴香20g　桃仁6g　炮姜6g　生地黄13g　生山药13g　山萸肉13g　牡丹皮8g　泽泻8g　附子6g（先煎一小时）　菟丝子13g　怀牛膝13g　泽兰6g　陈皮6g　淫羊藿13g　桑枝30g　蛇床子10g　白蒺藜8g　防风3g　羌活3g　独活6g　桑寄生13g　杜仲13g　豨莶草8g　生姜2片　红枣3个

5剂，水煎服。

解析

中医说，产后一身虚，旧疾再度发生，发热、丘疹，因为身体免疫力低下，过期恶露不能排干净，因而在上方中，增加了生化汤来解决恶露未干净之苦（关于生化汤在《审时度势，合理用药，百病消》中有阐述），加用独活寄生汤，目的补肝肾、益气血、祛风消散膝关节的皮疹。

2015年1月31日张某的丈夫打来电话，告诉笔者张某高热退了，腿上的皮丘疹消失，恶露减少。

从此后发热消退，没有再起过皮丘疹。2019年3月微信咨询，10年顽疾一扫而光。女儿健康长大。

医治思考、感悟

中医学是以五脏系统为主体研究生命科学的一门学问。而肾占有重要地位。肾为先天之本、阴阳之根、水火之宅，是人体性命维系所在。五脏功能减退，逐渐出现虚证，是由肝、脾、肾发展而来，肾虚是体虚发展的深重阶段。肾的生理特性满而不能实，因此，肾无实证。

目前关于肾亏，人们还停留在房劳伤肾这个狭义的小圈子里，或者认为老年人才会发生。可是翻开自己 20 多年的病案，从肾入手治疗的病人，不但见于中老年，未婚青壮年及儿童也屡见不鲜，未婚青壮年及少年肾亏之人，比例在加大，近几年日益增多。

究其原因，人们在享受丰富多彩的精神和物质生活时，违背了自然规律，以及医药误治、情绪突变（“医药误治、情绪突变”这个学术观点来自《脏象学说与诊断应用的文献探讨——肾脏》），损伤肝、脾，波及肾，损伤了肾的封藏能力。

又如人们居住由土木砖瓦结构平房改换成钢筋水泥的高楼大厦。高层楼阁与外界隔绝，而人的活动量减少，与人交流减少，思维颓废，与自然界的生物场隔绝，更吸收不到自然界花草树木的芳香。

当代人们居住远离地面，难以接收地气，在享受生活的同时，埋下诸多隐患，动摇根基、伐其根本，是导致肾亏的原因之一。

在当代社会，普天之下，人们手腕后的脉象都沉得严重，寒气极盛，和人们的饮食寒凉关系极大，冰镇啤酒、饮料、寒性水果吃下去，损伤了脾阳，必然波及肾阳。命门受损，在青年中造成男子精子量减少，女子经量减少，宫寒不孕。其他年龄段出现命门火衰，不能温运脾阳，脾失运化，滞留糟粕，在体内形成脑梗，血脂高、脂肪肝甚至肿瘤等多种疾病，这是寒凉之物造成的肾亏引发的疾病。

中医有句名言："补肾健脑。"上网过度，用脑过多，可耗损肾精致使肾亏，是肾亏的原因之一。

晚睡是当代社会的一个普遍现象，在 1 天中，也可分为四季，晚 21 点到凌晨 3 点是 1 天中的冬季，冬季是收藏的季节，郑洪新主编的《中医基础理论专论》说："《素问·金匮真言论》：'夫精者，身之本也。故藏于精者，春不病温。'肾应冬，冬季藏精，肾精充足，对于提高机体的抗邪防病能力及维护健康具有重要意义。"晚上早睡可以收藏肾中精气，肾阴充足，肾阳封藏，延年益寿；晚睡损害肾阴丢掉肾阳，是肾亏原因之一。

《换个方法读〈内经〉》书中引用美国学者大卫·格里芬《后现代科学》说："我们可以，而且应该抛弃现代性，事实上，我们必须这样做。否则，我们及地球上的大多数生命都将难以逃脱毁灭的命运。"书中认为"传统社会的智慧"可以拯救人类。

综上说明，肾精在人体是何等重要，肾主藏精，守之则存，用之则竭。

李玉宾《破解中医治病密码——临证辨象》说："补肾就是恢复肾气的收藏。肾病必然是伴有肾虚，因为肾气实是不会致病的。肾虚就要补肾呀，我们中医有一个说法是'填精补肾'，其实这个精是填不进去的，精也不是填进去的。肾主藏精，这个精是人体的神气敛藏而成的。肾主收藏，把飘逸在外的心神之气收回去，藏起来，是这么一个过程，不是直接拿一个东西把它放进去。”

清代郑钦安《郑钦安医书阐释·医理真传》“坎卦诗”为“☵（坎）天施地润水才通，一气含三造化工。万物根基从此立，生生化化沐时中”。书中《坎卦解》为“坎为水，属阴，血也，而真阳寓焉。中一爻，即天也。天生一水，在人身为肾，一点真阳，含于二阴之中，居于至阴之地，乃人立命之根，真种子也。诸书称为真阳……一阳落于二阴之中，化而为水，立水之极（是阳为阴根也），水性下流”。郑钦安在《坎卦解》中一语道破肾阳与肾阴的关系，是二阴中含藏一点真阳，居住在人体下焦至阴的地方。若肾阴不足无法含藏肾阳，此阳就要上蹭或者下窜，出现火热症状，口干，舌燥，口渴，手心热，下半身发冷、夜尿多。若是离位之火下窜就出现脚心发热。这个理论非常重要，解决了千百年来，特别是金元四大家中朱丹溪提出的“阴常不足，阳常有余”治疗应用“滋阴降火”的弊端。在现实生活中，空调、风扇、冰箱造成人体外寒里冷，极易损伤人身中的一点真阳，须引起懵懂中的当代人百倍警惕的。可惜人们不懂得保护这一点真阳对于保护自身的生命是何等重要。医学界受朱丹溪“阴虚火旺”学说影响，给予滋阴降火，其后果是把本已不足的真阳再给予滋阴，阳会更加不足，把病人推向绝境。真是医者杀人不用刀而不自知！

郑钦安的理论生动形象，给人醍醐灌顶，开悟启发，具有石破天惊之效。笔者一下明白了桂附地黄丸的组成便是坎卦浓缩在临床的具体体现，其方中的附子、肉桂便是治疗离位之火、引火归元的一点阳药。其他药是坎卦中的二阴之药。在二阴之药的六味药中，是补中有泻，寓泻于补，为通补开合之剂。这样就解决了《破解中医治病密码——临证辨象》中提出的“精是填不进去的”“肾主收藏，把飘逸在外的心神之气收回来，藏起来”。从此以后笔者应用桂附地黄丸就得心应手了。在临床中常常能出奇制胜，有意外之收获。

笔者认为，对于离位上蹭的一点真火不能泻，不能清，它是生命之火。好比双手握在一起是肾阴，双手中抱着的氢气球是肾阳。当双手无力，手指一松，手中的氢气球就会向空中飞去，如果你消灭了氢气球，相当于储于坎中一点真阳不存在了，那么孤阴不生，生命也就终止了。只能用手握住氢气球的绳子，紧紧拉回到双手心中。这相当于让坎中一点真阳回到二阴之中，阴阳相互作用，阴生阳长，生化无穷。

脉学精于心，判断才稳准

——从一病入膏肓病人谈“脉暴出者死”的科学规律

2009 年 3 月，一个星期日中午，一位邻居邀笔者出诊，去她家给其母亲诊脉。笔者走进患者家中，看到年过古稀、面色灰白、消瘦的老太太侧卧在床上，呼吸急促而喘，四肢厥冷，左手发紫，已不省人事。笔者诊其脉搏：左手腕后寸部、尺部脉象已绝；关部脉象沉细欲绝，右手腕后寸部、关部脉象沉细，尺部脉象暴出，异常活跃，如滚滚波涛，又像釜中沸水翻滚打转。根据患者脉象，联想到《伤寒论》第 315 条云：“服汤，脉暴出者死。”仲景在第 299 条又云：“少阴病，六七日，息高者，死。”根据张仲景以上的论述，遂判定患者已病入膏肓。于是告知患者家属：“已无回天之力，准备后事吧!”病人家属又问：“还能维持多久?”笔者不得不如实回答：“过不了今夜子时。”当晚 6 点多，邻里传来哭声。过去看时，老太太已仙逝。通过这一病例，深感祖国传统医学的博大神奇！仲景“不欺我也”。

对于脉学我辈应当深入研究。《素问·生气通天论篇》说：“故阳强不能密，阴气乃绝，阴平阳秘，精神乃治，阴阳离决，精气乃绝。”这段话是说，阳气亢盛，不能闭密；就能导致阴气耗损而衰绝。只有使阴气平和，阳气密闭，精神才能旺盛。如果阴阳分离，失去了联系，精气也就因之而枯绝了。好比房子好，人住得安心。房毁人自去。显然，肾阴脉已绝，肾阳脉暴出，孤阳发泄无遗，无家可归，因而危在旦夕，命将绝矣。

写到这里本文应该结束了，忽然想到彭子益《圆运动的古中医学》说：“人于四十后善保肾家，左脉充足，皆能有八十以上之寿。因水足乃有藏火之处……前人谓阴脉旺者必寿，其意深矣。”这就告诉我们，作为医家要有怜悯慈悲之心，见到脉象异常，首先协调平衡，补其不足，泻其有余；然后，加强滋补，使肾精充足，房室坚固，寿命必然延长，这也是中医治未病思想的具体体现。

图书在版编目（CIP）数据

薛沛洲老中医疑难杂证经验辑 / 薛沛洲著 . —太原：山西科学技术出版社，2022. 2

ISBN 978 - 7 - 5377 - 6143 - 7

Ⅰ. ①薛… Ⅱ. ①薛… Ⅲ. ①疑难病—中医临床—经验—中国—现代 Ⅳ. ①R249. 7

中国版本图书馆 CIP 数据核字（2021）第 237862 号

薛沛洲老中医疑难杂证经验辑

出版人	阎文凯
著者	薛沛洲
策划人	李 华
责任编辑	翟 昕
助理编辑	文世虹
封面设计	岳晓甜
出版发行	山西出版传媒集团·山西科学技术出版社 地址：太原市建设南路 21 号　邮编：030012
编辑室电话	0351 - 4922078
发行电话	0351 - 4922121
经销	全国新华书店
印刷	山西基因包装印刷科技股份有限公司
开本	890mm × 1240mm　1/32
印张	10. 5
字数	230 千字
版次	2022 年 2 月第 1 版
印次	2022 年 2 月山西第 1 次印刷
书号	ISBN 978 - 7 - 5377 - 6143 - 7
定价	42. 00 元